産業保健総論

健康経営

安全衛生管理体制

作業環境管理

作業管理

過重労働対策

労働災害

健康診断

メンタルヘルスケア

配慮が必要な労働者に対する
職場の支援

外部機関

索　引

《 注　意 》

- 本書の一部あるいは全部を，無断で転載，インターネット等へ掲載することは，著作者および出版社の権利の侵害となります．予め小社に許諾をお求め下さい．
- 本書を無断で複写・複製する行為（コピー，スキャン，デジタルデータ化などを含む）は，「私的使用のための複製」など著作権法上の限られた例外を除き，禁じられています．代行業者などの第三者に依頼して上記の複製行為を行うことや，自らが複製を行った場合でも，その複写物やデータを他者へ譲渡・販売することは違法となります．また，大学，病院，企業などにおいて，業務上使用する目的（教育活動，研究活動，診療などを含む）で上記の複製行為やイントラネット上での掲載を行うことも違法となります．
- これらの違法行為を行った場合は，著作権法に則り，損害賠償請求などの対応をとらせていただく場合がございますことを予めご了承ください．
- 前各項に関わらず，個人が営利目的ではなく「本書を活用した学習法の推奨」を目的として本書の一部を撮影し，動画投稿サイトや，SNSなどに収録・掲載する場合に限り，事前の申請なく，これを許可いたします．詳細については随時更新しますので，掲載前には必ず小社ホームページでご確認ください．

職場の健康がみえる

== 第1版 ==

産業保健の基礎と健康経営

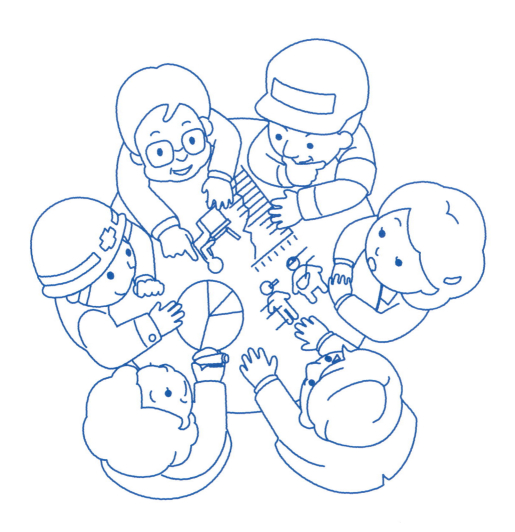

MEDIC MEDIA

〈本書をご利用いただく前に〉
　本書は，労働者の健康に関わる職種の方の実務・学習のために企画されたものであり，法律の専門書ではありません．このため，本書では読者諸氏の理解のしやすさを考慮し，適宜，法令等の文言を編集・省略して記載している場合があります．また，法令等に基づく記載内容に関しては，出版時の最新情報に沿うよう努めておりますが，これらの情報は今後の法改正等により変更・更新される場合があることをご了承ください．

働く人の健康を担う職種共通のテキスト

　弊社は 20 年間,「チーム医療を担う医療人共通のテキスト」というコンセプトのもと,徹底したビジュアライズを用いた今までにない参考書『病気がみえる』シリーズを発信してきました.このシリーズの特長である「みて,理解できる」を労働衛生分野で再現したのが本書『職場の健康がみえる』です.

　昨今,過重労働やメンタルヘルスに関する問題が注目されています.また,少子高齢化に伴う生産年齢人口の減少は,労働者の確保を困難にしていくことでしょう.こうしたなか,従業員がより長く,より健康に働き続けられる環境を整備することが企業に求められており,行政は働き方改革や健康経営といった新たな施策を推進しています.

　一方で,労働衛生の分野は多岐にわたり,事業主が具体的に何を行わなければいけないのか,全てを把握するのは難しいというのが実情ではないでしょうか.

　本書は,事業主が行わなければならない労働衛生対策を網羅的にまとめた書籍で,随所に以下のような工夫を施しています.職場に 1 冊置いていただき,産業保健スタッフ・人事労務担当者共通のテキストとしてご活用ください.

- 1,200 点を超えるイラスト・図表を用いた,ビジュアライズの徹底
- 産業保健スタッフ・人事労務担当者のどちらも利用できる内容構成
- 初学者でも理解できるよう,通常は説明を省略する基礎的な用語も丁寧に解説
- 2019 年 11 月時点の最新法令・ガイドラインに準拠しており根拠が明確

　目まぐるしく変わりゆく社会・行政の動きを的確に捉えるべく,また,読者の皆様のご要望に応えるべく,適宜改訂を行っていく予定です.また,シリーズとして続刊を展開していくことも検討しております.よりよい書籍づくりのため,忌憚なきご意見・ご批判をいただけますと幸いです.

　最後に,本書のコンセプトにご賛同いただき,真摯にご指導くださった監修の先生方,お忙しいなかヒアリングにご協力いただいた企業の皆様に,この場を借りて御礼申し上げます.

2019 年 11 月吉日

　　　　　　　本書が皆様の「職場の健康」の一助となることを願って　　　　編者一同

監修者一覧

監　修 （掲載順）

土肥　誠太郎 （どひ せいたろう）	三井化学（株）　本社健康管理室長・統括産業医
堀江　正知 （ほりえ せいち）	産業医科大学　産業生態科学研究所　産業保健管理学研究室　教授 ストレス関連疾患予防センター　センター長
岡田　邦夫 （おかだ くにお）	特定非営利活動法人 健康経営研究会　理事長
森　晃爾 （もり こうじ）	産業医科大学　産業生態科学研究所　産業保健経営学研究室　教授
山本　健也 （やまもと けんや）	東京大学環境安全本部　准教授
明星　敏彦 （みょうじょう としひこ）	産業医科大学　産業生態科学研究所　労働衛生工学研究室　教授
泉　博之 （いずみ ひろゆき）	産業医科大学　産業生態科学研究所　人間工学研究室　准教授
宮﨑　洋介 （みやざき ようすけ）	産業医科大学　ストレス関連疾患予防センター　特任助教
北岡　大介 （きたおか だいすけ）	北岡社会保険労務士事務所　代表

大久保靖司	東京大学環境安全本部　教授
川上　憲人	東京大学大学院医学系研究科 精神保健学分野　教授
廣　　尚典	産業医科大学 産業生態科学研究所 精神保健学研究室　教授 産業医実務研修センター　センター長
津野香奈美	神奈川県立保健福祉大学大学院ヘルスイノベーション研究科　講師
苅田　香苗	杏林大学医学部 衛生学公衆衛生学　教授
濱田　篤郎	東京医科大学病院　教授
田中　　完	日本製鉄（株）鹿島製鉄所　主幹
江口　　尚	北里大学医学部 公衆衛生学　講師
立石清一郎	産業医科大学 保健センター　准教授

本書のコンセプト

労働者の健康を担う職種が　持つべき知識を

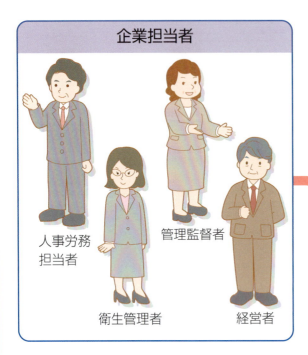

企業担当者
- 人事労務担当者
- 衛生管理者
- 管理監督者
- 経営者

産業保健スタッフ
- 産業医
- 産業保健師
- 労働衛生コンサルタント

❶ 産業保健の考え方や関係する法令・制度
- 労働衛生の3管理／5管理
- 健康経営
- 労働基準法
- 労働安全衛生法
　　　　　など

❷ 各健康対策の進め方
- 過重労働対策
- 健康診断
- メンタルヘルスケア
　　　　　など

イラスト・図表で1冊に「みえる」化した本

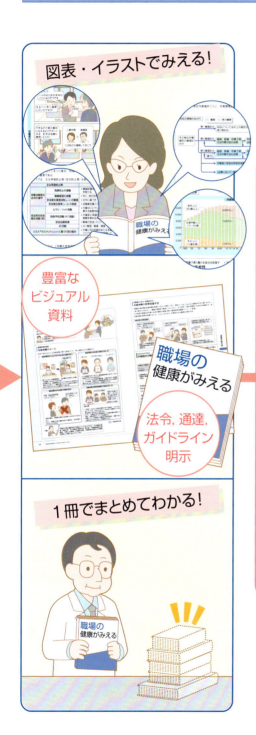
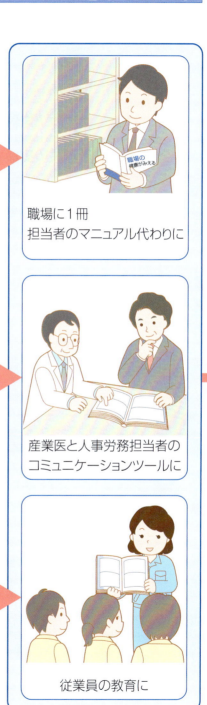

誌面の見方

  1 ビジュアルで理解

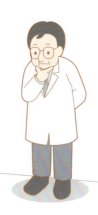

参照ページ
その記載に関連する内容が掲載されているページを明示しています.

詳細
その記載に関連し, さらに詳しい情報が掲載されている資料を明示しています.

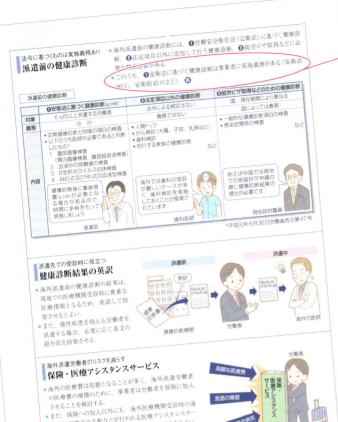

根拠法令

その記載の根拠となる法令を明示しています。
便宜上，条名を算用数字，項番号を丸付き数字，号番号を漢数字で記載しています。
（例：労働安全衛生法第18条第2項第3号→安衛法18②三）
また，義務規定を「義」，努力義務規定を「労」のアイコンで示しています。

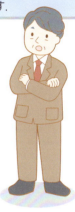

用 語

なじみのない用語が出てきた時には，ページ下端で解説していることがあります。

2 知識を補完

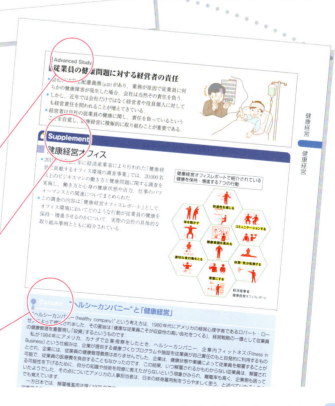

Advanced Study

その章の内容と直接的に関わる情報で，初学者向きではない発展的なものを示しました．

Supplement

その章の内容と直接的には関わらない情報で，抑えておきたい補足情報を示しました．

Column

監修者などによるコラムを掲載しています．

主な登場キャラクター

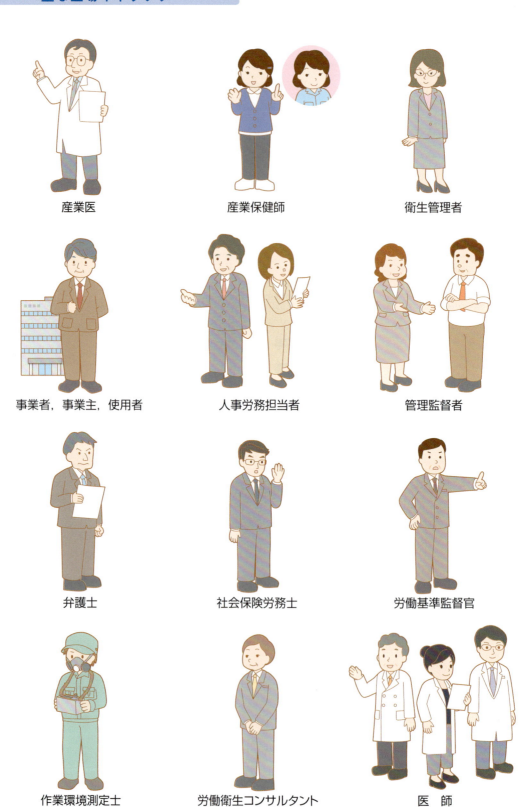

職場の健康がみえる
産業保健の基礎と健康経営

目 次
Contents

はじめに ……… iii　監修者一覧 ……… iv　本書のコンセプト … vi　誌面の見方 ……… viii

産業保健総論

職場における健康　2
健康とは	2
職場における健康	3
用　語	6
労働衛生の3管理／5管理	7

産業保健スタッフ　12
産業保健スタッフとは	12
(1) 事務系のスタッフ	13
(2) 健康管理系のスタッフ	13
(3) 心理系のスタッフ	15
(4) 安全衛生管理体制系のスタッフ	17

産業保健に関わる法令・制度　18
総　論	18
労働基準法	20
労働安全衛生法	22
労働契約法	25
産業保健に関するその他の法律	26
社会保険制度	30

産業保健に関わる法律用語　32
総　論	32
雇い主側に関する用語	32
労働者に関する用語	33
職場に関する用語	35
働き方を決めるルールに関する用語	35
義務に関する用語	36

健康経営

健康経営　38
健康経営総論	38
健康経営に関する評価指標	40
健康投資	41

職場における代表的な健康問題　46
体の問題と心の問題	46
生活習慣病	48
筋肉や骨に関わる疾患	54
メンタルヘルス不調	55

健康経営の実践　60

健康経営の実践	60
法令遵守とリスクマネジメント	60
経営理念と方針の発信	61
組織体制づくり	61
制度・施策の実行と評価・改善	62
健康経営の取り組み事例	64
コラボヘルス	65
健康経営の顕彰制度	66

安全衛生管理体制

安全衛生管理体制総論　70

安全衛生管理体制とは	70
概　要	72

各役職の選任と職務　74

役職の種類	74
総括安全衛生管理者	76
衛生管理者	80
安全管理者	85
安全衛生推進者等（安全衛生推進者／衛生推進者）	87
産業医	91
作業主任者	97
比　較	99

衛生委員会／安全委員会／安全衛生委員会　100

委員会とは	100
衛生委員会	101
安全委員会	104
安全衛生委員会	105
比　較	105

労働安全衛生マネジメントシステム　106

安全衛生教育　108

作業環境管理

作業環境管理総論　112

作業環境管理とは	112
法令根拠	114

作業環境測定とその後の対応　115

全体像	115
はじめに行うこと	116
測定の事前準備	119
測定の実施	120
結果の評価	121
措置などの実施	122

事務所の環境管理 124

全体像	124
建築物環境衛生管理基準	125
事務所衛生基準規則	126
用　語	127
具体例	128
特に重要な管理項目	129
一覧表	130

快適な職場環境の形成 134

受動喫煙対策 136

受動喫煙とは	136
法令根拠	137
用　語	138
受動喫煙対策の進め方	139
実施内容	140
その他	143

作業管理

作業管理総論 146

作業管理の具体的手法 148

作業方法の改善	148
作業時間・労働時間の適正化	150
個人保護具の適正な使用	152
作業管理の実践	154

過重労働対策

過重労働対策総論 156

総　論	156
時間外・休日労働時間の削減	158
年次有給休暇の取得促進	160
労働時間等の設定の改善	162
労働者の健康管理に係る措置の徹底	163

長時間労働者に対する面接指導 164

労働災害

労働災害の定義と認定要件 170

労働災害とは	170
業務災害の認定要件	171
通勤災害の認定要件	175

労働災害発生時の会社の対応 176

総　論	176
現場対応	177
労災保険制度と労災保険給付	178
報告書の提出	181
労働災害の再発防止	182

健康診断

健康診断総論 184
- 健康診断とは 184
- 健康診断の実務 188
- 個人情報の取扱い 192
- 比　較 193

一般健康診断 194

特殊健康診断 196

事後措置 198

その他の健康診断 200

メンタルヘルスケア

メンタルヘルスケア総論 204
- メンタルヘルスケアの概要 204
- 4つのケア 205
- メンタルヘルスケアの具体的な進め方 208

職場復帰支援 212
- 総　論 212
- 職場復帰支援の具体的な進め方 213

ハラスメント対策 218
- ハラスメントの概要 218
- パワーハラスメント 219
- セクシュアルハラスメント 221
- マタニティハラスメント 222
- 職場におけるハラスメントの防止と対応 224

ストレスチェック制度 226
- ストレスチェック制度とは 226
- 実施前準備 228
- ストレスチェックの実施 230
- ストレスチェック結果の利用 232
- 面接指導 233
- セルフケア 237
- 集団分析 237
- 結果の保存と報告 241
- 全体の評価 242

配慮が必要な労働者に対する職場の支援

妊娠・出産・育児に関する健康管理 246
- 総　論 246
- 妊娠・出産と仕事の両立支援（男女雇用機会均等法） 249
- 母体・胎児の安全のための措置（労基法） 253
- 育児と仕事の両立支援（育児・介護休業法） 255
- 母性健康管理の環境整備 257
- 経済的支援 258

海外派遣労働者の健康管理 260
- 総　論 260
- 派遣前の健康管理 261
- 派遣中の健康管理 267
- 帰国後の健康管理 268

高年齢労働者の健康管理　270

総　論	270
作業環境管理	272
作業管理	274
健康管理	275
高年齢労働者に関する報告	277

障害者雇用と合理的配慮　278

障害者雇用対策の概要	278
障害者雇用に関する主な制度	279
合理的配慮の提供	281

治療と仕事の両立支援　286

総　論	286
両立支援を実施する前の準備	288
両立支援の進め方	289

外部機関

職場の健康に関わる外部機関　294

外部機関総論	294
労働基準監督署	295
産業保健活動総合支援事業	297
メンタルヘルスサービス機関（外部EAP機関）	300
その他の外部機関	301

索　引 ……………………………… 303

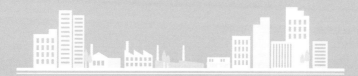

産業保健総論

Occupational Health * An illustrated Reference Guide

Index

		〈監修〉
職場における健康	2	土肥 誠太郎
産業保健スタッフ	12	土肥 誠太郎
産業保健に関わる法令・制度	18	堀江 正知
産業保健に関わる法律用語	32	堀江 正知

産業保健総論

職場における健康

監　修
土肥 誠太郎

健康とは

身体的・精神的・社会的に完全に良好な状態
健康の定義

- 健康とは，身体的・精神的・社会的に完全に良好な状態のことである．
- ここでは具体例を用いながら説明を行う．
- ポイントは，健康とは単に疾病や虚弱がないということではないということである．

健康の定義（世界保健機関〔WHO〕憲章，1946年）

健康とは，身体的・精神的・社会的に完全に良好な状態のことであり，単に疾病や虚弱がないということではない．

Health is a state of complete physical, mental and social well-being and not merely the absence of disease or infirmity.

健康の例　例1

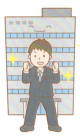

会社では同僚との仲は良好で，毎日楽しく仕事ができています．
休みもしっかりと取ることができ，体調もばっちりです．
健康！

例2

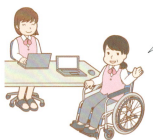

私は足が不自由ですが，身体面ではそれ以外に問題はなく，体調は良好です．
職場では，困ったことがあってもすぐにみんなが助けてくれるので，とても安心して働けています．
健康！

例3

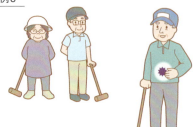

私はがんで，現在，通院治療を行っています．
治療は順調で体調はよく，昼間は友人と一緒にゲートボールなどをして楽しんでいます．
健康！

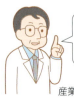

たとえ障害や病気があったとしても，上記の例のように，身体的・精神的・社会的に完全に良好な状態なのであれば，それは「健康」なのです．

産業医

職場における健康

職場における健康とは
健康で安心して働けること

- 職場における健康（職場の健康）とは，職場において労働者が健康で安心して働けることである．
- 職場の健康を実現するためには，労働者個人による努力だけでなく，会社による様々な取り組みや支援が必要となる．

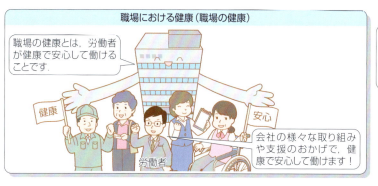

必要な取り組み・支援
様々なものがある

- 職場の健康のため必要となる会社の取り組み・支援の例を示す．

必要となる取り組み・支援の例

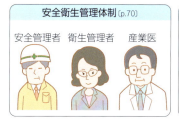
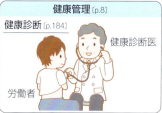
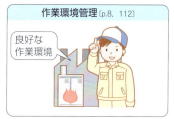
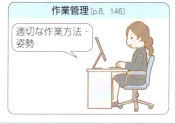
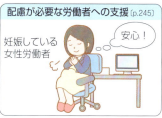
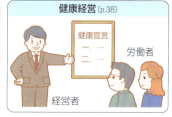

など

職場の健康の重要性
会社の成長のため必須

- 会社とは，労働者によって成り立つものである．
- したがって，会社が成長するためには，まずは労働者が安心して働けるよう，会社は職場の健康に関する取り組み・支援を行う必要がある．

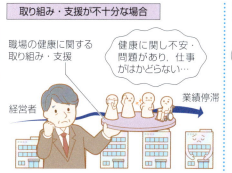
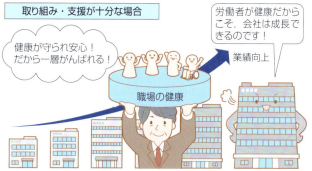

予防が第一
基本となる考え方

- 職場の健康に関する取り組み・支援の基本となる考え方は，❶予防と❷事後対応の2つである．
- 特に❶が重要であり，大きな部分を占める．

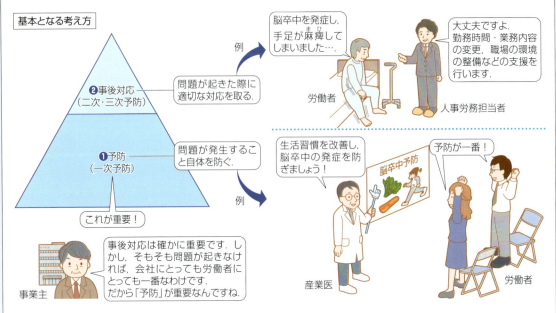

両方の取り組み・支援が必要
安全と健康

- 健康であるためには，事故や怪我などがないことが必要である．
- したがって職場の健康を実現するには，健康に関する取り組み・支援だけでなく，安全に関する取り組み・支援も必要となる．
- 本書では「健康に関する取り組み・支援」の方を中心に説明を行っていくが，必要に応じ，「安全に関する取り組み・支援」についても説明を行っていく．

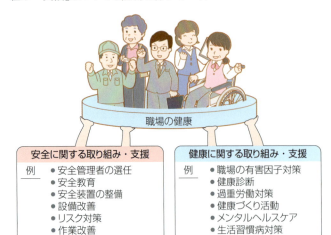

本書の構成
このようなながれで説明

- 本書の構成は次のようになっている．

	見出し名	概　要	ページ
職場の健康の基本	産業保健総論	・「職場の健康」とは何か． ・職場の健康に関わる用語・スタッフの説明． ・産業保健に関わる法令・制度の概略．	p.1
問題の発生を事前に防ぐ取り組み	健康経営	・会社の将来を見据え，「労働者の健康」に投資するという経営戦略．	p.37
	安全衛生管理体制	・労働者の安全と健康を守るための管理体制．	p.69
	作業環境管理	・作業環境中に存在する有害因子の除去・管理．	p.111
	作業管理	・作業方法や作業時間の管理，保護具の適正使用．	p.145
	過重労働対策	・長時間労働とそれによる健康障害の防止．	p.155
問題発生時・発生後の対応	労働災害	・労働災害の定義． ・労働災害の認定． ・労働災害発生時・発生後の対応．	p.169
健康管理	健康診断	・会社が行う健康診断と実施後の対応．	p.183
	メンタルヘルスケア	・労働者の精神面における問題への対応．	p.203
その他	配慮が必要な労働者に対する職場の支援	・妊産婦，海外派遣労働者，高年齢労働者，障害者，疾病を抱える労働者への配慮・支援．	p.245
	外部機関	・職場の健康のために利用可能な会社外の機関．	p.293

本書が対象とする労働者
民間企業で働く人

- 本書では基本的に，民間企業で働く労働者についての説明を行う．
- それ以外の労働者では，本書の内容は必ずしも適用されないため注意する．

民間企業で働く労働者とは業務の性質や形態が大きく異なるため，民間企業で働く労働者に適用される法令の適用除外となっていたり，別の法令*による規定があったりする！

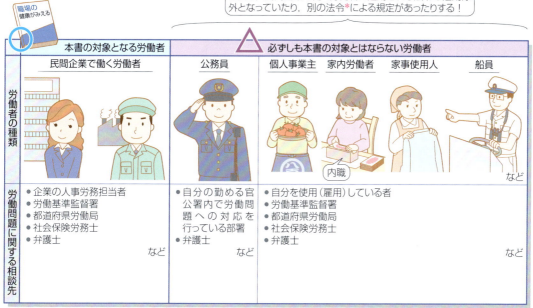

	本書の対象となる労働者	必ずしも本書の対象とはならない労働者				
労働者の種類	民間企業で働く労働者	公務員	個人事業主	家内労働者	家事使用人	船員
				内職		など
労働問題に関する相談先	・企業の人事労務担当者 ・労働基準監督署 ・都道府県労働局 ・社会保険労務士 ・弁護士 など	・自分の勤める官公署内で労働問題への対応を行っている部署 ・弁護士 など	・自分を使用(雇用)している者 ・労働基準監督署 ・都道府県労働局 ・社会保険労務士 ・弁護士 など			

＊国家公務員法，地方公務員法，家内労働法，船員法など．

用語

最初に学んでおきたい
用語

- ここではまず，職場の健康を理解するうえで最初に学んでおきたい用語の説明を行う．
- なお，法律用語に関してはp.32〜36で説明を行う．
- また，その他の用語に関しては，必要に応じ各章内で個別に説明を行う．

職場の健康に関わる用語

産業医：ここは今は読み飛ばして，後でわからない用語が出てきたときに確認するのでもいいですよ．

用　語	意味・説明
産業保健	・会社などにおいて実施される，労働者の健康の保持増進に関わる活動全般のこと．
衛　生	・健康を守ること． ・また，健康の保持増進に努め，病気の予防を図ること．
労働衛生	・衛生のうち，特に労働に関わるもののこと．
産業衛生	・衛生のうち，産業に関わるもので，「労働衛生」と同じ意味で用いられる．
安　全	・危険がなく安心なこと． ・危険はゼロではないが，少なくとも許容不可能な危険はない状態のことをいうこともある．
労働安全	・安全のうち，特に労働に関わるもののこと．
安全衛生	・安全と衛生をまとめていう言葉．
産業医学	・産業活動に関連する様々な健康問題を対象とする医学． ・以前は作業内容に直接起因する病気（職業病）が主な対象であったが，現在では生活習慣病や過重労働対策など，幅広い内容が対象となっている．
生理学	・体の各器官，組織，細胞などの正常な機能に関する学問．
労働生理学	・生理学のうち，特に労働に関わるもの．
工　学	・利便性，安全性，経済性などの向上を目的として，物や技術を開発・改善することに関する学問．
衛生工学	・工学のうち，特に衛生に関わるもの．
人間工学	・人間の体の構造や心理の特性をふまえ，人間が自然な動きや状態で使える物や環境の設計に関する学問．

- 同義語として，「労働衛生」，「産業衛生」という言葉も用いられる．
- 「生」を「まもる」から「衛生」という．
- 例えば，視覚・聴覚・血液循環・呼吸・消化・内分泌　など
- 例えば，
  - 有機溶剤の代謝・排泄メカニズム
  - 高温環境下での体温調節メカニズム　など
- 例えば，以下の物に関する知識・技術．
  - 局所排気装置・全体換気装置
  - 廃液処理装置・保護具　など
- 例えば，体の形状と作業時の体の動きを計算して椅子を設計．

「産業保健」，「労働衛生」，「産業衛生」という言葉についてですが，
- 「産業保健」は実務的な場面で（例えば「産業保健スタッフ」），
- 「労働衛生」は行政的な内容で（例えば「労働安全衛生法」），
- 「産業衛生」は学術的な内容で（例えば「日本産業衛生学会」），

用いることが比較的多いです．

産業医

労働衛生の3管理／5管理

労働衛生の3管理／5管理
3つまたは5つの基本要素

- 労働衛生は，大きく3つまたは5つの基本要素から成り立っている．これを「労働衛生の3管理」または「労働衛生の5管理」という．

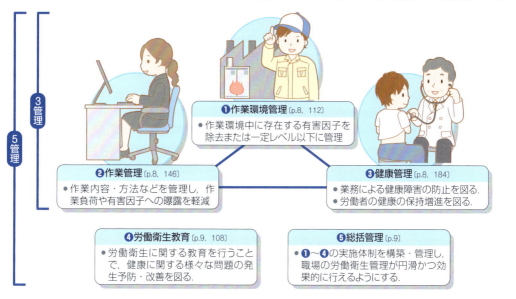

❶作業環境管理 [p.8, 112]
- 作業環境中に存在する有害因子を除去または一定レベル以下に管理

❷作業管理 [p.8, 146]
- 作業内容・方法などを管理し，作業負荷や有害因子への曝露を軽減

❸健康管理 [p.8, 184]
- 業務による健康障害の防止を図る．
- 労働者の健康の保持増進を図る．

❹労働衛生教育 [p.9, 108]
- 労働衛生に関する教育を行うことで，健康に関する様々な問題の発生予防・改善を図る．

❺総括管理 [p.9]
- ❶～❹の実施体制を構築・管理し，職場の労働衛生管理が円滑かつ効果的に行えるようにする．

3管理／5管理のとらえ方
この順でとらえるとわかりやすい

- 労働衛生の3管理／5管理は，図の順序でとらえると理解しやすい．
- ただし，これらは必ずしも図の順序で進めなければならないというものではない．
- 実際には，事業場に存在するリスクを想定し優先順位をつけ，それに基づき順番に（もしくは同時に）対策を講じていくことが重要である．

労働衛生の3管理／5管理のとらえ方

体制づくり

❺総括管理
- 会社・職場全体としての実施体制を構築する．
- 次の❶～❹の計画を立てる．

現場における具体的な活動・取り組み

❶作業環境管理
- 作業環境中に除去可能な有害因子がある場合，まずはそれを除去する．

❷作業管理
- 作業内容・方法などを管理し，有害因子による影響を最小限にする．

❸健康管理
- 有害因子による健康障害を予防・早期発見する．さらに，労働者の健康を増進させる．

❹労働衛生教育
- 正しい知識を教えることで，様々な問題の発生予防・改善を図る．

結果・利益
- これらの継続・繰り返しにより → 健康，安心

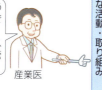
産業医

事業場や作業内容によってどのような対策に重点を置くべきかは様々です．例えば，オフィスワークであれば，作業環境管理よりもメンタルヘルスケアや過重労働対策といった健康管理の方が対策の中心となるでしょう．

労働衛生の3管理／5管理（1）
作業環境管理

- 作業環境管理とは，ガス，粉じん，騒音，放射線など，作業環境中に存在する有害因子を除去または一定レベル以下に管理することである．
- 作業環境管理には，作業環境測定，作業環境測定の結果の評価，その後必要に応じて行う措置などが含まれる．

作業環境管理の例

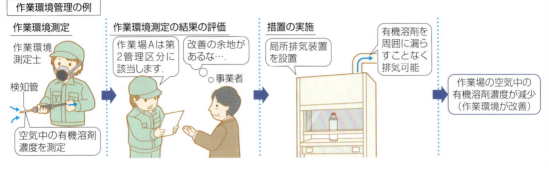

- 作業環境管理の詳細についてはp.112〜143を参照のこと．

労働衛生の3管理／5管理（2）
作業管理

- 作業管理とは，作業による負荷や有害因子への曝露を軽減するため，労働者の作業を管理することである．
- 具体的には，作業内容・方法の改善，作業時間の管理，保護具の使用などを行う．

作業管理の例

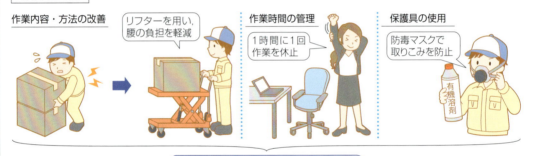

- 作業管理の詳細についてはp.146〜154を参照のこと．

労働衛生の3管理／5管理（3）
健康管理

- 健康管理とは，業務による健康障害を予防したり，労働者の健康障害や心の問題などを早期発見・対応をしたりすることで，労働者の健康を保持増進することである．
- 具体的には，健康診断，健康診断の事後措置，メンタルヘルスケア，生活習慣病対策などを行い，労働者の健康を増進させる．

健康管理の例

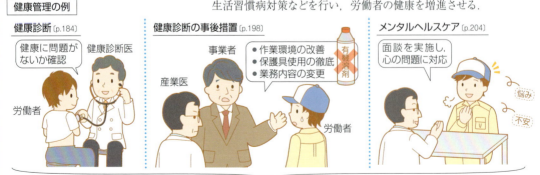

- その他，過重労働対策〔p.156〕や，治療と仕事の両立支援〔p.286〕なども健康管理に含まれる．

労働衛生の3管理／5管理（4）
労働衛生教育

- 労働衛生教育とは，労働者や労働衛生業務に従事する者に対し，労働衛生に関する教育を行うことで，健康に関する様々な問題の発生予防・改善を図ることである．
- 労働衛生に関する内容についての教育であれば，全て労働衛生教育に含まれる．

労働衛生教育の例

労働者への教育

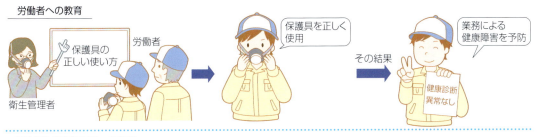

労働衛生業務従事者への教育

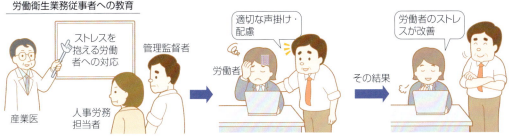

- 労働衛生教育を含む，安全衛生教育の詳細についてはp.108〜110を参照のこと．

労働衛生の3管理／5管理（5）
総括管理

- 総括管理とは，作業環境管理，作業管理，健康管理，労働衛生教育の実施体制を構築・管理することである．
- 具体的には，総括安全衛生管理者（または事業者）が中心となり，職場の安全衛生管理体制の構築，労働衛生に関する目標・計画の策定，実施状況の把握・評価，実施体制・実施内容の見直しなどを行う．

総括管理の役割

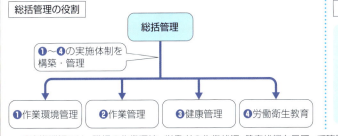

総括管理の実施内容
- 安全衛生管理体制の構築 [p.70]
  - 各役職（産業医，衛生管理者など）の選任
  - 衛生委員会の設置・運営
  - 定期巡視（職場巡視）の実施＊
- ❶〜❹の目標・計画の策定
- ❶〜❹の実施状況の把握・評価
- ❶〜❹の実施体制・実施内容の見直し

など

＊定期巡視では，職場の作業環境，労働者の作業状況・健康状態を見回って確認し，問題点があれば衛生委員会などで審議し，対応を実施する．そのため，定期巡視は一般に総括管理に含まれるが，同時に❶〜❸に含まれるものとして考えてもよい．

- 総括管理の内容の決定には，会社の代表者，労働者の代表者，産業医，衛生管理者など様々な者の意見が必要となる．そのため，総括管理をどのように進めるかはこれらの者が同時に出席する安全衛生委員会または衛生委員会により，十分に審議することとなる．

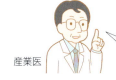

総括管理は言わば，職場の労働衛生の"司令塔"です．❶〜❹の労働衛生管理をしっかりと行うためには，その司令塔となる総括管理をしっかりと行う必要があります．

Advanced Study

予防医学

- 予防医学とは，疾病（または健康を害する事故）への予防策を行うことで，疾病の発生や進行・重症化を未然に防ぐという考え方およびその活動のことである．
- 予防医学は大きく，一次予防，二次予防，三次予防の3段階から成り立つ．
- 予防医学では，疾病の「発生を防ぐ」ことだけでなく，「進行・重症化を防ぐ」ことも「予防」としてとらえていることが特徴である．

疾病の回帰と予防医学

予防段階	一次予防	二次予防	三次予防
目的	疾病の発生予防	疾病の進行・重症化予防	疾病の再発予防，後遺症の進展予防，機能回復・社会復帰支援
活動内容	・健康増進 ・特異的予防	・早期発見 ・早期治療	・適切な治療・管理 ・リハビリテーション・社会復帰支援
説明	疾病全般に対する抵抗力の向上を目指す「健康増進」と，特定の疾病の発生予防を目的とする「特異的予防」を行う．	疾病を早期（自覚症状が出る前）に発見・治療し，疾病の進行・重症化を防ぐ．	適切な治療・管理，リハビリテーションなどを行い，最終的に日常生活動作（ADL）*1の改善，生活の質（QOL）*2の向上，社会復帰を目指す．
疾病の自然史（病期）	疾病前段階（感受性期） 健康教育を行うことで生活習慣の改善・健康増進をうながす．／予防接種を行うことで疾病を特異的に予防する． 健康	疾病段階（前期） 検診によって疾病の早期発見に努める． 不顕性期（自覚症状がない段階）／自然治癒	疾病段階（後期） 顕性期／死亡／慢性化／後遺症 適切な治療・管理，リハビリテーションを行い，社会復帰を目指す． 回復・障害期／治癒
活動の具体例	❶健康増進 ・健康的な生活習慣についての教育を実施 ・職場でラジオ体操を実施 ・喫煙者向けに禁煙教室を開催 ・定期健康診断や人間ドックの実施 ❷特異的予防 ・インフルエンザ予防のため集団予防接種を実施 ・ノロウイルス食中毒予防のため職場の物品を塩素系漂白剤で消毒	❸早期発見・早期治療 ・健康診断 ・人間ドック ・スクリーニング検査*3 ・がん検診　など →問題のあった人には速やかに適切な対応・治療を実施	❹適切な治療・管理 ・通院継続 ・再発予防薬投与 ・病状安定後の生活指導 ❺リハビリテーション・社会復帰支援 ・関節可動域訓練 ・歩行訓練 ・精神科デイケア ・職業訓練 ・職場復帰後の適正配置

*1 食事，歩行，トイレ動作，入浴，着替え，整容など，自立した生活を営むために必要となる身体動作のこと．activities of daily living．
*2 個人が日常生活に対して感じている満足度や充実度のこと．quality of life．
*3 迅速に結果が得られる簡便な検査により，集団の中から特定の疾病が疑われる者を選出すること．例えば前立腺がんでは，スクリーニング検査として血液検査を行い，PSAという物質が一定値以上の者を前立腺がん疑いとして選出する．

MEMO

産業保健総論

産業保健スタッフ

監修
土肥 誠太郎

産業保健スタッフとは

産業保健業務に関わる全ての人
産業保健スタッフとは

- 産業保健スタッフとは，産業保健業務（労働者の健康を確保するための業務）に関わる全ての人のことである．
- 産業保健スタッフには，職場の人事労務担当者，産業医，産業看護職，衛生管理者など，様々な役職が含まれる．

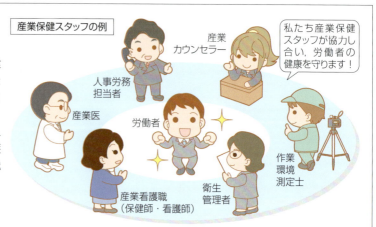

産業保健スタッフの例

私たち産業保健スタッフが協力し合い，労働者の健康を守ります！

大きく4つに分類
スタッフの種類

- 産業保健スタッフの代表例を表に示す．
- 事業者（会社）は，法令による規定や職場での需要に応じ，必要となるスタッフをそろえる．
- なお，各スタッフの役割はそれぞれ互いに重なり合う部分があるため一律に分類することはできないが，ここでは理解しやすくするため，大きく❶〜❹の4グループに分類した．

産業保健スタッフの代表例

分類	産業保健スタッフ	役割	詳細
❶事務系	人事労務担当者	産業保健業務の事務手続きや連絡調整などを行う．	p.13
❷健康管理系	産業医	労働者の健康診断実施後の対応など，健康管理に関する業務を行う．	p.13, 91
	産業歯科医	労働者の歯科健康診断に関する業務などを行う．	p.13
	産業保健師	労働者への保健指導など，労働者の健康管理に関する業務を行う．	p.14
	産業看護師	労働者の健康管理に関する業務や，一般的な看護師としての業務を行う．	p.14
	健康保持増進措置を行うスタッフ	トータル・ヘルスプロモーション・プラン（心とからだの健康づくり運動）において，労働者に対し健康づくりに関する指導を行う．	p.14, 201
❸心理系	心理士	心の問題を抱えている労働者との面談や支援などを行う．	p.15
	産業カウンセラー	メンタルヘルスケアへの支援，キャリア形成への支援，職場における人間関係開発・職場環境改善への支援を行う．	p.15
	事業場内メンタルヘルス推進担当者	産業医などからの助言・指導などを得ながら，職場におけるメンタルヘルスケアの推進の実務を担当する．	p.16, 207
	心理相談員	労働者のストレスに対する気づきの援助や，メンタルヘルスの相談窓口，初期対応などを中心としたメンタルヘルスケアを行う．	p.16
	心の健康づくり専門スタッフ	メンタルヘルスケアにおいて，教育研修の企画・実施，相談対応などを行う．	p.16
❹安全衛生管理体制系	総括安全衛生管理者	衛生管理者や安全管理者の指揮と，安全・衛生（健康）に関する業務の統括管理を行う．	p.17, 76
	衛生管理者	衛生に関する業務を管理する．	p.17, 80
	安全衛生推進者等	安全や衛生に関する業務を担当する．	p.17, 87
	作業主任者	危険を伴う作業に従事する労働者の指揮などを行う．	p.17, 97
	作業環境測定士	作業環境（例えば空気中の有害物質濃度）の測定などを行う．	p.17, 118
	労働衛生コンサルタント	職場の労働衛生の管理状況に問題がないか診断や指導を行う．	p.17

- 狭い意味では，❷〜❹のみを「産業保健スタッフ」ということがある．
- 産業保健師と産業看護師を総称して「産業看護職」ということがある．

(1) 事務系のスタッフ

事務手続きや連絡調整などを行う
人事労務担当者

- 職場の人事労務担当部署では，労働者の人事労務管理（勤怠，社会保険，福利厚生など）に関する事務手続きや連絡調整を行っている．
- これらは労働者の健康と密接に関わるものである．その関係から，健康診断など労働者の健康管理に関する事務手続きや連絡調整も人事労務担当者があわせて行うことが多い．

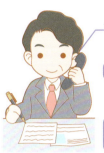

人事労務担当者

1. 人事労務管理
   - 勤怠・労働時間の確認
   - 給与・社会保険料の計算
   - 職場復帰や配置転換に関わる手続き・調整
   - 福利厚生の拡充
2. 健康管理に関する事務手続き・連絡調整
   - 健康診断
   - ストレスチェック
   - 労働者に対する面接指導

   の事務手続き・連絡調整　など

(2) 健康管理系のスタッフ

健康管理に関する業務を行う医師
産業医

- 産業医とは，健康診断後の保健指導や事業者への就業上の措置に関する意見など，健康管理全般に関する業務を行う医師のことである．
- 産業医は，医学や労働衛生に関する専門的知識をもつ者として健康管理業務を行う．
- また，有害業務による健康障害の防止も産業医の重要な業務である．

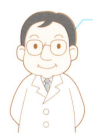

産業医　**医師**

1. 健康診断に関する業務
   - 健康診断結果の判定と事後対応
   - 就業上必要となる措置について事業者に意見・勧告
2. 面接指導
   - 長時間労働者との面談・指導
   - ストレス負荷の大きい労働者との面談・指導
3. その他の健康管理業務
   - 職場巡視による職場有害因子による健康障害の予防
   - 衛生委員会に出席し調査審議　など

- 産業医の詳細についてはp.91を参照のこと．

業務による歯の障害を防ぐ
産業歯科医

- 産業歯科医とは，有害物質により歯や歯ぐきなどに障害が生じうる状況下で働く労働者の歯科健康診断を行ったり，就業上必要な措置について意見を述べたりする歯科医師のことである．

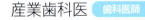

産業歯科医　**歯科医師**

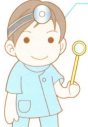

1. 歯科健康診断に関する業務
   - 歯または歯の支持組織（歯ぐきなど）に有害な物*のガス，蒸気，粉じんが生じる職場で働く労働者の歯科健康診断を実施
   - 就業上必要となる措置について事業者に意見
2. その他，歯などの障害を防ぐための業務
   - 適時，労働者の歯または歯の支持組織の障害を防ぐための措置について事業者に意見・勧告　など

*塩酸，硝酸，硫酸，亜硫酸，弗化水素，黄りんその他歯又はその支持組織に有害な物．

詳細 安衛法66③，66の4，66の5一，安衛令22③，安衛則14⑤，⑥，48，51の2

産業保健師 — 保健指導などを行う

- 保健師とは，人々の健康保持増進や病気の予防のための活動を行う者のことである．
- 保健師のうち，労働者への保健指導など，労働者の健康管理に関する業務を行う保健師を特に「産業保健師」という．

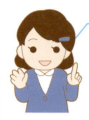

産業保健師（保健師）

1. 保健指導
   - 労働者への保健指導（運動，食事など生活習慣の改善指導）
2. その他の健康管理業務
   - 健康診断に関わる業務
   - 健康管理に関する相談対応
   - ストレスチェックの検査実施・結果分析　など

- 保健師免許は，看護師国家試験と保健師国家試験の両方に合格することで取得できる（2007〔平成19〕年3月までは保健師国家試験合格のみで取得できた）．

産業保健看護専門家

- 産業保健に関し一定の知識や能力をもつ保健師または看護師の認定資格として，日本産業衛生学会による「産業保健看護専門家」資格がある．
- 資格を取得するには，所定の研修，活動，学会発表などを行ったうえで，専門家試験に合格する必要がある．
- また，資格は5年ごとに更新する必要がある（更新には所定の研修，活動，学会発表などが必要となる）．

産業看護師 — 普段は様々な健康管理業務を行う

- 産業看護師とは，産業保健の現場（職場）で労働者の健康管理に関する業務を行う看護師のことである．

産業看護師（看護師）

1. 健康管理業務
   - 健康診断に関わる業務
   - 健康管理に関する相談対応
   - 各スタッフとの連絡調整
2. 看護業務
   - 企業内診療所での業務　など

💊 Supplement

健康保持増進措置を行うスタッフ　［詳細］THP指針

- 職場でトータル・ヘルスプロモーション・プラン（THP：心とからだの健康づくり運動）〔p.201〕を実施する場合は，「健康保持増進措置を行うスタッフ」が必要となる．
- 健康保持増進措置を行うスタッフとは，THPにおいて，労働者に対し健康づくりに関する指導を行う者のことである．

THP〔p.201〕で健康保持増進措置を行うスタッフ（兼任も可能＊）

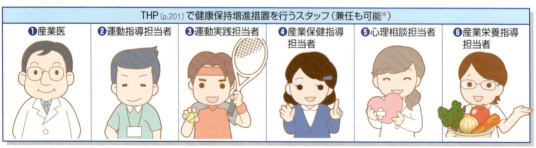

❶産業医　❷運動指導担当者　❸運動実践担当者　❹産業保健指導担当者　❺心理相談担当者　❻産業栄養指導担当者

＊例えば，❷と❸を同じ者が行う，普段は職場の産業保健師として働いている者が❹も担当するなど．

- 各スタッフには，所定の研修（健康保持増進措置を実施するスタッフ養成専門研修）を修了した者がなることが望ましい（事業場における労働者の健康保持増進のための指針〔THP指針〕）．

（3）心理系のスタッフ

■ 心の問題を抱える労働者をサポート
心理士

- 心理士とは，心理学に関する専門的知識と技術をもち，心の問題を抱える人の相談に応じたり支援を行ったりする者のことである．
- 心理士には，公認心理師*，臨床心理士，認定心理士など，様々な種類（資格）がある．

*「公認心理師」のみ，「士」でなく「師」の漢字を用いる．

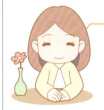

心理士
1. 心理面に関する相談・支援 ― 心の問題を抱える労働者との面談・支援
2. 心の健康についての教育 ― 労働者全体に対する，心の健康についての講演・指導　など

心理士の種類（資格）

種類（資格）	資格の性質
公認心理師	国家資格
臨床心理士　臨床発達心理士　健康心理士 認定心理士　認定医療心理士　学校心理士　など	民間資格

従来，民間団体により「心理士」と名のつく資格が乱立され，混乱を招いていました．そこで国は公認心理師法を成立させ（2017〔平成29〕年9月施行），国家資格である「公認心理師」ができたのです．

■「士」と「師」の使い分け
- 「公認心理師」には，他の心理士と区別するため，「師」の漢字を用いる．
- 公認心理師でない者は，その名称中に「心理師」という文字を用いてはならない（公認心理師法44②）．

■ 心理面だけでなく様々な面の支援を行う
産業カウンセラー

- 産業カウンセラーとは，労働者のメンタルヘルスケアへの支援や，キャリア形成への支援などを行う者およびその資格名のことである．
- 産業カウンセラー資格は，日本産業カウンセラー協会の認定による民間資格である．

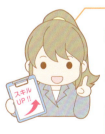

産業カウンセラー　産業カウンセラー資格
1. メンタルヘルスケアへの支援 ― ストレスや不安などを抱える労働者との面談／ストレス対策に関する教育
2. キャリア形成への支援 ― キャリア（職歴）形成に関する労働者との面談・アドバイス
3. 職場における人間関係開発・職場環境改善への支援 ― 対人関係や集団行動をうまく行うための技能（ソーシャルスキル）を労働者に教育／職場ストレスに関する職場環境改善の支援　など

- 産業カウンセラー資格の上位資格として，同じく日本産業カウンセラー協会の認定による，「シニア産業カウンセラー資格」がある．

メンタルヘルスケアがスムーズに行われるよう調整
事業場内メンタルヘルス推進担当者

- 事業場内メンタルヘルス推進担当者とは，産業医などからの助言・指導などを得ながら，職場におけるメンタルヘルスケア〔p.204〕の推進の実務を担当する者のことである．
- 事業場内メンタルヘルス推進担当者は，職場の衛生管理者，安全衛生推進者，衛生推進者，常勤の保健師などの中から選任することが望ましい．
- 職場にこれらの者がいない場合は，人事労務担当者の中から選任するとよい．

事業場内メンタルヘルス推進担当者

1. メンタルヘルスケアの推進の実務
   - 心の健康づくり計画の策定，労働者への周知，実行状況の把握
   - 労働者・管理監督者教育の計画，立案，実施，評価
   - 職場内のメンタルヘルスケアに関する相談窓口
   - 事業場外資源との連携の窓口　　　など

面談や教育自体を行うのでなく，それらがスムーズに行われるための各種作業を行う!

詳細 1）労働者の心の健康の保持増進のための指針
2）中央労働災害防止協会事業場内メンタルヘルス推進担当者テキスト編集委員会 編著：事業場内メンタルヘルス推進担当者テキスト．改訂版，2010

心の健康づくりを推進する
心理相談員

- 心理相談員とは，産業医の指示のもとに労働者のストレスに対する気づきの援助や，メンタルヘルスの相談窓口，初期対応などを中心としたメンタルヘルスケアを行う者のことである．
- 特別民間法人中央労働災害防止協会〔p.301〕によるTHP指導者登録制度のうち，心理相談専門研修を修了した者の登録名称である．

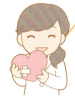

心理相談員　（心理相談員登録）

1. メンタルヘルスケアの実施
   - ストレスに対する気づきの援助
   - メンタルヘルスの相談窓口，初期対応
   - 良好な職場の雰囲気づくり　　　など

メンタルヘルスケアで心理系の専門家として働く
心の健康づくり専門スタッフ

- 心の健康づくり専門スタッフとは，職場でのメンタルヘルスケア〔p.204〕において，心理に関する専門家として，教育研修の企画・実施，相談対応などを行う者のことである．
- 心の健康づくり専門スタッフには，精神科・心療内科の医師，精神保健福祉士，心理士などがなる．
- 心の健康づくり専門スタッフはメンタルヘルスケアに必須のスタッフではないが，メンタルヘルスケアを効果的に実施するため，積極的に配置するとよい．

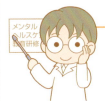

心の健康づくり専門スタッフ（精神科・心療内科の医師，精神保健福祉士，心理士などがなる．）

1. 教育研修の企画・実施
   - 職場におけるメンタルヘルスケアに関する教育研修
2. 相談対応
   - 労働者や他の産業保健スタッフからのメンタルヘルスケアに関する相談の対応　　　など

詳細 労働者の心の健康の保持増進のための指針

（4）安全衛生管理体制系のスタッフ

安全衛生管理スタッフ
総括安全衛生管理者など

- 安全衛生管理スタッフとは，職場において労働者の安全と健康を確保するための体制（安全衛生管理体制）に関わる者のことである．
- 事業者は，法令に基づき必要となる安全衛生管理スタッフを選任しなければならない．義

安全衛生管理スタッフの例

❶総括安全衛生管理者 〔p.76〕　❷衛生管理者〔p.80〕　❸安全衛生推進者等（安全衛生推進者／衛生推進者）〔p.87〕　❹作業主任者〔p.97〕

- 安全衛生管理スタッフには他に，安全管理者〔p.85〕，産業医〔p.91〕，作業環境測定士〔p.118〕，労働衛生コンサルタントなどが含まれる．
- 安全衛生管理スタッフの選任基準や業務内容などについては各ページを参照のこと．

作業環境測定士
職場の作業環境を測定

- 作業環境測定士とは，作業環境測定士資格（国家資格）をもち，職場の作業環境中の有害因子（ガス，粉じん，騒音，放射線など）の測定などを行う者のことである．

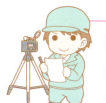

作業環境測定士　作業環境測定士資格

1. 作業環境測定 ── 作業環境中の有害因子（ガス，粉じん，騒音，放射線など）の測定
2. 作業環境測定の結果の評価 ── 作業場の管理区分を判定
3. 結果の報告 ── 測定結果と測定結果の評価を事業者に報告　など

- 作業環境測定士の詳細についてはp.118を参照のこと．

労働衛生コンサルタント
法令上の問題がないか診断

- 労働衛生コンサルタントとは，労働衛生コンサルタント資格（国家資格）をもち，事業者などの求めに応じ，職場の労働衛生の管理状況に問題がないか診断や指導を行う者のことである．

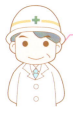

労働衛生コンサルタント　労働衛生コンサルタント資格

1. 労働衛生の管理状況の診断・指導（事業者などの求めに応じ報酬を得て行う．）
   - 安全衛生管理スタッフの選任
   - 衛生委員会や安全衛生委員会の設置
   - 労働者の健康を確保するための環境整備や措置

　が法令に基づき適切に行われているか診断・指導　など

🟢 Supplement

労働安全コンサルタント

- 労働安全コンサルタントは労働「安全」のスタッフであり，厳密には産業保健（労働衛生）スタッフには含まれないが，労働衛生コンサルタント〔前項〕と性質が似ているスタッフのため，ここで説明を行う．
- 労働安全コンサルタントとは，労働安全コンサルタント資格（国家資格）をもち，事業者などの求めに応じ，職場の労働安全の管理状況に問題がないか診断や指導を行う者のことである．

労働安全コンサルタント

労働「安全」に関することを行うという点以外は労働衛生コンサルタント〔前項〕と同じです．

産業保健総論

産業保健に関わる法令・制度

監修
堀江 正知

総論

健康で安心して働ける職場づくりのために
職場の健康と法律

- 労働者の職業性疾病を予防し，就業適性を確保するためには，会社は適切なルールの作成や健康管理など，様々な取り組みを行う必要がある．
- しかし，短期的には手間やコストがかかるため，会社によっては適切な取り組みが行われず，労働者の健康が害されるおそれがある．
- このような事態を防止するため，会社が行わなければならない取り組みは，法令によって規定されている．

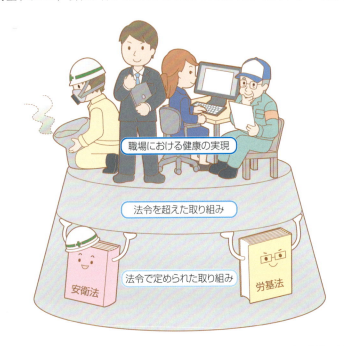

特に重要なものを解説
主な法律

- 以下に，職場の健康と関連する主な法律を記載する．
- それぞれの法律の詳細は各ページを参照のこと．

労働条件・働き方に関する法律
- 労働基準法 (p.20)
- 労働契約法 (p.25)
- 男女雇用機会均等法 (p.27)
- 育児・介護休業法 (p.27)
- 高年齢者雇用安定法 (p.28)
- 障害者雇用促進法 (p.28)
- 労働者派遣法 (p.28)
- パートタイム労働法* (p.29)
- 労働時間等設定改善法 (p.157)

安全衛生に関する法律
- 労働安全衛生法 (p.22)
- じん肺法 (p.26)
- 作業環境測定法 (p.27)

社会保険制度に関する法律
- 厚生年金保険法 (p.30)
- 健康保険法 (p.31)
- 雇用保険法 (p.31)
- 労災保険法 (p.31)

*2020（令和2）年4月1日よりパートタイム・有期雇用労働法に改称．

Supplement

法律，政令，省令，公示・告示，通達・通知の違い

- 法律，政令，省令，公示・告示，通達・通知は以下の関係になっている．
- 国民の権利義務を縛るルールは，国民によって決められる必要がある．そのため，国民の権利義務を縛ることができるのは，原則として，国民の代表（国会）によって制定された法律，および法律の委任などに基づき定められた命令（政令および省令）である．

法律，政令，省令，公示・告示，通達・通知の関係

←大枠を定める ──────────────────── 詳細を定める→

	法律	命令		公示・告示	通達・通知
		政令	省令		
解説	国民の代表（国会）が話し合って定めたルール	法律に委任されて，内閣が定めたルール	法律・政令に委任されて，各省が定めたルール	国民に対する「お知らせ」	上級の行政機関（上司）から下級の行政機関（部下）に対する指示
性質	国民の権利義務を縛るルール			法令（法律，命令）の解釈など詳細を定めるもの	
定める機関	国会	内閣	各省（厚生労働省など）	行政機関	行政機関
具体例	労働安全衛生法 事業者は，政令で定める規模の事業場ごとに，厚生労働省令で定めるところにより，医師のうちから産業医を選任しなければならない（13条1項）． 産業医は，労働者の健康管理等を行うのに必要な医学に関する知識について厚生労働省令で定める要件を備えた者でなければならない（13条2項）．	労働安全衛生法施行令 政令で定める規模の事業場は，常時50人以上の労働者を使用する事業場とする（5条）．	労働安全衛生規則 厚生労働省令で定める要件を備えた者は，次のとおりとする（14条2項）． 1.厚生労働大臣の指定する者（法人に限る．）が行う研修を修了した者 ・ ・ ・ 5.そのほか厚生労働大臣が定める者	平成21年3月30日厚生労働省告示第136号 労働安全衛生規則第14条第2項第1号の研修は，研修科目について，講義及び実習がそれぞれ40時間以上及び10時間以上行われるものであること．	昭和47年9月18日発基第91号 「事業者」とは，法人企業であれば当該法人，個人企業であれば事業経営主を指している．

- この他，地方公共団体は条例を制定できる．

労働基準法

労働者を保護する
労働基準法の目的

- 労働基準法（労基法）は，労働条件の最低基準を定めることにより，労働者を保護することを目的とした法律である．
- 労基法で定める基準に達しない労働条件を定める労働契約は，その部分については無効となる（労基法13）．
- 職場の健康において重要となるのは，労働時間，妊産婦の就業制限，災害補償などである．

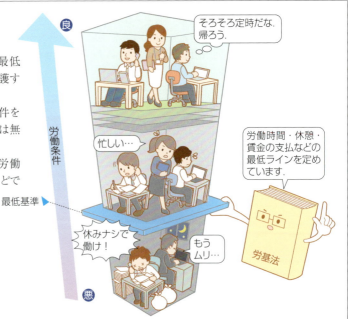

労働者を保護するための様々な規定
労基法の内容

- 労基法の内容のうち，職場の健康において特に重要となるものを示す．

労基法の内容

労基法の基本原則	1〜7条 労働条件について差別的取扱いをされない（均等待遇）などといった労働者保護のための労使関係の基本原則，選挙権など公民権の行使を妨げてはならないなどといった労働者の人権を保障するための規定を設けている．	・均等待遇の原則 ・男女同一賃金の原則 ・強制労働の禁止 ・中間搾取の排除 ・公民権行使の保障
労働時間，休憩など [p.21]	32〜41条の2 労働時間，休憩，休日，年次有給休暇についての最低基準を設けている．	・労働時間 ・休憩 ・休日 ・年次有給休暇 ・フレックスタイム制　など
妊産婦等の就業制限など [p.253]	64条の2〜68条 妊産婦等の保護のための規定を設けている．	・危険有害業務の就業制限 ・産前・産後休業 ・軽易業務転換　　など
災害補償	75〜88条 労働災害（労災）が発生した際の補償についての規定を設けている．	・療養補償 ・休業補償 ・障害補償　など
法の実効性確保	97〜105条，117〜121条 これらの法規制に実効性を確保させるための規定を設けている．	・労働基準監督官による監督・取り締まり（司法警察官の職務を行う） ・罰則　など

- この他，解雇（労基法19〜21），就業規則（労基法89〜93）[p.35]に関する規定などがある．

労使協定によらない限り適用される
労働時間, 休憩, 休日の基準

- 使用者 (会社) は, 労働時間, 休憩時間, 休日については以下の基準を満たさなければならない.

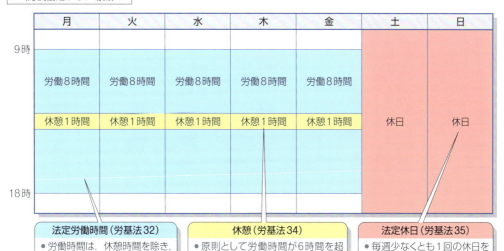

- なお, 労使協定〔次項〕により, 本来労基法で認められない事項のうち, 時間外・休日労働などの14項目が適法となる.

原則違法な行為も適法となる
労使協定

- 労使協定とは, その会社で働く労働者の過半数で組織する労働組合または労働者の過半数を代表する者と使用者が結ぶ書面による協定 (労基法18, 24, 36など) のことをいう.
- 労使協定を締結すると, 労基法では認められていない行為が例外的に許容される. もっとも, 無制限に労使協定が締結できるわけではなく, その種類は労基法で定められている.

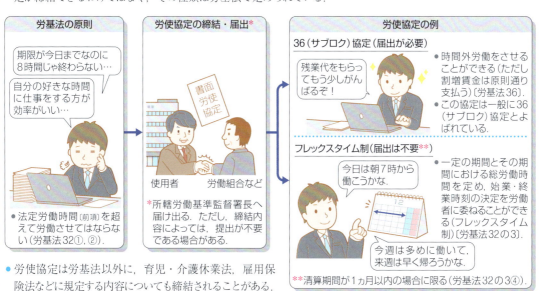

- 労使協定は労基法以外に, 育児・介護休業法, 雇用保険法などに規定する内容についても締結されることがある.

労働安全衛生法

労働者の安全と健康を守る
労働安全衛生法の目的

- 労働安全衛生法（安衛法）は，職場における労働者の安全と健康を確保するとともに，快適な職場環境の形成を促すことを目的とした法律である（安衛法1）．
- 安衛法第1条では，上記目的を達成するための手段として，❶危害防止基準の確立，❷責任体制の明確化，❸自主的活動の促進の措置を講じる等，労働災害（労災）の防止に関する総合的計画的な対策を推進することを挙げている．

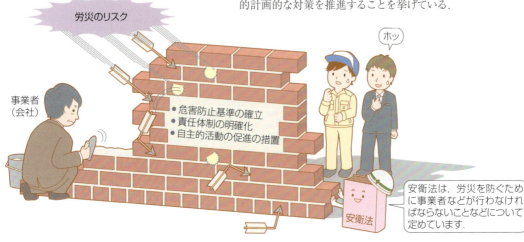

複雑化する業態に対応するために制定された
安衛法制定の経緯

- 1947（昭和22）年に制定された当時の労基法では，第5章「安全及び衛生」において労働安全衛生に関する規定が定められていた．
- しかし，高度経済成長期を迎えたことによる技術の高度化・生産過程の複雑化などに伴い，労災を防止するための総合的な立法の必要性が高まったことから，1972（昭和47）年，労基法などから独立して，安衛法が制定された．
- その結果，労基法の第5章「安全及び衛生」の内容は削除され，労基法は賃金や労働時間などの労働条件の規律を，安衛法は安全衛生についての規律をその役割とすることになった．

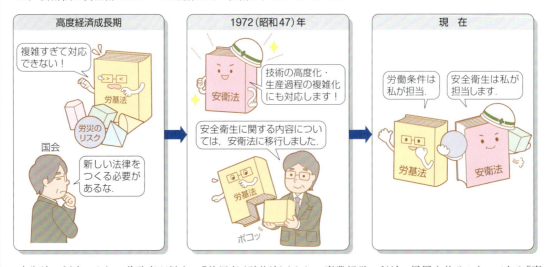

- 安衛法の制定により，義務者が従来の「使用者（労基法）」から，事業経営の利益の帰属主体そのものである「事業者」となることで責任の明確化が図られた．また，作業環境測定や産業医・作業主任者が法定化された．

労災を防止するための様々な規定
安衛法の内容

● 安衛法の内容のうち，職場の健康において特に重要となるものを示す．

安衛法の内容		
職場における安全衛生管理体制	10～19条の3 労働者の安全衛生管理の責任体制を明確にするために，事業場ごと・建設現場等の場所ごとの安全衛生管理体制を確立することを義務づけている．	● 総括安全衛生管理者，安全管理者，衛生管理者，産業医などの選任 [p.74] ● 安全委員会，衛生委員会，安全衛生委員会の設置 [p.100] など
危険・健康障害の防止措置	20～36条 労働災害を防止するために事業者等が講じるべき措置について規定している．	● 健康障害防止措置を講じる義務 ● 事業者，元方事業者，特定元方事業者，注文者，請負人などの労働災害防止のために講じるべき措置 など
機械・危険物・有害物などに関する規制	37～58条 労働災害発生の直接の原因となる危険な作業が伴う機械等や危険物・有害物について一定の規制を設けている．	● 特定機械等の製造，流通・使用段階における規制 ● 定期自主検査 ● 危険物・有害物の製造の禁止，許可，調査 など
労働者の就業にあたっての措置	59～63条 労働災害の防止を図るために，労働者を教育したり，業務の種類に応じ一定の資格がない者の就業を禁止したりしている．	● 安全衛生教育 [p.108] ● 就業制限 ● 中高年齢者等への配慮 [p.270] など
作業環境管理	65，65条の2，68条の2，71条の2～4 作業環境を管理して，労働者の健康保持を図るための規定を設けている．	● 作業環境測定 [p.115] ● 快適な職場環境の形成 [p.134] ● 受動喫煙の防止 [p.136] など
作業管理	65条の3～4 作業そのものを管理して，労働者の健康保持を図るための規定を設けている．	● 労働者の健康に配慮した作業の管理 [p.147] ● 作業時間の制限 など
健康管理	66～68条，69～71条 労働者の健康状態の把握，必要な者に対する事後措置などを行い，健康の保持増進を図るための規定が設けられている．	● 健康診断 [p.184] ● 保健指導 ● ストレスチェック [p.226] ● 長時間労働者の面接指導 [p.164] など
法の実効性確保	88～100条，115条の3～123条 これらの法規制に実効性を確保させるための規定を設けている．	● 労働基準監督官による監督，取り締まり （司法警察員の職務を行う） ● 罰則 など
その他	101～115条の2 心身の状態に関する情報の取扱いや健康診断等に関する秘密保持などの規定を雑則として設けている．	● 心身の状態に関する情報の取扱い ● 健康診断等に関する秘密保持 ● 書類の保存等 など

詳細を定めたもの
安衛法に基づく命令

- 安衛法の細かい部分については，安衛法それ自体ではなく，安衛法に基づく命令（内閣が定める政令および各省が定める省令）により規定されている．
- ここでは，代表的な命令を紹介する．

安衛法に基づく代表的な命令

種類	命令名	内容
政令	労働安全衛生法施行令（安衛令）	各職（衛生管理者など）を選任すべき事業場の基準，就業制限に係る業務，有害な業務の定義など，詳細な事項について規定している．
政令	労働安全衛生法関係手数料令	労働安全コンサルタント試験など，安衛法に定められた免許の技能講習，試験などの料金を定めている．
省令	労働安全衛生規則（安衛則）	各職（衛生管理者など）の選任はいつまでに行わなければならないか，健康診断の項目，面接指導の対象者の要件など，詳細な事項について規定している．
省令	鉛中毒予防規則	換気装置の構造・性能基準，測定，健康診断，保護具の使用など労働者の鉛中毒予防の詳細を定めている．
省令	有機溶剤中毒予防規則	換気装置の構造・性能基準，測定，健康診断，保護具の使用など労働者の有機溶剤中毒予防の詳細を定めている．
省令	特定化学物質障害予防規則	除じん装置などの設置，健康診断，保護具など，化学物質による労働者のがん，皮膚炎，神経障害などを予防するための詳細を定めている．
省令	高気圧作業安全衛生規則	高圧室内業務や潜水業務の設備，免許，健康診断など，労働者の高気圧障害その他の健康障害を予防するための詳細を定めている．
省令	酸素欠乏症等防止規則	作業環境測定，換気，保護具の使用，技能講習など，酸素欠乏症と硫化水素中毒の防止のための詳細を定めている．
省令	電離放射線障害防止規則	エックス線の取扱い，作業環境測定，健康診断など，労働者が受ける電離放射線量をできるだけ少なくするための詳細を定めている．
省令	石綿障害予防規則	設備，保護具，測定，健康診断など，石綿による労働者の肺がん，中皮腫その他の健康障害を予防するための詳細を定めている．
省令	粉じん障害防止規則	設備等の基準，局所排気装置等の定期自主検査，作業環境測定，保護具の使用など，粉じんにさらされる労働者の健康障害を防止するための職場や作業に関する詳細を定めている．なお，じん肺健康診断については，じん肺法とその関連法令で規定している．
省令	事務所衛生基準規則	環境管理，清潔，休養など，事務作業に従事する労働者の職場の衛生基準に関する詳細を定めている．

労働契約法

労働契約法
個々の労働者と会社の関係を安定させる

- 労働契約法（労契法）は，使用（雇用）される労働者を保護して労使関係を対等にする法律である．

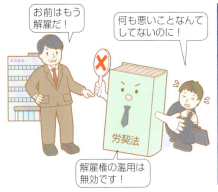

目的	● 使用者と労働者との間の労働契約に関する基本的事項を定めることで，労働者の保護を図りながら，個別の労働関係を安定させる（1条）．
規定内容のうち重要事項	● 労使対等・合意の原則（3条1項） ● 安全配慮義務（5条）　※職場の安全と健康にとって最重要！ ● 就業規則による労働契約の不利益変更の原則禁止と例外（9，10条） ● 懲戒権・解雇権の濫用の無効（15，16条） ● 有期労働契約の無期労働契約への転換（18条） ● 雇止め法理（19条）　など
関連法令	● 労働基準法 ● 有期労働契約の締結，更新及び雇止めに関する基準（平成15年10月22日厚生労働省告示第357号，最終改正平成24年10月26日厚生労働省告示第551号）

安全配慮義務
職場に応じて必要な配慮を行う

- 安全配慮義務とは，「労働者が生命，身体等の安全を確保しつつ労働することができるよう，必要な配慮をする」ことを使用者に定めた義務のことである（労契法5）．
- 労契法第5条における「必要な配慮」とは，一律に定まるものではなく，労働者の職種，労務の内容，業務をする場所などの具体的な状況に応じて求められるものである．
- 近年では，業務中に事故が発生しないよう物的環境を整備することだけでなく，過重労働による過労死や精神疾患，職場でのいじめ・パワハラなどによる被害を防止することも安全配慮義務の一内容として認められるようになっている（これを健康配慮義務ということもある）．

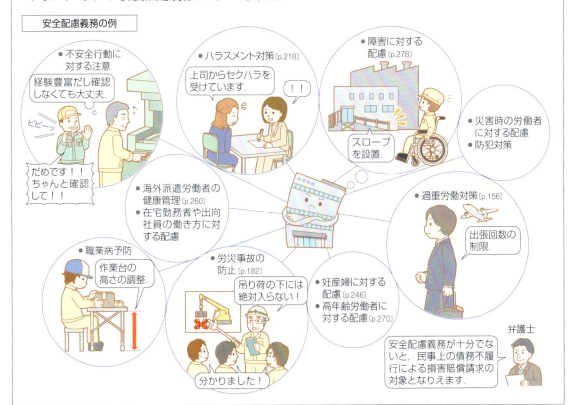

法律を守るだけでは足りない
安全配慮義務の履行

- 労基法や安衛法関連の規律を遵守するだけでは，安全配慮義務が履行されたことにはならない．
- 安全配慮義務は，それぞれの職場の実情に即した環境改善がなされることによって履行されることが求められる．
- 例えば，長時間労働者に対する面接指導を規定通りに行えば安衛法違反にはならないが，そもそも面接指導対象にならないように，定時退社日を設定したり，残業させない雰囲気づくりをしたりしなければ，安全配慮義務が十分に履行されたとはいえない可能性がある．

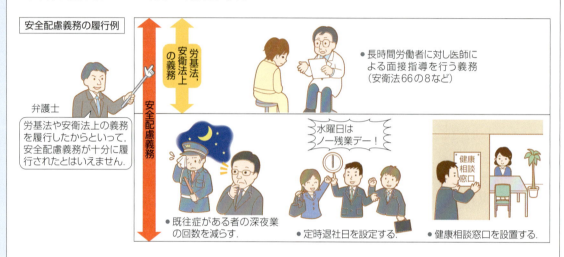

産業保健に関するその他の法律

じん肺防止について規定
じん肺法

- じん肺とは，粉じんを吸入することによって肺に生じた線維増殖性変化を主体とする疾病をいう（じん肺法2①）．
- じん肺法は，じん肺の予防・健康管理について規定する法律である．

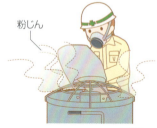

目　的	・じん肺に関して適正な予防・健康管理などを行うことにより，労働者の健康の保持・福祉の増進に寄与すること（1条）．
規定内容のうち重要事項	・じん肺に関する予防及び健康管理のために必要な教育をする義務（6条） ・じん肺健康診断の実施義務（就業時，定期，定期外，離職時に対象者に対して行う）(p.197)〔7～9条の2〕 ・粉じんの発散の防止及び抑制，保護具の使用などの措置を講ずる努力義務（5条） ・労働者が粉じんにさらされる程度を低減させるための措置を講ずる努力義務（20条の3）　　　　　　　　　など
最近の改正	・心身の状態に関する情報の取扱いの整備規定が新設された（35条の3）〔2019［平成31］年4月1日施行〕．*
関連法令	・じん肺法施行規則

*内容は安衛法の改正と同様である．

作業環境測定の詳細を規定
作業環境測定法

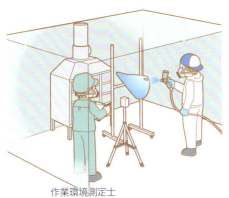
作業環境測定士

- 作業環境測定法（作環法）は，安衛法第65条第1項により作業環境測定をしなければならないとされる作業場〔p.117〕の一部を指定作業場とし，そこでの作業環境測定を行う者や機関について定めた法律である．

目 的	● 安衛法と相まって作業環境の測定に関し必要な事項を定め，適正な作業環境を確保し，労働者の健康を保持すること（1条）．
規定内容のうち重要事項	● 指定作業場での作業環境測定士による作業環境測定実施義務〔p.118〕（3条1項） ● 指定作業場に該当する作業場〔p.117〕（2条3号，作環法施行令1条）　など
関連法令	● 作業環境測定法施行令 ● 作業環境測定法施行規則

- なお，作業環境管理における具体的な測定方法・結果評価方法について規定している作業環境測定基準，作業環境評価基準は，作環法ではなく安衛法に基づく告示である．

性別を理由とする差別を禁止
男女雇用機会均等法

- 「雇用の分野における男女の均等な機会及び待遇の確保等に関する法律（男女雇用機会均等法）」は，事業主（会社）が労働者の募集・採用・昇進・福利厚生・退職などにあたり，性別を理由にした差別を禁止することを定めた法律である．

目 的	● 雇用の分野における男女の均等な機会・待遇の確保を図り，女性労働者の就業に関して妊娠中・出産後の健康の確保を図る等の措置を推進する（1条）．
規定内容のうち重要事項	● 雇用管理の各ステージにおける性別を理由とする差別の禁止（5～6条），およびその間接差別*の禁止（7条） ● 婚姻・妊娠・出産等を理由とする不利益取扱いの禁止（9条） ● セクハラ・マタハラ防止・対策に関する事業主の措置義務〔p.222, 223〕（11, 11条の2） ● 妊娠中・出産後の女性労働者が健康診査などを受けるための時間の確保〔p.249〕（12条）　など
関連法令	● 男女雇用機会均等法施行規則

*一見性別が関係ないようにみえるルールや取扱いでも，運用した結果どちらかの性別が不利益になってしまう扱いのこと（例：身長180 cm以上の人に限定して求人を出すなど）．ただし，それが合理的な理由である場合を除く．

育児・介護と仕事の両立を支援
育児・介護休業法

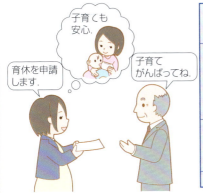

- 「育児休業，介護休業等育児又は家族介護を行う労働者の福祉に関する法律（育児・介護休業法）」は育児休業や介護休業制度などについて定めた法律である．

目 的	● 育児，介護休業などに関しての支援措置を定め，雇用継続・再就職の促進を図り，労働者の職業生活と家庭生活の両立に寄与すること（1条）．
規定内容のうち重要事項	● 育児休業〔p.255〕（5～9条の3），介護休業（11～15条），子の看護休暇（16条の2, 3），介護休暇（16条の5, 6） ● 所定外・時間外労働の制限（16条の8, 9, 17条, 18条） ● 深夜業の制限（19, 20条） ● 短時間勤務制度（23条） ● 不利益取扱いの禁止（10, 16条など）　など
最近の改正	● 介護休業の分割取得，育児休業の取得条件緩和（2017〔平成29〕年1月1日施行） ● 育児休業期間の延長，育児・介護休業の個別周知や育児目的休暇の導入の努力義務化（2017〔平成29〕年10月1日施行）
関連法令	● 育児・介護休業法施行規則

高年齢者の雇用の安定を図る
高年齢者雇用安定法

- 「高年齢者等の雇用の安定等に関する法律（高年齢者雇用安定法）」は，高年齢者の雇用の安定や再就職の促進などにより，高年齢者等の職業の安定を図る法律である．

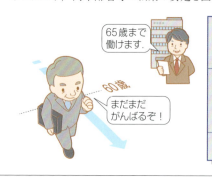

目的	●高年齢者の安定した雇用の確保，高年齢者等の再就職の促進，定年退職者等に対する就業機会の確保等の措置を総合的に講じ，職業の安定・福祉の増進，経済・社会の発展に寄与すること（1条）
規定内容のうち重要事項	●原則として60歳未満の定年の禁止（8条） ●定年（65歳未満）の定めをしている事業主に対する高年齢者雇用確保措置（❶65歳までの定年の引上げ，❷継続雇用制度の導入，❸定年の定めの廃止，のいずれかの措置）の実施義務 [p.270]（9条） など
関連法令	●高年齢者雇用安定法施行令 ●高年齢者雇用安定法施行規則

障害者の雇用を促進し，働きやすい職場をつくる
障害者雇用促進法

- 「障害者の雇用の促進等に関する法律（障害者雇用促進法）」は，雇用の分野における障害者への合理的配慮や差別の禁止について定めた法律である．

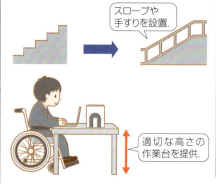

目的	●障害者の雇用促進，均等な機会・待遇の確保，能力を有効に発揮できるようにするための職場の整備，職業リハビリテーションの措置などを通じて，職業生活における自立促進のための措置を総合的に講じ，障害者の職業の安定を図ること（1条）．
規定内容のうち重要事項	●障害者に対する差別の禁止（34，35条） ●合理的配慮の提供義務 [p.281]（36条の2〜4） ●一定の事業主に対する，「法定雇用率」以上の障害者の雇用義務 [p.279]（43条） など
最近の改正	●法定雇用率の算定方法の見直し（2018〔平成30〕年4月1日施行）
関連法令	●障害者雇用促進法施行令 ●障害者雇用促進法施行規則

派遣労働者を保護する
労働者派遣法

- 「労働者派遣事業の適正な運営の確保及び派遣労働者の保護等に関する法律（労働者派遣法）」は，派遣労働者を保護するために派遣元事業主，派遣先の講ずべき措置を定めた法律である．

目的	●労働者派遣事業の適正な運営の確保に関する措置を講ずるとともに，派遣労働者の保護等を図り，雇用の安定に資すること（1条）．
規定内容のうち重要事項	●労働者派遣事業を行う際の許可（5条） ●派遣元事業主の講ずべき措置（待遇など）〔30〜38条〕 ●派遣先の講ずべき措置（教育訓練の実施など）〔39〜43条〕 ●他法の適用特例等（責任分担など）〔44〜47条の3〕 など
関連法令	●労働者派遣法施行令 ●労働者派遣法施行規則

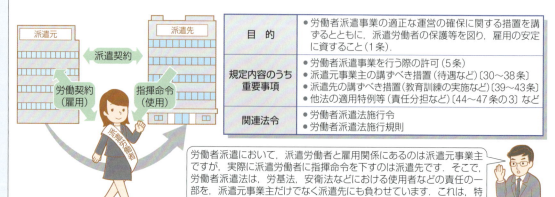

労働者派遣において，派遣労働者と雇用関係にあるのは派遣元事業主ですが，実際に派遣労働者に指揮命令を下すのは派遣先です．そこで，労働者派遣法は，労基法，安衛法などにおける使用者などの責任の一部を，派遣元事業主だけでなく派遣先にも負わせています．これは，特例として派遣先にも適用するという意味で，「適用特例」とよばれます．

社会保険労務士

短時間労働者を保護する
パートタイム労働法

- 「短時間労働者の雇用管理の改善等に関する法律（パートタイム労働法）」は，短時間労働者を保護するために事業主などが講ずべき措置について定めた法律である．

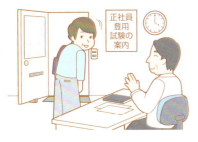

目 的	●通常の労働者との均衡のとれた待遇の確保等を図ることを通じて，その有する能力を有効に発揮することができるようにすること（1条）．
規定内容のうち重要事項	●短時間労働者の定義[p.34]（2条） ●通常の労働者とのバランスを考慮した賃金決定の努力義務（10条） ●通常の労働者への転換の推進義務（13条）　　　など
関連法令	●パートタイム労働法施行規則

※2020（令和2）年4月1日より「短時間労働者及び有期雇用労働者の雇用管理の改善等に関する法律（パートタイム・有期雇用労働法）」に改称．短時間労働者のみならず，有期雇用労働者もこの法律の対象に加わる．

個人情報の保護と有効な活用
個人情報保護法

- 「個人情報の保護に関する法律（個人情報保護法）」は，事業者や団体などに対する義務を定め，個人情報を保護したうえで，個人情報を適正かつ効率的に活用できるよう共通のルールを定めた法律である．

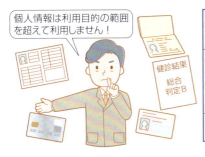

目 的	●個人情報の適正な取扱いに関し，個人情報を取り扱う事業者の遵守すべき義務等を定めることにより，個人情報の有用性に配慮しつつ，個人の権利利益を保護すること（1条）．
規定内容のうち重要事項	●個人情報，要配慮個人情報[次項]などの定義（2条） ●個人情報を取り扱う際の利用目的の特定義務（15条1項），同意なしの利用目的を超えた利用の禁止（16条1項） ●同意なしの第三者提供の禁止（23条1項） ●罰則（82条〜）　　　など
関連法令	●個人情報保護法施行令 ●個人情報保護法施行規則

- なお，労働者の心身の状態の情報については，安衛法に基づいた「労働者の心身の状態に関する情報の適正な取扱いのために事業者が講ずべき措置に関する指針」においても示されている．

Advanced Study
個人情報と要配慮個人情報

- 個人情報とは，生存する個人に関する情報であって，氏名や生年月日などにより特定の個人を識別することができるもののことをいう（個人情報保護法2①）．
- 要配慮個人情報とは，上記個人情報のうち，人種，病歴，犯罪の経歴，健康診断その他の検査の結果など，不当な差別，偏見などの不利益が生じないように取扱いに特に配慮すべき情報のことをいう（同法2③，同法施行令2，同法施行規則5）．

健康に関する個人情報と要配慮個人情報の具体例

分 類	説 明	具体例
個人情報	生存する個人に関する情報であって，氏名や生年月日などにより特定の個人を識別することができるもの	●氏名 ●生年月日・連絡先などと氏名の組合せ（特定の個人を識別することができる場合） ●顔写真　　　など
要配慮個人情報	個人情報のうち，不当な差別，偏見などが生じないように取扱いに特に配慮すべき情報のこと	●健康診断の結果 ●ストレスチェックの結果 ●身体障害，知的障害，精神障害などがあること　　　など

要配慮個人情報は，流出すると不当な差別，偏見が生じる可能性があるため，取得の際には本人の同意が必要です！　　弁護士

- 要配慮個人情報は，通常の個人情報よりも特に配慮を必要とするため，事業者は，要配慮個人情報を取得するにあたっては，原則として本人の同意を得なければならない（同法17②）．
- なお，会社は，法令に基づく場合（安衛法に基づく健康診断結果の取得など[p.193]）は，例外としてあらかじめ本人の同意を得ずに要配慮個人情報を取得することができる（同法17②一，「個人情報の保護に関する法律についてのガイドライン（通則編）」）．

社会保険制度

社会保険制度の概要
みんなで助け合う制度

- 公的な社会保険制度は，年金，医療保険，雇用保険，労災保険，介護保険に大別され，被保険者（国民など）は病気・怪我・出産・失業などの場合に保険給付を得ることができる．

公的な社会保険制度

保険の種類		被保険者	制度概要
年金	国民年金	原則として20歳以上60歳未満の全ての者	●原則として65歳から老齢給付を支給することにより，高齢者の生活の安定に寄与している．
	厚生年金保険	原則として適用事業所に使用される70歳未満の者（民間企業のサラリーマンなど）*	
医療保険	健康保険	原則として適用事業所に使用される者（民間企業のサラリーマンなど）	●労災対象外の病気・怪我が発生した場合や，出産などの場合に保険給付を行うことにより，高額な医療費などの負担を抑え，生活の安定に寄与している．
	船員保険	船員	
	共済組合	公務員，私立学校の教職員など	
	国民健康保険	自営業者など，他の医療保険の対象でない者	
	後期高齢者医療制度	原則として75歳以上の者	
雇用保険		原則として適用事業に雇用される労働者	●労働者が失業した場合などに必要な保険給付を行うことにより，労働者の生活・雇用の安定を図っている．
労働者災害補償保険（労災保険）[p.178]		労働者**	●労災が発生した場合に労働者に対して保険給付を行うことにより，労働者の保護を図っている．

*厚生年金保険の適用を受けている事業所に勤務する者であれば，自動的に国民年金にも加入する．
**労災保険では，保険給付の対象者である労働者ではなく事業主が保険料を全額負担しているため，「被保険者」という概念がない．本表では，保険給付の対象者という意味で，被保険者の欄に「労働者」と記載している．

- 以降では，職場との関係が深い，厚生年金保険，健康保険，雇用保険，労災保険について詳しく説明する．

厚生年金保険制度
基礎年金に上乗せされる年金

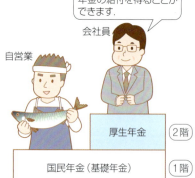
基礎年金に上乗せして年金の給付を得ることができます．

*法人事業所や常時5人以上の従業員を使用する事業所のこと（一部の事業を除く）．

概要	●国民年金（基礎年金）に加えて加入し，基礎年金の上乗せとして，報酬（給料）に比例して支払った保険料に応じた年金の給付を受けることができる制度．
被保険者	●原則として，適用事業所*に使用される70歳未満の者（民間企業のサラリーマン，公務員，私立学校の教職員など）
主な給付内容	●老齢厚生年金：保険料の納付に関する要件を満たすと，原則65歳から支給される． ●遺族厚生年金：被保険者期間中に死亡するなどしたとき，その遺族に支給される． ●障害厚生年金：被保険者期間中に初めて医師または歯科医師による診療を受けた日（初診日）がある傷病で，一定の要件を満たす障害が生じたときに支給される． ●障害手当金：初診日から5年たつまでに症状が固定し，一定の障害等級に該当するときに支給される．
法令根拠	●厚生年金保険法
窓口	●日本年金機構　●地域の年金事務所　●共済組合

Column　各種保険制度における加入させなければならない労働者

　厚生年金保険と健康保険は，1週間の所定労働時間および1ヵ月の所定労働日数が通常の労働者（正社員など）の3/4以上であれば加入させなければなりません．また，所定労働日数などが3/4未満であっても，501人以上の会社（もしくは500人以下の会社の場合は労使合意がある場合）で一定の基準（1週間の所定労働時間が20時間以上など）を満たしている場合は加入義務が発生します．

　雇用保険は，❶継続して31日以上雇用される見込みがあり，❷1週間の所定労働時間が20時間以上の労働者（例外あり）であれば，その時点から加入義務が発生します．

　労災保険は，雇用形態や労働時間に関係なく，原則として全労働者に加入義務が発生します．各制度ごとに違いはあれど，非正規労働者も社会保険の対象となりえます．トラブルにならないよう，必ず確認しましょう．　●医療情報科学研究所

業務災害以外の病気や怪我に関する保険
健康保険制度

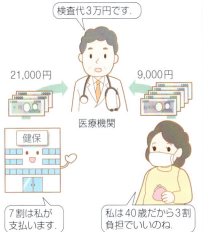

＊法人事業所や常時5人以上の従業員を使用する事業所のこと（一部の事業を除く）．

概　要	● 業務災害以外の病気や怪我に対して，その費用の一部を保険者（健康保険組合など）が負担する制度．
被保険者	● 原則として，適用事業所＊に使用される者（民間企業のサラリーマンなど）
主な給付内容	● 療養の給付：病気や怪我をしたとき，自己負担額（原則）3割で診察や治療を受けられる． ● 高額療養費：医療費の自己負担額が高額となった場合に，自己負担限度額を超えた部分が原則として払い戻される． ● 傷病手当金：被保険者が病気や怪我のために会社を休み，十分な報酬が受けられない場合に，4日目から1年6ヵ月の間，一定割合で支給される． ● 出産手当金，出産育児一時金：被保険者が出産した場合に支給される．
法令根拠	● 健康保険法
窓　口	● 全国健康保険協会（協会けんぽ） ● 会社が単独・共同で設立している健康保険組合

失業時や育休中などに給付を行う
雇用保険制度

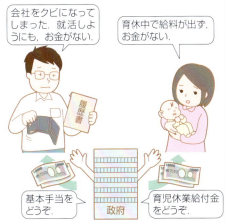

＊労働者が雇用される全ての事業のこと．

概　要	● 労働者の生活・雇用の安定を図るために，労働者が失業した場合や，所定の教育訓練を受けた場合，育児休業を取得した場合などに給付を受けることができる制度．
被保険者	● 原則として，適用事業＊に雇用される労働者
主な給付内容	● 求職者給付：求職活動を行っているにもかかわらず就職できない場合に支給される手当（基本手当）など ● 就職促進給付：基本手当の給付日数を残して再就職した場合に支給される手当（就業促進手当）など ● 教育訓練給付：一定の教育訓練の受講を修了した場合に自己負担した教育訓練費用の一部が支給されるもの ● 雇用継続給付：育児休業給付金，介護休業給付金，高年齢雇用継続給付
法令根拠	● 雇用保険法
窓　口	● ハローワーク　● 都道府県労働局

労働災害に関する保険
労働者災害補償保険（労災保険）制度

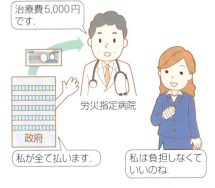

＊業務災害の場合には，各給付名に「補償」という言葉が入り，通勤災害の場合には入らない．

概　要	● 労働災害（業務上・通勤中の病気や怪我）が発生した際に労働者や遺族が給付を受けることができる制度．
実際に給付を受ける者	● 全ての労働者，遺族 （パートタイマー・アルバイトも含む）
主な給付内容＊	● 療養（補償）給付：原則として，自己負担額なしで診察や治療を受けられる（現物給付）か，またはそれらの費用が全額払い戻される（現金給付）． ● 休業（補償）給付：療養のために働くことができないときに4日目から支給される． ● 障害（補償）給付：障害が残ったときに支給される． ● 遺族（補償）給付：労働者が死亡したときに遺族に支給される．
法令根拠	● 労働者災害補償保険法
窓　口	● 労働基準監督署　● 都道府県労働局

● 労災保険の詳細についてはp.178を参照のこと．

産業保健総論

産業保健に関わる法律用語

監 修
堀江 正知

総論

紛らわしい用語を解説
職場の健康に関わる法律の用語

- 職場の健康に関わる法律では，法律によって定義の異なる用語や，呼称が似ていて紛らわしい用語，一般的な意味と混同しやすい用語が多くある．
- 本章ではそれらの違いについて詳しく解説する．

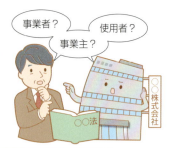

本章で解説する用語

分 類	用 語	参 照
雇い主側に関する用語	● 法人　● 会社　● 企業	次 項
	● 事業者　● 事業主　● 使用者	p.33
労働者に関する用語	● 労働者　● 従業員　● 勤労者　● 社員　● 雇用者　● 被雇用者	p.33
	● 正規（非正規）労働者　● 有期（無期）契約労働者 ● 短時間労働者 ● 常時使用する労働者　● 常時雇用する労働者 ● 常時○人以上の労働者を使用する事業場 ● 常時○人以上の労働者を使用する使用者	p.34
職場に関する用語	● 事業所　● 事業場	p.35
働き方を決めるルールに関する用語	● 就業規則　● 労働協約	p.35
義務に関する用語	● 義務　● 努力義務	p.36

雇い主側に関する用語

人間と同じような活動ができる組織
法人，会社，企業とは

- 法人とは，会社，神社，学校などが，法的な手続き（登記など）により，法人格をもち，権利義務の主体として人間と同じような活動（物を買う，人を雇う，仕事を請け負うなど）ができるようになった組織をいう（民法第3章）．
- 会社とは，法人の一種であり，株式会社など営利を目的とする法人のことを指す（会社法2一，3）．
- 企業とは，法律で定義された用語ではないが，一般的には会社と同義である．

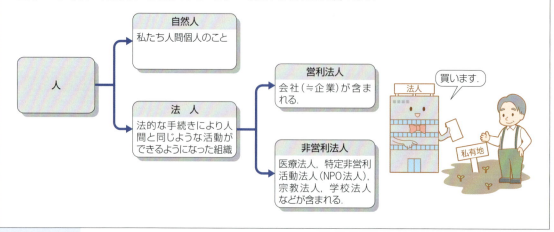

法律により意味が異なる
事業主，事業者，使用者とは

- 労働関係の法律には，「雇う側」を表す用語がいくつか規定されている．
- ここでは，労働基準法（労基法），労働安全衛生法（安衛法），労働契約法（労契法）における「事業主」「事業者」「使用者」の違いについて解説する．

	事業主（労基法など）	事業者（安衛法）	使用者（労契法）	使用者（労基法）
法律上の定義	—*1	事業を行う者で，労働者を使用するもの（安衛法2三）	その使用する労働者に対して，賃金を支払う者（労契法2②）*2	事業主又は事業の経営担当者その他その事業の労働者に関する事項について，事業主のために行為をするすべての者（労基法10）
対象	●一般的に，経営の主体をいい，個人企業の場合は企業主個人，法人企業の場合は法人そのものを指す．			●左記に加えて，事業の経営担当者や業務命令を発して指揮監督などを行う者を指す． ●具体的には事業主の他に，理事，社長，取締役，支配人，工場長，部長，課長，現場監督者などが該当することがある．*3

弁護士

法人の場合は，一個人（経営者など）ではなく，法人（会社）そのものを指すことに注意しましょう．

（労基法上の）使用者
- 取締役
- 工場長
- 支配人

事業者・事業主（労契法上の）使用者
- 法人
- 個人事業主

- 社長
- 人事部長
- その他の指揮監督者

*1 労基法などで用いられる用語であるが，条文上には定義が明記されていない．
*2 通知では，当該労働者が労働契約を締結している相手方である企業と解釈されている．これは，労基法の「事業主」に相当する（平成24年8月10日基発0810第2号）．
*3 ただし，部長，課長などの肩書きにとらわれず，実質的な権限の有無で判断される．

- 安衛法において「（労基法上の）使用者」ではなく「事業者」という言葉が用いられたのは，労働者の安全や健康に関する責任が事業経営の利益の帰属主体（法人や個人事業主）そのものにあることを明確化するためである（昭和47年9月18日発基第91号）．

労働者に関する用語

会社に使用される者
労働者の定義

- 労働関係の法律には，「雇われる側」を表す用語として，「労働者」が規定されている．
- 「労働者」にあたる場合，労基法をはじめとする労働関係法規の適用を受けるため，例えば残業代を請求できるなど，様々な保護を受けることができる．
- 一般的に労働者と同じ意味で用いられる用語としては，社員，従業員，勤労者，雇用者（＝被雇用者）があるが，これらは労働関係の法律上定義された言葉ではない．

労働者（社員，従業員，勤労者，雇用者，被雇用者）の定義

	労基法	安衛法	労契法
法律上の定義	職業の種類を問わず，事業又は事業所に使用される者で，賃金を支払われる者（労基法9，安衛法2二）		使用者に使用されて労働し，賃金を支払われる者（労契法2①）
解説	●典型的には雇用契約を締結している者（いわゆるサラリーマン）がこれにあたる． ●パートタイマー・アルバイトなどの雇用形態にかかわらず，「労働者」となる． ●会社の経営者や，請負などの契約を結んだ外部業者などは，基本的には「労働者」にあたらない．		

サラリーマン

私はA社でサラリーマンをしていて，兼業はしておらず，A社の指揮命令を受けて働いています．A社とは雇用契約を結んでおり，毎月決められた額の賃金を受け取っています．

労働者にあたる

嘱託産業医

私は普段は開業医として日常診療をしていますが，非常勤でA社の産業医をしています．自分の裁量で労働者に指導や助言をしています．A社からは法令に基づく産業医の職務を委任されています．

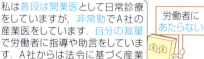
労働者にあたらない

- 雇用契約：当事者の一方（労働者）が相手方（会社）に対して労働に従事することを約束し，相手方がこれに対して報酬を与えることを約束することで成立する契約（民法623）．労働者は使用者の指揮命令に服することになる．

■法令によって意味が異なる場合がある
労働者に関連する紛らわしい用語

● ここでは，労働者に関連する用語で紛らわしいものについて解説する．

用 語	登場する法令	内 容	関連事項
正規労働者（正社員），非正規労働者（非正社員）	―	● 法令上の区分ではない． ● 一般的には，「無期契約労働者」かつ「フルタイム労働者（所定労働時間を通して働く労働者）」を正規労働者（正社員）とよぶことが多く，法令上では，「通常の労働者」などと表記される場合もある．	―
無期契約労働者，有期契約労働者	―	● 無期契約労働者は，期間の定めのない労働契約を締結した労働者のことを指し，有期契約労働者は，期間の定めのある労働契約を締結した労働者を指す．	● 労基法 [p.20] ● 労契法 [p.25]
短時間労働者	短時間労働者の雇用管理の改善等に関する法律（パートタイム労働法）*	● 1週間の所定労働時間が同一の事業所に雇用される通常の労働者（いわゆる正規労働者）よりも短い労働者を指す（パートタイム労働法2）．	● パートタイム労働法 [p.29]
短時間労働者	厚生年金保険法，健康保険法	● パートタイム労働法に規定する短時間労働者を指す（厚生年金保険法12五，健康保険法3①九）． ● なお，被保険者となる短時間労働者は，1週間の所定労働時間が通常の労働者の3/4未満である者で，一定の要件を満たす者を指す．	● 厚生年金保険制度 [p.30] ● 健康保険制度 [p.31]
短時間労働者	障害者の雇用の促進等に関する法律（障害者雇用促進法）	● 1週間の所定労働時間が通常の労働者より短く，20時間以上30時間未満である常時雇用する者を指す（障害者雇用促進法43③，平成21年4月24日厚生労働省告示第275号，平成21年4月24日職高発第0424001号）．	● 障害者雇用率制度 [p.279]
常時使用する労働者	安衛法 安衛則	● 以下の❶及び❷のいずれの要件をも満たす者を指す（平成19年10月1日基発第1001016号など）． ❶ ・無期契約労働者 ・有期契約で契約期間が1年**以上の労働者 ・有期契約の更新により1年**以上使用される予定のある（または使用されている）労働者 ❷ 1週間の労働時間が通常の労働者の所定労働時間の3/4以上の労働者	● 一般健康診断の対象者 [p.194] ● ストレスチェックの対象者 [p.229]
常時雇用する労働者	障害者雇用促進法	● 1週間の所定労働時間が20時間以上で，1年を超えて雇用される見込みのある（または雇用されている）労働者を指す．	● 障害者雇用率制度 [p.279]
常時〇人以上の労働者を使用する事業場	労基法 安衛令 安衛則	● 日雇労働者，パートタイマーなどの臨時的労働者も含め常態として使用する労働者を〇人以上雇っている事業場（使用者）を指す（昭和47年9月18日基発第602号など）． ● 個々の労働者の就業時間の長短や勤務日数は関係がなく，事業場内で通常何人の勤務者を使用しているのかを数える．	● 各役職の選任 [p.74] ● 衛生委員会の設置 [p.101] ● ストレスチェックの実施 [p.226]
常時〇人以上の労働者を使用する使用者	労基法		● 就業規則の作成 [p.35]

*パートタイム労働法は2020（令和2）年4月1日より「短時間労働者及び有期雇用労働者の雇用管理の改善等に関する法律（パートタイム・有期雇用労働法）」に改称される．
**一般健康診断については，特定業務従事者の健康診断 [p.194] の対象者の場合は6ヵ月と読み替える．

職場に関する用語

似ているようで異なる 事業所，事業場とは

- 事業所とは，通達などにより解釈は微妙に異なるが，基本的には，同じ所在地にある1つの経営活動が行われる施設（本店，支店，工場，事務所など）を指す．
- 事業場は，労基法や安衛法で登場する用語であり，同じ所在地にある同種の業態ごとのまとまりを指す（昭和47年9月18日基発第91号など）．
- 例えば，工場とその工場内にある販売所などは，事業所としては1つだが，事業場としては別個のものである．
- ただし，同じ所在地になくとも，出張所，支所などで，規模が著しく小さく，独立性がないものについては，直近上位の事業場と一括して取り扱う（同通達）．

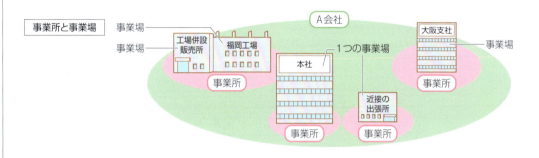

事業所と事業場

働き方を決めるルールに関する用語

労働条件などに関するルール 就業規則，労働協約とは

- 会社内の労働条件などに関するルールは「就業規則」や「労働協約」により決定される．
- 就業規則と労働協約の規定内容が重複した場合は，労働協約が優先される．

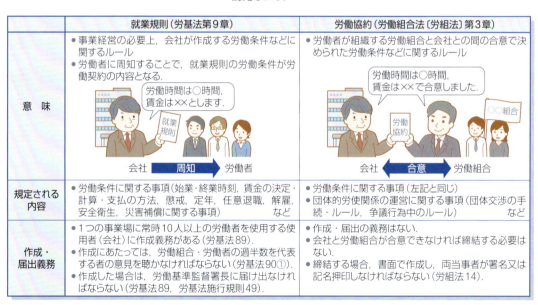

	就業規則（労基法第9章）	労働協約（労働組合法〔労組法〕第3章）
意味	・事業経営の必要上，会社が作成する労働条件などに関するルール ・労働者に周知することで，就業規則の労働条件が労働契約の内容となる． 会社 →周知→ 労働者	・労働者が組織する労働組合と会社との間の合意で決められた労働条件などに関するルール 会社 ←合意→ 労働組合
規定される内容	・労働条件に関する事項（始業・終業時刻，賃金の決定・計算・支払の方法，懲戒，定年，任意退職，解雇，安全衛生，災害補償に関する事項）　など	・労働条件に関する事項（左記と同じ） ・団体的労使関係の運営に関する事項（団体交渉の手続・ルール，争議行為中のルール）　など
作成・届出義務	・1つの事業場に常時10人以上の労働者を使用する使用者（会社）に作成義務がある（労基法89）． ・作成にあたっては，労働組合・労働者の過半数を代表する者の意見を聴かなければならない（労基法90①）． ・作成した場合は，労働基準監督署長に届け出なければならない（労基法89，労基法施行規則49）．	・作成・届出の義務はない． ・会社と労働組合が合意できなければ締結する必要はない． ・締結する場合，書面で作成し，両当事者が署名又は記名押印しなければならない（労組法14）．

- 就業規則・労働協約と混同しやすい用語に，労使協定がある．労使協定は，労働者の過半数で組織する労働組合または労働者の過半数を代表する者と使用者が書面で締結することにより，その事業場において，協定の内容に応じた労基法の義務が例外的に免除されるものである〔p.21〕．法令の範囲内で労使間の取決めを行う就業規則・労働協約とは，全く異なる概念である．

義務に関する用語

法的拘束力の有無
義務,努力義務とは

- 通常,法律(労働関係のものに限られない)では,「しなければならない」という言い回しと,「するよう努めなければならない」という言い回しが用いられる.
- 「しなければならない」という形式の規定は義務規定,「するよう努めなければならない」という形式の規定は努力義務規定とよばれる.

義務と努力義務

	義務規定 義「しなければならない」		努力義務規定 努「するよう努めなければならない」
	罰則があるもの	罰則がないもの	
法的拘束力	あり		なし
罰則	あり	なし	
実効性	より高い ←		
具体例	●事業者は,労働者に対し,医師による健康診断を行わなければならない(安衛法66①).	●事業者は,健康診断の結果についての医師等からの意見を勘案し,その必要があると認めるときは,適切な措置を講じなければならない(安衛法66の5①).	●事業者は,健康診断の結果,特に健康の保持に努める必要があると認める労働者に対し,医師又は保健師による保健指導を行うように努めなければならない(安衛法66の7①).

弁護士: 努力義務は,法的拘束力がないので,一見何の意味もないようにも思えます.しかし,努力義務違反が行政指導の根拠となることもありますし,そもそも,義務規定も努力義務規定も,より安全で快適な職場をつくるためにつくられたルールですから,会社はこれに従って,より良い職場づくりを目指すべきなのです.努力義務だからといって従わなくてよいと安易に考えるのは危険です.

- 本書では,義務規定を「義」,努力義務規定を「努」のアイコンで示す.

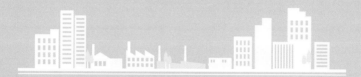

健康経営

Occupational Health * An illustrated Reference Guide

Index

		〈監　修〉
健康経営	38	岡田 邦夫
職場における代表的な健康問題	46	岡田 邦夫
健康経営の実践	60	森 晃爾

健康経営

健康経営

監修
岡田 邦夫

健康経営総論

健康と経営を統合的にとらえる考え方
健康経営とは

- 健康経営*とは，経営者が健康管理を経営的視点から考え，戦略的に従業員の健康づくりを実践することである．
- 簡単にいうと，従業員の健康管理を経営上のコストではなく将来に向けた投資ととらえ，経営者が従業員の健康づくりを長期的なビジョンに基づき実践することを意味する．

健康経営のイメージ図

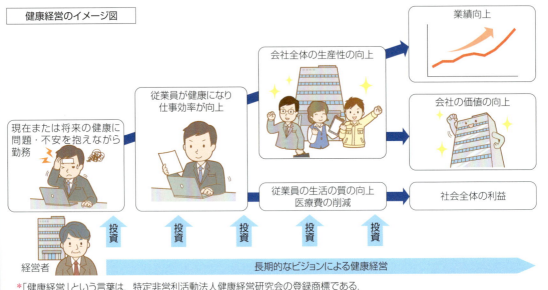

*「健康経営」という言葉は，特定非営利活動法人健康経営研究会の登録商標である．

社会全体の利益につながる
健康経営により生じる利益

- 会社が健康経営を実践し従業員の健康を保持増進することによって，組織が活性化し生産性が向上するなど経営面にも大きな効果が期待できる．
- また，健康経営を実践することで会社の利益だけでなく，医療費の削減など社会全体にも利益をもたらす．

健康経営の実践

従業員	・健康増進 ・医療費の削減 ・病気による休暇の減少	・会社に対する満足度の向上 ・仕事効率の向上 ・健康とQOL（生活の質）の改善
会社	・健康保険料の削減 ・障害給付・死亡給付の削減 ・離職率の低下 ・労働力の確保	・労働災害の減少 ・生産性・業績の向上 ・会社イメージの向上

社会全体の利益

社会全体	・国民医療費の削減 ・健康で長く働ける社会の実現

健康経営が注目される背景（1）
国民医療費の増大

- 国民医療費は年々増加しており，2016（平成28）年度では，42兆1,381億円にものぼる．
- 国民医療費の増加は，健康保険組合などの財政悪化を招き，健康保険料の上昇という形で会社の負担増加につながっている．

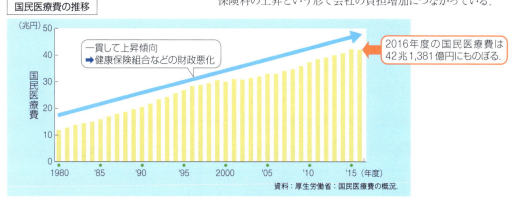

国民医療費の推移

健康経営が注目される背景（2）
生産年齢人口の減少

- 日本は現在，少子高齢化が進行しており，老年人口（65歳以上人口）が上昇傾向であるのに対し，生産年齢人口（15～64歳人口）は減少傾向にある．
- 生産年齢人口は今後も減少し続け，2065年には4,529万人になると推計されている．
- 生産年齢人口の減少により，将来的に社会全体で労働力が不足することが予測される．

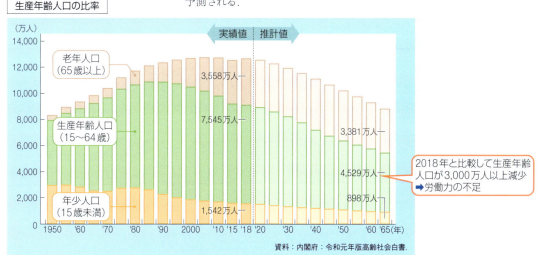

日本の人口推移と生産年齢人口の比率

従業員が健康で長く働ける会社を目指す
健康経営の重要性

- 国民医療費の増大と生産年齢人口の減少を背景として，会社は従業員がより健康に，より長く働けるように取り組む必要が生じる．
- そのため，会社が従業員の健康保持増進に主体的かつ積極的に関与する「健康経営」が注目されている．

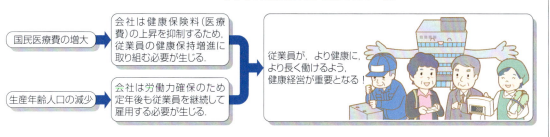

健康経営に関する評価指標

労働生産性の損失を表す指標
プレゼンティーイズムとアブセンティーイズム

- プレゼンティーイズム (presenteeism) とアブセンティーイズム (absenteeism) は，世界保健機関（WHO）によって提唱された健康問題に起因した労働生産性の損失を表す指標のことである．
- プレゼンティーイズムとは，何らかの病気や症状を抱えながら働き，業務遂行能力や労働生産性が低下している状態を意味する．
- アブセンティーイズムとは，病気や怪我などにより仕事を休業している状態を意味する．

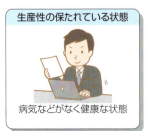
生産性の保たれている状態
病気などがなく健康な状態

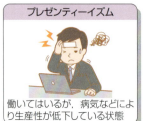
プレゼンティーイズム
働いてはいるが，病気などにより生産性が低下している状態

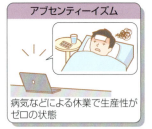
アブセンティーイズム
病気などによる休業で生産性がゼロの状態

"present"は英語で「出席している」，"absent"は英語で「欠席している」という意味です．　産業医

プレゼンティーイズムによる損失が最も大きい
プレゼンティーイズムとアブセンティーイズムによる会社の損失

- 健康経営を実践するうえで，何が会社の損失になっているかを試算した調査においては，「医療費など＋アブセンティーイズムによる損失」よりも「プレゼンティーイズムによる損失」の方が大きいという結果が示されている．

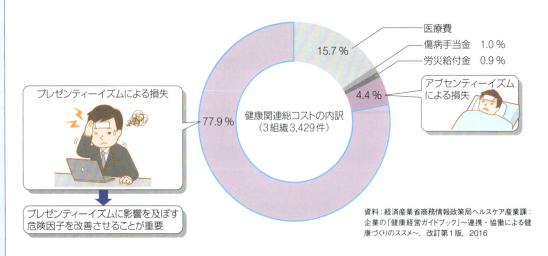

健康関連総コストの内訳（3組織3,429件）
- プレゼンティーイズムによる損失 77.9％
- 医療費 15.7％
- 傷病手当金 1.0％
- 労災給付金 0.9％
- アブセンティーイズムによる損失 4.4％

プレゼンティーイズムに影響を及ぼす危険因子を改善させることが重要

資料：経済産業省商務情報政策局ヘルスケア産業課：企業の「健康経営ガイドブック」～連携・協働による健康づくりのススメ～．改訂第1版，2016

- プレゼンティーイズムに影響を及ぼす危険因子としては，高血圧，肥満，運動不足，睡眠不足，ストレスなどが挙げられる．
- したがって，会社はこれらの危険因子を改善させる（介入・投資する）ことにより，プレゼンティーイズムによる損失を抑制することができる．
- また，医療費などの健康関連コスト全体も抑制することが期待できる．

健康投資

一次予防が重要
従業員の健康障害を未然に防ぐ健康経営

- 生活習慣病やがん，メンタルヘルス不調はどのような会社の従業員にも共通して起こりうる健康障害であり，従業員が長く健康に働くためには，これらの予防が大きな課題である．
- 予防においては病気の発症前からの取り組み（一次予防［p.10］）が最も効果的である．そのため会社は法律で義務化されている健康管理に加えて，経営戦略として健康経営を実践し，一次予防から積極的に従業員の健康づくりを行い生活習慣病やがん，メンタルヘルス不調の発症や重症化を防ぐことが重要である．

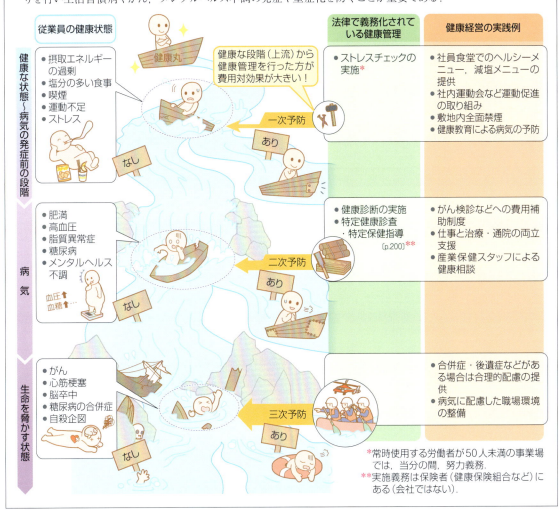

*常時使用する労働者が50人未満の事業場では，当分の間，努力義務．
**実施義務は保険者（健康保険組合など）にある（会社ではない）．

Column 「人材」から「人財」へ

　労働の対価として，つまり労働力にのみ賃金を支払っていたのでは，労働者の姿が見えてこない．人は失って初めてその価値を知ることができるように，企業は労働力ではなく，その労働力を生み出す人に対して賃金を支払うことが，少子高齢化が急速に進展するわが国の経営者が真剣に考えるべき課題である．
　職工事情，女工哀史などに記述されている惨状は，労働力が第一であって，そこに人の姿が見えてこない．しかし，わが国は，時のながれとともに，工場法を策定し，また労働基準法，労働安全衛生法において経営者に対して労働者の健康管理義務を明文化してきた．親が子供の，教員が児童生徒の健康，安全，教育などに配慮して健全な成長を促すように，経営者が従業員の，国家が国民の健康，安全，教育に配慮することが重要なのだ．「人」という無形財産に投資することは，誰でもよいとする「人材」からかけがえのない「人財」へと，労働者に対する捉え方を変えていくことでもある．

●岡田 邦夫

根幹資源への投資が重要
従業員への投資

- 会社は従来，若く健康な従業員を多く雇用できたため，教育訓練を行い従業員の能力（内部資源）を高めることに投資してきた．
- しかし，労働力人口の高齢化が進むと，病気などによる仕事への悪影響が増えていくことが予想される．
- 従業員が健康でないと「内部資源」（従業員の能力）や「外部資源」（人脈など）を十分に活用することはできない．
- そのため，これからの会社経営には「内部資源」に投資していたお金を，「根幹資源」（従業員の健康）に投資するという考え方が求められている．

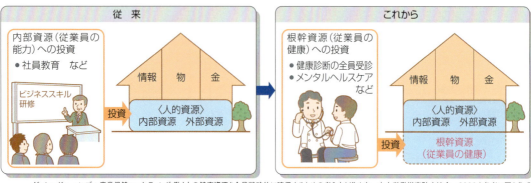

ジャン・ドゥーソップ：産業保健マーケティング 働く人の健康資源を企業戦略的に確保するための考え方と進め方．中央労働災害防止協会，2002を参考に図を作成

投資額以上のリターンが期待できる
健康経営の投資収益

- 衛生用品などを取り扱う米国企業ジョンソン・エンド・ジョンソンが，自社社員に健康教育プログラムを提供したところ，投資額1ドルに対して，医療費の削減などにより約3ドル分の投資収益があったことが報告されている．
- しかし，健康経営を実践することによって得られる効果は，従業員の健康増進に伴う医療費の削減だけではない．
- 従業員の健康増進により，従業員の生産性・創造性の向上や業績の向上，会社の価値の高まりなど，経営面でも投資額以上の効果が期待できる．

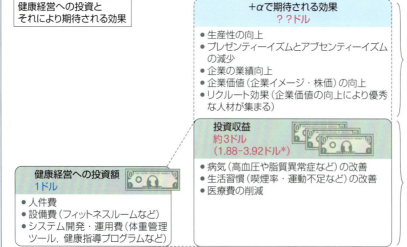

*Rachel M Henke, et al.: Recent experience in health promotion at Johnson & Johnson: lower health spending, strong return on investment. Health Affairs 2011; 30(3): 490-499

- 健康増進の取り組みは，目に見える効果が出るまでに数年はかかる．そのため，期待されたリターン（収益）が得られない場合もすぐに中止するのではなく，長期的な計画に基づき健康増進に取り組むことが重要である．

■経営者自身が健康に関心をもとう
経営者の健康意識が従業員に与える影響

- 会社が健康経営を推進する際には，経営者自身が健康に関心をもち，取り組みを行うことが大きな推進力となる．
- 経営者自身の健康習慣や健康に関連したメッセージの発信が，従業員の健康意識の向上に効果的である．

経営者の健康に対する取り組みが
従業員の健康意識の向上に影響を与える例

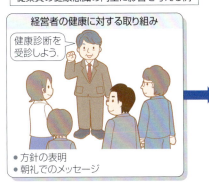

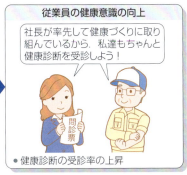

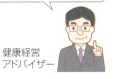

＊中央労働災害防止協会：小規模事業場における自主的な健康保持増進対策の促進事業報告書．1997

■3つの投資がある
健康経営における投資

- 健康経営を実践するには，一定の投資が必要である．
- 健康への投資（健康投資）の考え方として，ここでは岡田邦夫が提唱する，「時間投資」，「空間投資」，「利益投資」を紹介する．
- 投資である以上は投資効果（利益）が期待され，会社と，従業員の両者に利益をもたらす必要がある．

3つの健康投資

お金（コスト）がほとんどかからない時間投資から行うとよいでしょう．

	時間投資 [p.44]	空間投資 [p.44]	利益投資 [p.44]
内容	労働時間内に健康経営の啓発の時間を設ける．	社員食堂や休憩室など，事業場内の場所を快適にする．	会社の収益の一部を健康管理施策に投入する．
具体例	●経営者が健康経営を経営戦略として検討する． ●従業員に健康教育研修を行う．	●健康的なメニューを提供できる社員食堂を設置する． ●休憩室を拡大し，ゆっくり休めるようにする．	●従業員の健康づくり事業に資金を投資する． ●職場環境改善に資金を投資する．

会社と従業員の両者に利益

Win-Win

- 健康経営アドバイザー：企業などに対し，健康経営の必要性を伝え，実践へのきっかけをつくる者およびその資格名のこと．東京商工会議所の所定の研修受講により認定される．
- 健康経営エキスパートアドバイザー：上記の上位資格．より専門的な知識をもち，健康経営の実践を支援する．

時間を健康経営の啓発に使う
時間投資

- 時間投資とは，経営者や従業員が時間を健康づくりに取り組むために費やすことである．
- 健康経営の投資効果が現れるまでには数年かかるため，最初からコストの大きいものに投資すると経営が成り立たなくなる可能性がある．
- そのため，まずはあまりお金をかけずに行うことができる「時間投資」から開始するとよい．

時間投資の例

実践する人	経営者	従業員
具体例	・経営陣と話し合い健康経営の計画をたてる． ・従業員に健康経営方針を宣言する． ・従業員への健康教育研修を計画し，労働時間内に実行する．	・健康教育を受ける． ・必要な健康診断を確実に受診する．

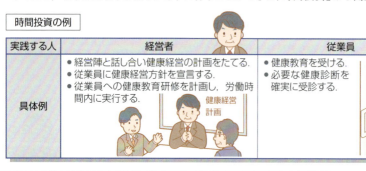

経営者と従業員が健康について話し合う時間を取るだけでも，従業員の健康意識を高めることに有効です．
保健師

快適な職場環境を目指す
空間投資

- 時間投資の次は，空間投資を行うとよい．
- 空間投資とは快適な職場づくりを目指し職場環境へ投資することである．
- 具体的には，職場のレイアウト変更により職場空間の有効活用を行ったり，喫煙室を撤廃し休憩室に変更したりする．

空間投資の例

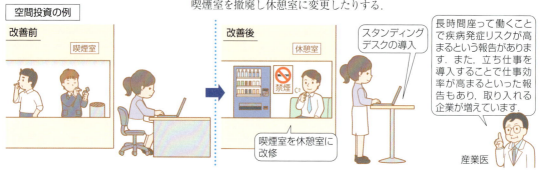

長時間座って働くことで疾病発症リスクが高まるという報告があります．また，立ち仕事を導入することで仕事効率が高まるといった報告もあり，取り入れる企業が増えています．
産業医

利益を従業員の健康づくりに還元
利益投資

- 健康投資における3つ目の投資として，「利益投資」がある．
- 利益投資とは，会社利益の一部を従業員の健康づくりに投資することである．
- 利益が出たからといって，いきなり多額の投資をすることは，ときとして投資に見合った効果が期待できない可能性がある．少額から行える利益投資の例として，働きやすさの向上を目的とした職場環境改善への投資が挙げられる．

利益投資の例

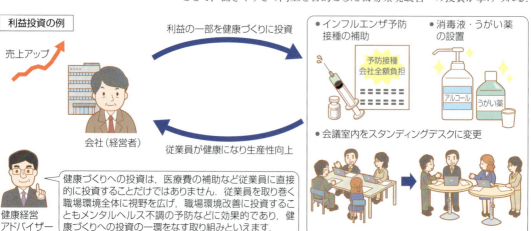

健康づくりへの投資は，医療費の補助など従業員に直接的に投資することだけではありません．従業員を取り巻く職場環境全体に視野を広げ，職場環境改善に投資することもメンタルヘルス不調の予防などに効果的であり，健康づくりへの投資の一環をなす取り組みといえます．
健康経営アドバイザー

Advanced Study
従業員の健康問題に対する経営者の責任

- 会社には安全配慮義務〔p.25〕があり，業務が原因で従業員に何らかの健康障害が発生した場合，会社は当然その責任を負う．
- しかし，近年では会社だけではなく経営者や役員個人に対しても経営責任を問われることが増えてきている．
- 経営者は自社の従業員の健康に関し，責任を負っているということを自覚し，健康経営に積極的に取り組むことが重要である．

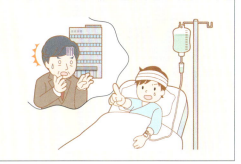

Supplement
健康経営オフィス

- 2015（平成27）年に経済産業省により行われた「健康経営に貢献するオフィス環境の調査事業」では，20,000名以上のビジネスマンの働き方と健康問題に関する調査を実施し，働き方と心身の健康状態や活力，仕事のパフォーマンスとの関連についてまとめられた．
- この調査の内容は「健康経営オフィスレポート」として，オフィス環境においてどのような行動が従業員の健康を保持・増進させるのかについて，実際の会社の具体的な取り組み事例とともに紹介されている．

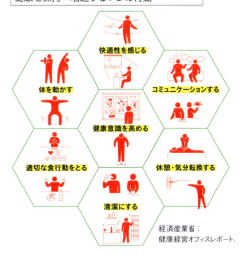

健康経営オフィスレポートで紹介されている健康を保持・増進する7つの行動

経済産業省：健康経営オフィスレポート．

Column　"ヘルシーカンパニー"と「健康経営」

　"ヘルシーカンパニー（healthy company）"という考え方は，1980年代にアメリカの経営心理学者であるロバート・ローゼンによって提唱されました．その要旨は「健康な従業員こそが収益性の高い会社をつくる」，経営戦略の一環として従業員の健康管理を重要視し「投資」するというものです．

　私が1984年にアメリカ，カナダで企業視察をしたとき，ヘルシーカンパニー，企業内フィットネス（Fitness in Business）という仕組みは，企業が提供する健康づくりプログラムや施設を従業員が自己責任のもと自発的に利用するものとされ，企業には，従業員の健康管理義務はありませんでした．企業は，健康状態や業績によって従業員を解雇することが可能で，従業員の医療費を負担することもなかったのです．この結果，いつ解雇されるかもわからない従業員は，解雇される可能性を下げるために，自分の知識や技術を同僚に教えたがらないという現象がみられ，離職率も高く，企業側も困っていたようでした．その点についてアメリカの人事担当者は，日本の終身雇用制をうらやましく思う，と述べていたことを今でも覚えています．

　一方日本では，解雇権濫用法理（1975年最高裁判決）から，正当な理由なくして解雇が認められておらず，また経営者は従業員の健康診断結果を把握できます．アメリカで観察を重ねた結果，このように日米では労働法制，健康保険制度，健康に対する基本的な考え方の相違があることから，いわゆる"ヘルシーカンパニー"は，日本では成立しえないと考えました．また"ヘルシーカンパニー"は，人よりも生産性を重視しているように感じられました．

　日本企業においては，従業員の健康づくりを経営戦略として取り組むことで，労働契約上の期間を定めない雇用を継続し，これを今後の高齢化社会における企業価値の向上につなげることが重要なのではないか…．私は，元気で健康な従業員（healthy employee）が企業の発展に重要であるという，生産性ではなく「人財」を中心にすえた考えをもつに至り，経営者の「人」を大切にする心を具現化する経営手法としてこれを「健康経営」と名づけました．「健康経営」は，"ヘルシーカンパニー"の日本語訳であると思われることがよくありますが，実は違うのです．

岡田　邦夫

健康経営

職場における代表的な健康問題

監修　岡田 邦夫

体の問題と心の問題

健康経営により予防できうる
職場における健康問題

- 身体的な問題（生活習慣病，筋肉や骨に関わる疾患）と精神的な問題（メンタルヘルス不調）のいずれもプレゼンティーイズム〔p.40〕や長期休業，離職の原因となる．
- このため経営者や管理職，人事労務担当者などには，これらの健康問題について理解があるとよい．
- 会社が健康経営を実践することで，個々の従業員の健康問題が予防され，ひいては人材喪失の回避や社会保障費の削減につながる．

経営陣の力で変えることができる
健康経営による上流からの進行防止

- 心筋梗塞，脳梗塞，がんをはじめとした，医療費がかかり，生産年齢における重篤な障害や死亡につながる身体疾患の発症には，運動不足やバランスの悪い食事，喫煙などの生活習慣が関与している．
- このため経営者には，「上流」に位置する労働環境要因の改善を図り，将来的な長期休業や離職，死亡を予防することが求められる．

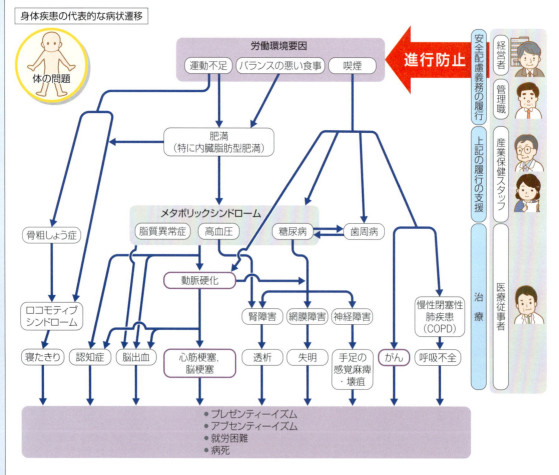

身体疾患の代表的な病状遷移

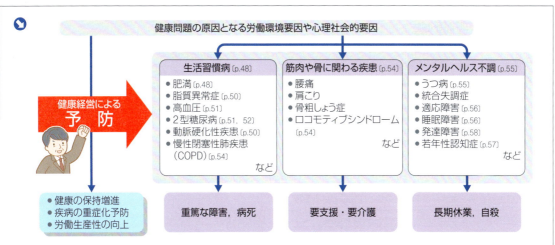

- 上記以外に健康経営の対象となる健康問題には，感染症・アレルギー疾患や感覚器障害（眼精疲労など）がある．

- 精神疾患の発症についても同様に，「上流」として，ストレス，不十分な理解や配慮などが関与している．
- このため経営者や管理職には，職場におけるストレスの軽減および従業員に対する理解や配慮が求められる．

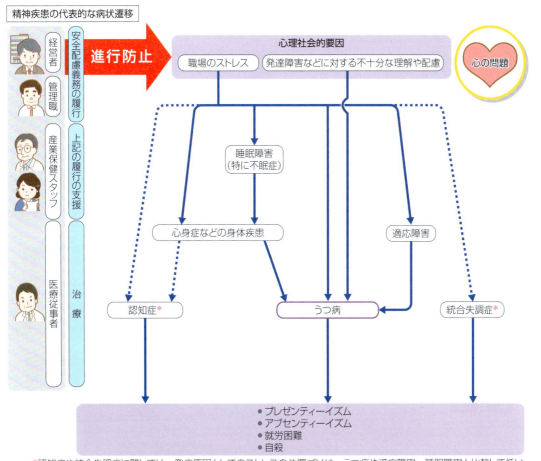

*認知症や統合失調症に関しては，発症原因としてのストレスの位置づけは，うつ病や適応障害，睡眠障害と比較して低い．

生活習慣病

生活習慣が発症・進行に関わる
生活習慣病とは

- 健康を規定する生活習慣には，食習慣，運動習慣，休養，喫煙，飲酒などがある（厚生省：生活習慣に着目した疾病対策の基本的方向性について．1996）．
- 生活習慣病とはこれらが発症・進行に関与する疾患群を指す．
- 生活習慣病の予防のためには生活習慣の改善が重要である．すなわち，健康経営により生活習慣改善を支援することが，生活習慣病の一次予防となる．

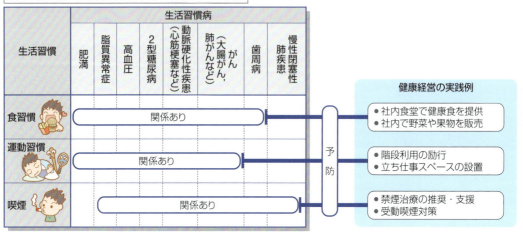

主な生活習慣・生活習慣病の関係性と職場における予防

内臓脂肪型肥満が危険
肥満

- 食事などで体内に摂取されたエネルギーのうち，日常生活で消費されない余分なエネルギーは，脂肪などとして体内に蓄積される．脂肪が過剰に蓄積した状態を肥満という．
- 肥満は脂肪が蓄積する部位によって❶皮下脂肪型肥満（皮下に溜まる）と❷内臓脂肪型肥満（腸管などの内臓の周りに溜まる）に分けられる．
- このうち❷内臓脂肪型肥満は❶皮下脂肪型肥満に比べ，脂質異常症・高血圧・糖尿病などといった生活習慣病の要因になりやすく，動脈硬化性疾患を早期に発症することが多いとされる．

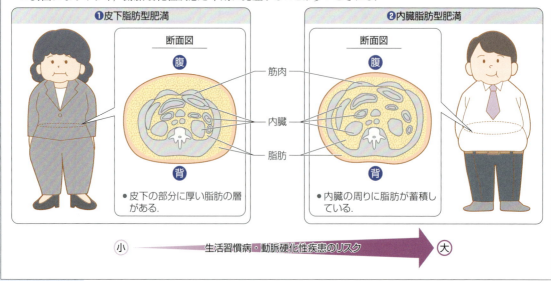

動脈硬化を進行させる
メタボリックシンドローム

- 内臓脂肪型肥満，脂質異常，高血圧，高血糖は，それぞれが動脈硬化の危険因子である．ここでの脂質異常とは，高トリグリセライド血症（中性脂肪高値）および低HDLコレステロール血症（善玉コレステロール低値）を指す．
- これらの危険因子を複数もつ場合は，たとえそれぞれが軽度であっても，危険因子の数が増えるごとに加速度的に動脈硬化性疾患〔p.50〕を発症する率が上昇していく．
- 内臓脂肪の蓄積がその他の危険因子を招き，動脈硬化性疾患の発症率を高めている状態をメタボリックシンドロームという．

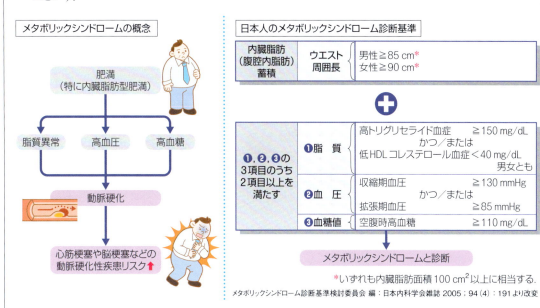

- メタボリックシンドロームは内臓脂肪の蓄積が危険因子の最上流にあると考えられるため，内臓脂肪の減少を目的とした生活習慣の改善が，動脈硬化の予防となる．

動脈壁が硬く肥厚する
動脈硬化とは

- 動脈は心臓から全身へ送られる血液の通り道であり，その血液中の酸素や栄養が各臓器に供給される．
- この動脈の血管壁が，様々な原因によって傷つき，硬く肥厚した状態を動脈硬化という．
- 動脈硬化が進行すると，血管内腔が狭くなったり，血管壁がもろくなったりすることで，様々な疾患が引き起こされる．

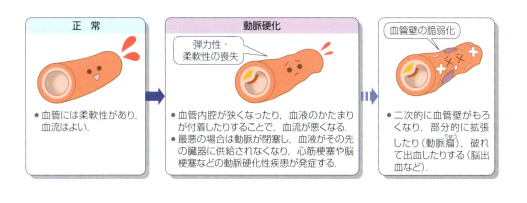

重篤な障害を残すこともある
動脈硬化性疾患

- 動脈硬化の原因には，加齢，生活習慣病（肥満，脂質異常症，高血圧，糖尿病），喫煙などがある．
- 動脈硬化は，様々な臓器の血管に生じ，進行するとそれぞれの臓器の疾患を引き起こす．

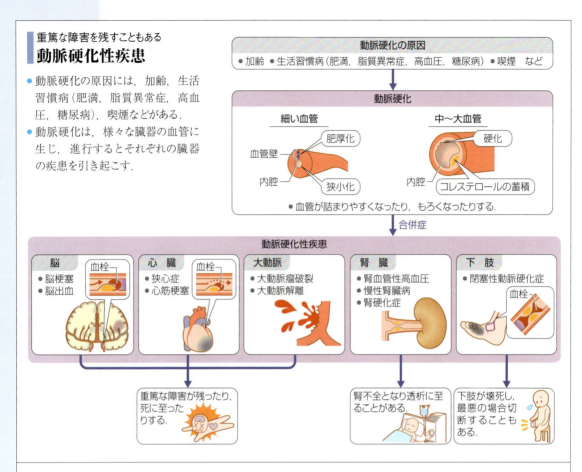

血液中の脂質のバランスがくずれる
脂質異常症

- 血液中を流れる脂質には，中性脂肪（トリグリセライド），悪玉コレステロール（LDLコレステロール），善玉コレステロール（HDLコレステロール）などがある．
- 過食や運動不足などの生活習慣の乱れ，遺伝的要因などによって体内の脂質のバランスがくずれると，血液中の悪玉コレステロールや中性脂肪が多すぎる状態や，善玉コレステロールが少なすぎる状態が生じる．この状態を脂質異常症という．
- 脂質異常症は自覚症状をほとんど伴わない．しかし脂質異常症を放置すると全身の血管の動脈硬化が徐々に進行し，将来，心筋梗塞などの動脈硬化性疾患を発症しやすくなる．

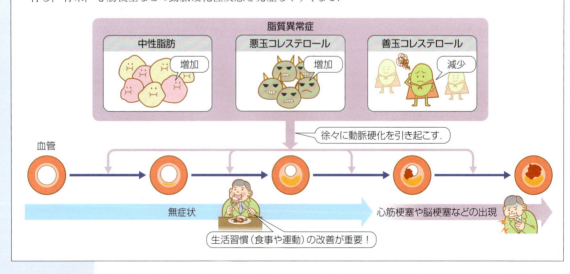

血管や心臓に負荷をかける
高血圧

- 血圧とは，心臓から送り出された血液が血管壁に与える圧力のことである．
- 心臓から動脈を介して全身に血液を送り出すために，一定の範囲内に調節されている．
- 何らかの原因で，正常の範囲よりも高い血圧が持続する状態を高血圧という．この状態では，血管の壁に対して長期にわたり圧負荷がかかることで血管の壁に傷がつき，動脈硬化が進行する．
- また全身に血液を送り出す心臓にも負荷がかかり，心臓の機能が低下したり，不整脈（心房細動など）が生じたりする．心房細動は心臓内に血のかたまりを形成しやすく，これが流出すると脳などの血管で詰まって脳梗塞などを突然発症することがある．

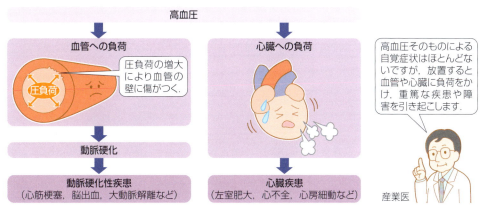

- 高血圧の大部分は原因が明らかでないが，食塩の過剰摂取や運動不足などの生活習慣が発症要因の1つと考えられるため，生活習慣の改善が予防や治療の基本となる．

高血糖が持続する
糖尿病

- 食事などで体内に摂取された糖質（炭水化物）は，消化されてブドウ糖（グルコース）となり，小腸から吸収される．吸収されたブドウ糖は血液中に入った後，各臓器に取りこまれエネルギーなどとして利用される．
- 食事によって血液中のブドウ糖の濃度（血糖値）が上昇すると，膵臓からインスリンというホルモンが分泌される．インスリンは血液中のブドウ糖を臓器などの細胞に取りこみ，血糖値を正常の範囲まで下げる働きをもつ．
- しかしインスリンが十分に作用しなくなると，血糖値が上昇したままの状態（高血糖）が持続する．この状態を呈する疾患を糖尿病といい，放置すると様々な合併症が生じる．

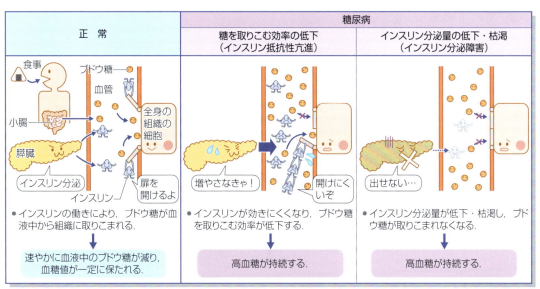

■2型糖尿病の割合が高い
糖尿病の分類

- 糖尿病は，どのようなメカニズムで発症するかによって，1型糖尿病，2型糖尿病などに分類される．
- このうち2型糖尿病は，成人の糖尿病患者の大部分を占めるとともに，生活習慣改善や健康診断などの健康管理が発症・進行の予防につながるため，従業員の健康を考えるうえで重要な疾患である．

1型糖尿病と2型糖尿病

	1型糖尿病	2型糖尿病
日本における割合	●およそ5％	●およそ95％以上
患者の特徴	●主に小児〜青年期 ●正常〜やせ	●主に中高年 ●正常〜肥満体型が多い．
原因	●自己免疫，遺伝因子など	●遺伝因子，環境因子

産業医：2型糖尿病は，環境因子が発症に大きく関わるため，生活習慣の改善などによって発症・進行を防ぐことが可能です．

■生活や仕事に支障をきたす
糖尿病の合併症

- 糖尿病の初期は無症状であり，高血糖そのものによる自覚症状は口の渇き，多飲，多尿程度であることが多い．
- しかし，高血糖の状態を放置すると，血管や細胞の障害などが進み，目，腎臓，末梢神経の合併症や動脈硬化性疾患〔p.50〕を生じる．
- これらの疾患は，失明，透析，下肢の壊疽による切断などの，生活や仕事に支障をきたす結果を招くおそれがあり，最悪の場合は死に至る．

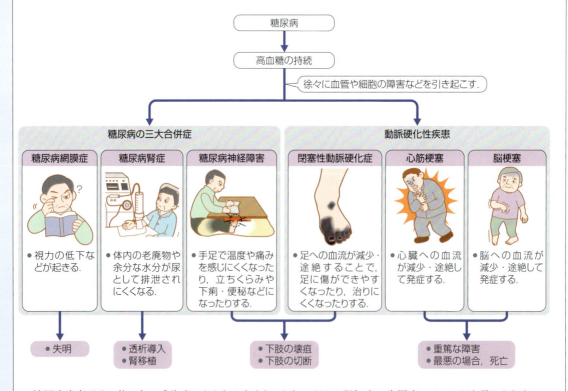

- 糖尿病患者はその他にも，感染症にかかりやすくなったり，がんや認知症，歯周病のリスクが上昇したりする．

ニコチンをはじめとした
たばこの煙に含まれる化学物質

- たばこの煙には，約4,000種類の化学物質が含まれる．
- そのうちの200種類以上が体にとって有害な物質であり，50種類以上はがんの原因となる発がん性物質である．
- たばこの煙に含まれる代表的な有害物質として，ニコチン，一酸化炭素，タールがある．

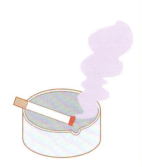

有害物質	主な性質・作用	体に及ぼす影響
ニコチン	・自律神経を刺激	・血圧が上昇する． ・心拍数が増加する．
	・依存性	・離脱症状として，たばこへの渇望や眠気，不安，集中困難，イライラ感などがある．
一酸化炭素	・酸素供給の低下	・赤血球の酸素運搬を妨げる． ➡持続的に酸素が不足した状態（酸欠状態）になる．
	・動脈硬化の促進	・善玉（HDL）コレステロールの値が低下する．
タール*	・発がん性	・油のようにベタベタしている． ➡のどや肺に付着しやすい． ➡がんを誘発する．

＊タールは単独の物質ではなく，煙の成分のうち粒子状の成分の総称である．

肺がんだけじゃない
喫煙による健康障害

- たばこの煙は，がん，脳卒中，心筋梗塞，慢性閉塞性肺疾患（COPD）などの原因になる．
- また，女性では妊娠や出産に悪影響を及ぼす．
- 次に，代表的な喫煙による健康障害を示す（厚生労働省：喫煙と健康 喫煙の健康影響に関する検討会報告書．2016）．

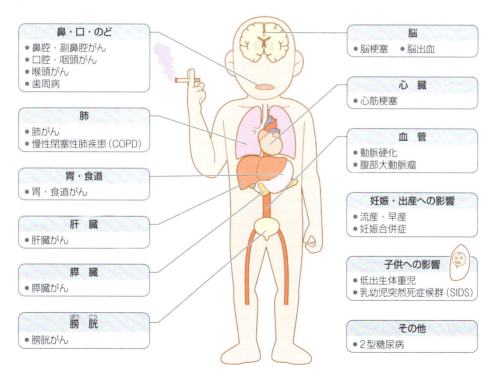

長年の喫煙から重篤な症状へ
慢性閉塞性肺疾患（COPD）

- 慢性閉塞性肺疾患（COPD）とは，たばこの煙などの有害物質を長期にわたって吸入することで生じる肺の疾患である．
- COPDを引き起こす最も大きな原因は，長期にわたる喫煙である．

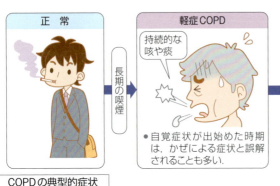
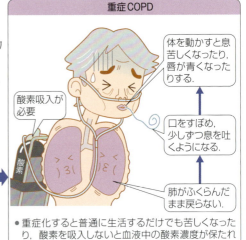

- 主な症状として，咳や痰が持続的に続く，歩行時や階段の昇降時など体を動かしたときに息切れするといった症状が現れる．
- こうした症状により体の動きが制限されることで，生活の質（QOL）が低下する．
- また，COPDは全身に影響を及ぼし，肺の病気（喘息や肺がんなど）だけではなく，心臓の病気（心不全や心筋梗塞など）や糖尿病などの全身の併存症を誘発する．

筋肉や骨に関わる疾患

歩行が困難になる
ロコモティブシンドローム（運動器症候群，ロコモ）

- ロコモティブシンドローム（運動器症候群，ロコモ）とは「運動器（骨・筋肉など）の障害により，移動機能の低下をきたし，要介護になっている，あるいは要介護になるリスクの高い状態」のことである．
- 具体的には，関節痛や背中の痛み，関節・腰が曲げにくくなる，歩行速度が低下する，転びやすくなるなどの症状がみられる．
- ロコモの人口は，予備群を含めると4,700万人と推計されている（Yoshimura N, et al.：J Bone Miner Metab 2009；27：620-628）．
- 従業員がロコモにならず，60歳代以降も働くためには，骨や筋肉の量が最も多い20〜30歳代頃から運動習慣を身につけることが重要である．

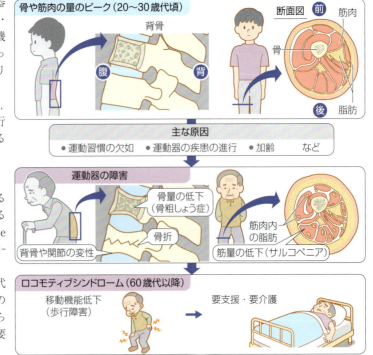

ロコモティブシンドローム（運動器症候群）の主な原因と運動器の障害

メンタルヘルス不調

様々な心の問題を抱える
メンタルヘルス不調

- メンタルヘルスとは,「心の健康」のことである.
- メンタルヘルス不調とは, 精神疾患や自殺のみならず, ストレスや強い悩み, 不安など, 精神および行動の問題を幅広く含むもののことである.
- 職場において問題となる, メンタルヘルス不調に関わる疾患は次の通りである.

うつ病 [次項]
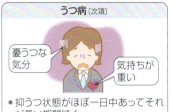
- 抑うつ状態がほぼ一日中あってそれが長い期間続く.

適応障害 [p.56]
- ストレスが原因で出現した症状のために, 日常生活に支障が出る.

睡眠障害 [p.56]
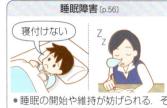
- 睡眠の開始や維持が妨げられる. その結果, 生活や仕事の質が低下する.

統合失調症
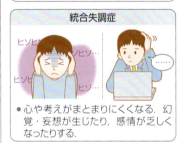
- 心や考えがまとまりにくくなる. 幻覚・妄想が生じたり, 感情が乏しくなったりする.

発達障害 [p.58]
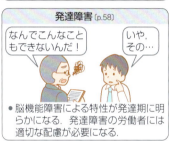
- 脳機能障害による特性が発達期に明らかになる. 発達障害の労働者には適切な配慮が必要になる.

若年性認知症 [p.57]
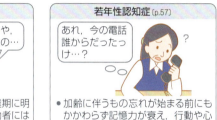
- 加齢に伴うもの忘れが始まる前にもかかわらず記憶力が衰え, 行動や心の変化が起こる.

- 健康経営においては, 適度な休憩やコミュニケーションの促進, ストレスチェックによる高ストレス者の発見などにより, 従業員のメンタルヘルス不調を事前に予防することが求められる.

一生で10人に1人が発症
うつ病

- 「憂うつである」「気分が落ちこむ」などといった症状を抑うつ気分といい, 強い抑うつ気分が長い期間続くことをうつ病という.
- うつ病は, 10人に1人が人生で一度は発症するといわれる.
- 「迷惑をかけて申し訳ないので消えてしまいたい」といった希死念慮から自殺行為につながる可能性がある. 特にうつ病による自殺は, 自殺全体の原因の約半数を占める「健康問題」の中で約40%と最も多い割合を占めている(厚生労働省, 警察庁:平成30年中における自殺の状況).
- 職場においてうつ病を予防するためには適切なメンタルヘルスケア [p.204] を行うことが重要である. また, うつ病を発症した後には自殺などにつながらないようにするため, 専門の医師による治療および必要に応じた休養を要する.

うつ病の発症とそれによる取り返しのつかない事態の予防

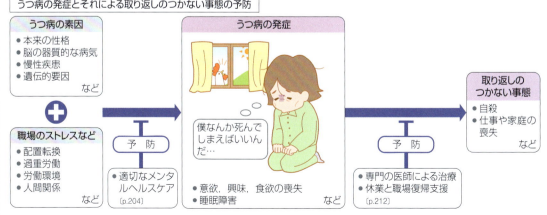

ストレスに対する反応
適応障害

- 適応障害とは，ストレスが原因で出現する症状が，正常な範囲を超えて生活や仕事に支障をきたすほど重大となる状態をいう．
- 職場においては，人間関係や業務，就業場所の変化などに伴うストレスに対し認めることが多い．
- 適応障害への対策として，ストレッサー（ストレスを引き起こす原因となるもの）の除去やコーピングスキル（ストレスに対処する技術）の向上が挙げられる．

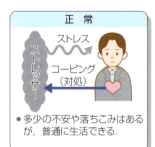
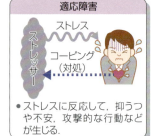

- 多少の不安や落ちこみはあるが，普通に生活できる．
- ストレスに反応して，抑うつや不安，攻撃的な行動などが生じる．

対 策

ストレッサー除去
例）適切な配置転換，仕事内容の変更や見直し

コーピングスキルの向上
例）精神療法，認知行動療法

産業医：適応障害はうつ病や他の精神疾患とよく似た症状を示すことがありますが，うつ病や他の精神疾患ほど強い症状は認めません．

不眠症に代表される
睡眠障害

- 睡眠障害とは，睡眠の開始や維持などが妨げられることである．眠れないという不満を抱える不眠症，短時間睡眠ではないのに日中も過剰に眠いと感じる過眠症，体内時計がずれる概日リズム睡眠・覚醒障害などに分類される．
- ここでは代表的な睡眠障害として不眠症について取り上げる．
- 不眠症とは，睡眠が量的あるいは質的に不十分な状態が続き，そのために日中に身体や精神の不調を自覚し生活の質が低下する状態である．
- 心身のストレスなどにより自律神経の緊張が高まることで不眠が起こるとされており，職場においては人間関係の心理的ストレスや過重労働などが原因となる．
- 不眠症は健康と安全を損なうだけでなく，注意力や労働生産性を低下させ，業績の悪化や労働災害といった職場の不利益にもつながるため，従業員が良質な睡眠を確保できるよう努めることが経営者にとって重要である．

不眠症とそれによる影響を予防するための会社の取り組み

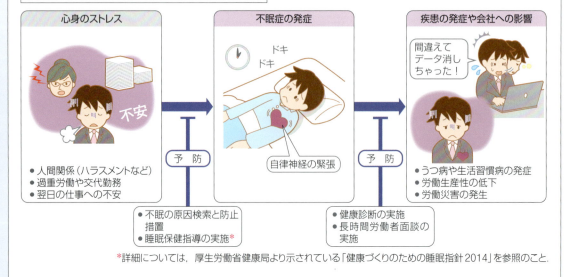

*詳細については，厚生労働省健康局より示されている「健康づくりのための睡眠指針2014」を参照のこと．

睡眠不足は作業能率低下を招きうる
睡眠時間と労働生産性

産業医：次に示すのは，諸外国における睡眠時間のグラフおよび，時間当たりの労働生産性のグラフですが，睡眠時間と労働生産性の関連性を示すものではなく，ここではあくまで参考として掲載しています．

- 不眠症や睡眠不足といった問題を抱える従業員は，心身の健康リスクが高いだけでなく，眠気による作業能率の低下，遅刻や欠勤，交通事故などを起こしやすいとされる．
- 睡眠不足が経済的損失を生むという報告は多数あり，従業員自身のためのみならず，会社のためにも，睡眠の質の向上と量の確保が望まれる．

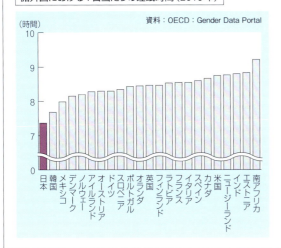

諸外国における1日当たりの睡眠時間（2019年）
資料：OECD：Gender Data Portal

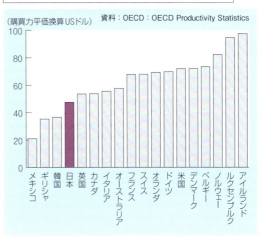

諸外国における1時間当たりの労働生産性（2017年）
資料：OECD：OECD Productivity Statistics

働き盛りでも記憶力が衰える
若年性認知症

- 認知症とは，脳の障害によって認知機能（記憶，学習，判断，計画など）が低下する症候群である．
- 認知症は一般に65歳以上の高齢者に生じるが，65歳未満で発症することもある．これを若年性認知症という．
- 若年性認知症を抱える従業員を早期発見することで，本人にとっては早期治療につながり，また会社にとっては経済的・社会的損失を防ぐための対策を早くから取ることができる．早期発見のために経営者や管理職に求められるのは，働き盛りでも認知症になる場合があることを理解することである．

若年性認知症とそれによる支障を予防するための会社の取り組み

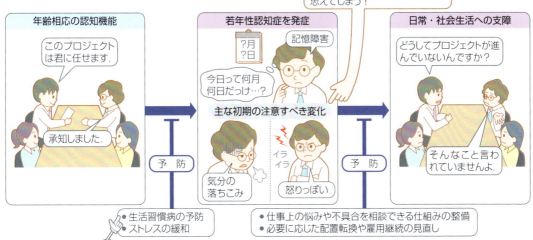

職場で特定の問題を抱えうる
発達障害

- 発達障害は，脳機能の障害に伴う特性が，通常発達期である低年齢において明らかになる症候群であり，主な疾患として自閉症やアスペルガー症候群，学習障害，注意欠如・多動症（ADHD）がある．
- 次に，疾患ごとの一般的な特性と就労上困難になることを示す．

主な発達障害

	自閉スペクトラム症（ASD）		学習障害（LD）	注意欠如・多動症* （ADHD）
疾患名	自閉症	アスペルガー症候群		
一般的な特性	・言語の発達の遅れ ・コミュニケーション障害 ・対人関係・社会性の障害 ・パターン化した行動 ・こだわり	・基本的に言語の発達の遅れはない． ・コミュニケーション障害 ・パターン化した行動 ・興味・関心の偏り	・読み書きや計算などの能力が，全体的な知的発達に比べて極端に苦手．	・不注意 ・多動・多弁 ・衝動的に行動する．
就労上困難になること	・人への関心に偏りがある． ・対人関係を築きづらい． ・場の空気を読む，暗黙のルールを理解するのが難しい． ・上司や同僚など，立場に応じた接し方が苦手． ・言葉や表情，ジェスチャーなどをうまく使えない． ・複数のことをするとき，どれを優先すべきかわからない． ・予定の変更に対応することが難しい． ・大きな音や光が苦手．		・話し方にまとまりがない． ・話の要点を理解しにくい． ・文章理解や文書作成が苦手． ・計算や図形の把握が苦手．	・単純な不注意によるミスが多い． ・片付けが苦手，なくし物をしてしまう． ・順序立てて物事を行うことが難しい． ・考える前に行動してしまう． ・順番を待つことが難しい． ・過度に話をする．

*発達障害者支援法では注意欠陥多動性障害と表記されている．

- このうち，アスペルガー症候群（知的障害を伴わない自閉スペクトラム症）では，何らかの独特な行動はみられるものの，「ちょっと変わった子」という印象のまま大人になるケースも多い．

上司や管理職に求められる
発達障害への対応

- 発達障害を抱える従業員は，不適切な職場配置により仕事や人間関係がうまくいかず，周囲の非難や本人の不安・絶望感から，うつ病などの二次的な精神障害を併発することも少なくない．
- したがって，上司や管理職などが発達障害の従業員に仕事を指示する場合には，それぞれの特徴，問題点，職場環境を考慮した適切な対応が求められる．

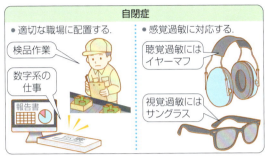
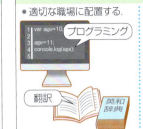
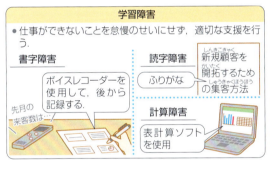
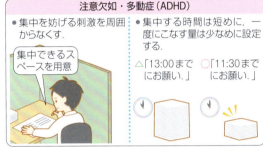

- 以上の対応は一例であり，大切なことは，その人がどのようなことができ何が苦手なのかといった「その人」に目を向けること，すなわち従業員ごとに合った支援を行うことである．

Advanced Study
会社や役員の責任が問われた判例

- 過労やパワハラなどの業務上の疾病により被用者（労働者）に健康問題が生じた場合には，会社は安全配慮義務の債務不履行により損害賠償責任を負うことがある．
- 近年，会社のみならず役員個人の責任も追及される事例が増えている．具体的には，会社として極めて不合理な長時間労働体制をとり，役員もそれを承認していたと認められる場合には，役員個人も損害賠償責任を負うことがある．

業務上の疾病による死亡事案に関する近年の主な判例

事件の通称	判決年月日	損害賠償額	原因	死因	役員責任の追及
電通事件	平成12年3月24日（最高裁）	1億6,800万円	過重労働	うつ病による自殺	―
マツダ事件	平成23年2月28日（神戸地裁）	6,367万円	過重労働	うつ病による自殺	―
大庄ほか事件	平成23年5月25日（大阪高裁）	7,862万円	過重労働	急性左心機能不全	○（会社法429①）
メイコウアドヴァンス事件	平成26年1月15日（名古屋地裁）	5,414万円	パワーハラスメント	心理的ストレスによる自殺	○*（会社法350）
竹屋ほか事件	平成29年1月30日（津地裁）	4,621万円	過重労働	致死性不整脈	○（会社法429①）

*メイコウアドヴァンス事件は，役員が被用者に対し直接パワハラをした事案であり，役員個人の不法行為責任（民法第709条）が認定され，厳密には役員責任が追及されたわけではない．なお本件では，会社も会社法第350条に基づき賠償責任を負っている．

健康経営

健康経営の実践

監修
森 晃爾

健康経営の実践

経営者から現場まで全体で取り組む
健康経営のフレームワーク

- 健康経営を実践するには，健康経営の取り組みが"経営基盤から現場の施策まで"の様々な段階で連動・連携していることが重要である．
- これらの取り組みは，❶経営理念と方針の発信〔p.61〕，❷組織体制づくり〔p.61〕，❸制度・施策の実行〔p.62〕，❹評価・改善〔p.63〕といった枠組みで考えることができる．
- また，健康経営を行う前提条件として，労務管理の基礎である❺法令遵守・リスクマネジメント〔次項〕がすでに実践されている必要がある．

健康経営のフレームワーク

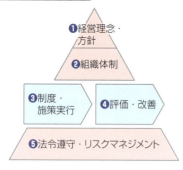

❶〜❹の取り組みは，健康経営に関する顕彰制度である，健康経営銘柄や健康経営優良法人〔p.66〕の評価項目になっています．

健康経営アドバイザー

詳細 経済産業省：企業の「健康経営」ガイドブック　改訂第1版．2016

法令遵守とリスクマネジメント

健康経営実践の前提条件
法令遵守とリスクマネジメント

- 健康経営を行うためには，法令遵守とリスクマネジメントがすでに実践されていなければならない．

健康経営の前提として
行われるべきことの例

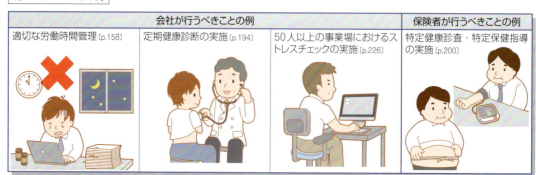

経営理念と方針の発信

社内外に明示する
経営理念と方針の発信

- 健康経営に取り組むためには，経営者がその意義や重要性を認識し，その考え（理念）を社内外にしっかりと示すことが重要である．
- 健康経営を経営理念の中に明文化することにより，会社として健康経営に取り組む姿勢を様々なステークホルダー（従業員，顧客，株主，取引先などの利害関係者）に発信することが望ましい．
- 社外への情報の発信媒体として，企業のホームページや，年次報告書，CSR報告書（企業の社会的な取り組みをまとめた報告書）などがあり，その中で健康経営についての理念や方針を盛りこむとよい．

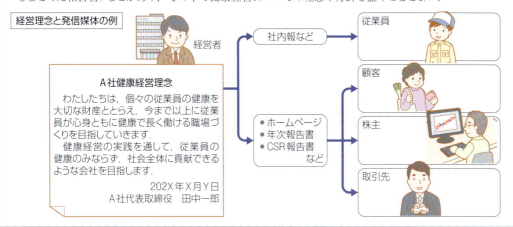

経営理念と発信媒体の例

組織体制づくり

各部署が一丸となり取り組む
組織体制づくり

- 理念に基づいた方針を定めた次の段階として，健康経営の実践に向けた実行力のある組織体制を構築する．
- 組織の構築にあたっては，専門部署の設置や，既存の部署に担当者を置くなどの対応が考えられる．
- 取り組みの効果を高めるためには，担当者に対して研修を実施することも有効である．

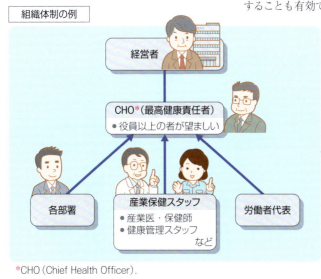

組織体制の例

*CHO (Chief Health Officer).

ここで示したのはあくまでも一例です．専門部署の設置が難しい場合は，既存の部署に担当者を置きましょう．各会社の実情に合わせた体制づくりが重要です．

― 健康経営アドバイザー

- 企業によってはこの他に，健康経営を推進するための委員会を設けている．
- 健康経営銘柄2020の選定要件〔p.67〕として，「健康づくり責任者が役員以上」，「健保等保険者と連携」が必須項目である．

制度・施策の実行と評価・改善

PDCAサイクルを回そう
健康経営実践のながれ

- 健康経営の方針を決定し，組織体制を整えた後の具体的な健康経営実践のながれを示す．

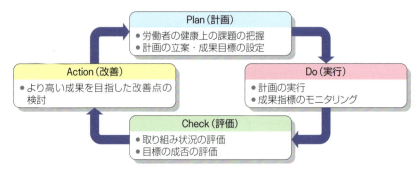

- PDCAサイクルについては，p.106も参照のこと．

Planで行うこと（1）
労働者の健康上の課題の把握

- 健康経営のPlan（計画）を立案するには，前提として自社の労働者の健康上の課題を把握することが必要である．
- そのため，労働者の健康状態に関連したデータを収集・整理し，活用できる状態にしておくことが望まれる．
- 例えば，健康診断の結果や労働者の勤務状況，アンケートなどで収集した情報を活用することで，労働者の健康上の課題を把握し，改善することができる．

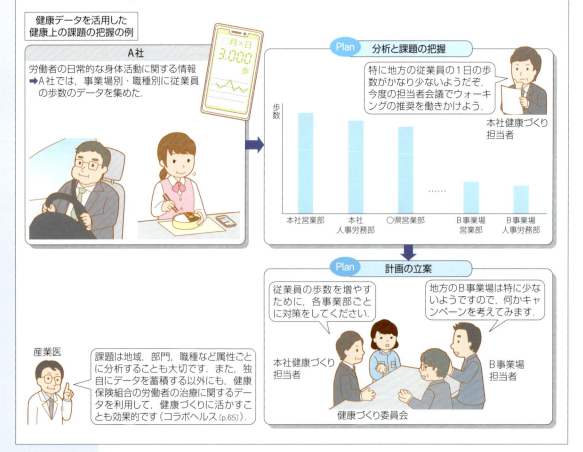

Planで行うこと（2），およびDo
計画の立案と実行

- 計画の立案にあたり，会社は健康保持・増進の取り組みの全体を点検し課題を把握する〔前項〕．
- 自社の健康課題に対応した保健事業を計画する際には，取り組み結果の評価と計画の改善を効果的に行うことができるよう，あらかじめ評価指標を設定し成果目標を立てる（具体的な評価指標については次項を参照）．

計画の立案と実行の例

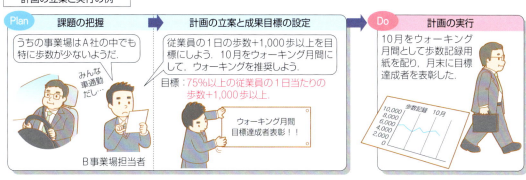

CheckとAction
取り組みの評価と改善点の検討

- 取り組みの効果を検証する際，現状の取り組みの評価を次回の取り組みに活かせるような体制を構築・維持することが重要である．
- 取り組みの評価にあたっては，ストラクチャー（構造）・プロセス（過程）・アウトカム（成果）の3視点で健康経営を評価し，問題点の改善に活用する．

ストラクチャー・プロセス・アウトカムによる評価

	ストラクチャー（構造）による評価	プロセス（過程）による評価	アウトカム（成果）による評価
概要	健康経営を実践するための経営層の方針や人材・組織体制の有無，構成などを評価する指標．	健康経営を実践するにあたっての様々な施策（健康診断，保健指導，予防接種など）が機能しているかどうかを判断する指標．	健康経営の質を評価する指標であり，適切なストラクチャーにおいて提供されるプロセスが，従業員の健康状態や会社の利益に結びついていることを評価する指標．
指標例	・産業医，産業保健スタッフとの連携体制 ・健康保険組合との連携の有無	・健康診断受診率 ・保健指導実施率 ・取り組みへの参加率	・生産性（プレゼンティーイズム，アブセンティーイズム[p.40]） ・健康指標（有所見率，管理不良者*率） ・生活習慣指標（喫煙，飲酒，運動，睡眠などの改善度）

*企業として就業制限を考慮する必要性のある程度の健康状態の者を指す．

取り組みの評価と改善策の具体例

B事業場でイベントを行いウォーキングを推奨した結果
- +1,000歩を達成した従業員は50％であり，75％以上という目標は達成できなかった．
- ウォーキング月間の歩数記録用紙を提出した社員が40％程度と少なかった．
- 月間終了後のアンケートによると「ウォーキング月間に参加することで運動習慣がついた」と答えた記録用紙提出者は約90％いた．

	ストラクチャーによる評価	プロセスによる評価	アウトカムによる評価
Check 評価	・事業場でのウォーキング月間が10月のみで年1回しか実施しなかった． ・管理職の運動習慣改善に対する意識が低く，社員の意欲が上がらなかった．	・ウォーキング月間イベントの参加率が低かった．	・全従業員における1日当たりの歩数+1,000歩以上の達成者は50％だった． ・ウォーキング月間イベント参加者では運動習慣が多少なりとも改善された．

Act. 改善策の例
- ウォーキング月間を年2回設け，ウォーキング月間以外の期間でも歩数測定の継続を推奨する．
- 部門長に協力を依頼したうえで，個人の表彰ではなく部門ごとの対抗戦形式にすることで，管理職の意識を高め，ウォーキング月間の参加率を向上させる．
- ウォーキング月間に加えた取り組みとして，健康的な食事がとれる社員食堂や自動販売機，運動系のクラブ活動の奨励・補助などを行い，運動や健康に対する意識を高める．

健康経営の取り組み事例

全体か高リスク群か
予防的な介入の方法

- 健康経営は，ポピュレーションアプローチと，ハイリスクアプローチを適切に組み合わせて対策を進めるとよい．

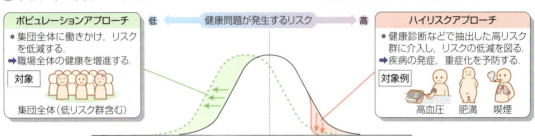

選定基準・認定基準に基づき紹介
具体的な取り組み事例

- ここでは，健康経営銘柄2020選定基準及び健康経営優良法人2020（大規模法人部門）認定基準〔p.67〕の「3.制度・施策実行」に定められている取り組み（課題）に基づき，具体的な取り組み事例を示す．

評価項目に定められている取り組み（課題）	ポピュレーションアプローチの例	ハイリスクアプローチの例
定期健康診断受診率100%	・職場を会場とした集団健診．	
受診勧奨の取り組み	―	・定期健康診断で医療機関の受診が必要と認められた労働者に，産業保健スタッフから受診勧奨を行う．
50人未満の事業場におけるストレスチェックの実施	・常時使用する労働者が50人未満の事業場を含めた全ての事業場でストレスチェックを実施．	
健康増進・過重労働防止に向けた具体的目標（計画）の設定	・残業時間の軽減のための具体的な年間計画を立案．	―
管理職又は従業員に対する教育機会の設定	・産業医や外部講師による全労働者への健康教育機会を定期的に提供．	・休職率が高い部署の管理職への健康教育機会を随時提供
適切な働き方実現に向けた取り組み	・ノー残業デーの設定．	・病気休暇などの法定外休暇制度．
コミュニケーションの促進に向けた取り組み	・会社主催の社員旅行や社内運動会．	
病気の治療と仕事の両立の促進に向けた取り組み（メンタルヘルス不調者への対応に関する取り組み以外）	―	・「短時間勤務制度」や「試し出勤制度」など勤務体制を整備． ・必要に応じて適切な就業制限，配置転換．
保健指導の実施及び特定保健指導実施機会の提供に関する取り組み	―	・保健指導を受けやすいような体制を整備．
食生活の改善に向けた取り組み	・社員食堂に減塩食メニュー低カロリーメニューを設ける．	・有所見者に対し健保主催の宿泊型研修を実施．
運動機会の増進に向けた取り組み	・スポーツジムの会員費を会社で補助．	
女性の健康保持・増進に向けた取り組み	・保健師などによる女性の健康に関する問題専門の相談窓口を設置．	―
従業員の感染症予防に向けた取り組み	・インフルエンザ予防接種費用を会社で負担．	・海外赴任者の予防接種を会社で実施．
長時間労働者への対応に関する取り組み	―	・長時間労働者に対する産業医による面接指導． ・管理監督者（ライン）に対する人事労務担当者による面談・指導．
メンタルヘルス不調者への対応に関する取り組み	―	・メンタルヘルス不調者に対して，産業医や管理監督者（ライン）による定期的な面談を行う．
受動喫煙に関する取り組み	・屋外を含めた敷地内全面禁煙．	・禁煙治療プログラム成功者の費用を一部負担し，禁煙支援を社内に浸透させる．
産業医又は保健師が健康保持・増進の立案・検討に関与	・中長期的な健康保持増進の方針を産業医や保健師と共同で策定．	

コラボヘルス

会社と健康保険組合の連携
健康経営とコラボヘルス

- コラボヘルスとは，会社と健康保険組合等の保険者が積極的に連携し，明確な役割分担と良好な職場環境のもと，従業員・家族の予防・健康づくりを効果的・効率的に実行することである．
- コラボヘルスにより，会社と健康保険組合がそれぞれもっている異なる強みを活かすことができるため，相乗効果により健康経営やデータヘルスの実効性を高める効果が期待できる．

コラボヘルスの例

会社側の強み
- 従業員との接触機会が多く影響力がある．
- 管理監督者，産業医，保健師といった利用資源がある．

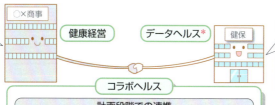

健康保険組合側の強み
- 健康を目的とした組織である．
- レセプト情報，特定健康診査・特定保健指導の結果など多くの情報を保有している．

計画段階での連携
- 定期的な話し合い
- 役割分担および連携方針の確立
- 会社の産業医や保健師などの専門職の参加

実行段階での連携
会社と健康保険組合がそれぞれ強みを活かして実行
（具体例）
- 会社が行う定期健康診断と健康保険組合が行うがん検診などを同時に行うことで，受診率向上を図る．
- 健康保険組合が医療費や健診データの分析を行い，その結果をもとに課題や対応を会社とともに協議する．
- 健康保険組合が行う禁煙プログラムを，会社の健康増進キャンペーンと同時期に開催する．

会社と保険者（健康保険組合など）との連携は健康経営銘柄選定の必須項目 [p.67] となっていることからも，コラボヘルスが健康経営を推進するにあたって重要であることがわかりますね．

健康経営アドバイザー

＊健康保険組合加入者の健康データを活用し，データ分析に基づき，個人の状況に応じた保健指導や効果的な予防・健康づくりを行うもの．

注意を払う必要がある
コラボヘルスにおける健康情報の取扱い

- 労働者の健康に関する情報は個人情報であり，コラボヘルスで会社と健康保険組合が情報共有を行う場合は，取り組みを共同実施にしたり，本人の同意を取得したりするなど，適切な取扱いが求められる．
- 会社は，労働安全衛生法に基づく「労働者の心身の状態に関する情報の適正な取扱いのために事業者が講ずべき措置に関する指針」を参考に規程を定めて，適切な取扱いを図る．

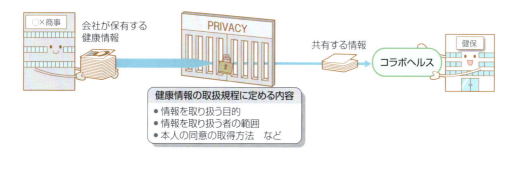

健康情報の取扱規程に定める内容
- 情報を取り扱う目的
- 情報を取り扱う者の範囲
- 本人の同意の取得方法　など

健康経営の顕彰制度

経済産業省による顕彰制度
健康経営銘柄と健康経営優良法人

- 経済産業省が実施している健康経営に関する顕彰制度に,「健康経営銘柄」と「健康経営優良法人」がある.
- これらの顕彰制度は健康経営に取り組む優良な法人を「見える化」し,従業員や求職者,関係企業や金融機関などから「従業員の健康管理を経営的な視点で考え,戦略的に取り組んでいる企業」として社会的に評価を受けることができる環境を整備することを目標としている.

健康経営銘柄と健康経営優良法人　　※本表は健康経営銘柄2020と健康経営優良法人2020の内容に基づく.

	健康経営銘柄	健康経営優良法人	
		大規模法人部門（ホワイト500を含む）	中小規模法人部門
役割	健康経営を普及拡大していく「アンバサダー」的な役割	グループ会社全体や取引先,地域の関係企業,顧客,従業員の家族などに健康経営の考え方を普及拡大していく「トップランナー」の一員としての役割	自社の健康課題に応じた取り組みを実践し,地域における健康経営の拡大のために,その取り組み事例の発信などをする役割
ロゴマーク*1	健康経営銘柄 Health and Productivity	健康経営優良法人 Health and productivity	健康経営優良法人 Health and productivity
選定または認定機構	経済産業省及び東京証券取引所が共同で選定	日本健康会議*2 において認定	
対象法人 製造業その他	東京証券取引所上場企業	従業員数301人以上	従業員数1人以上300人以下*3
対象法人 卸売業		従業員数101人以上	従業員数1人以上100人以下*3
対象法人 小売業		従業員数 51人以上	従業員数1人以上 50人以下*3
対象法人 医療法人・サービス業		従業員数101人以上	従業員数1人以上100人以下*3

*1 ロゴマークには,選定年度（認定年度）が西暦で表示される.
*2 日本健康会議とは,自治体などの行政と経済団体などの民間組織が連携し,健康寿命の延伸と適正な医療について実効的な活動を行う団体である.
*3 中小規模法人部門については,資本金の額又は出資の総額が中小企業基本法上の「中小企業者」に該当する会社も申請可.

- その他,独自に健康経営に関する顕彰制度を行っている自治体もある.

ホワイト500

- 以前は健康経営優良法人（大規模法人部門）全体の通称として「ホワイト500」とよんでいた.
- しかし,健康経営優良法人2020から,健康経営優良法人（大規模法人部門）認定法人の中で健康経営度調査結果の上位500法人のみを通称「ホワイト500」として認定することとなった.

人材の確保や企業価値の向上
健康経営銘柄や健康経営優良法人取得の利点

- 健康経営銘柄や健康経営優良法人を取得することにより,労働者の健康保持増進に積極的に取り組んでいる会社として社会にアピールすることができる.
- 会社イメージの向上により,優秀な人材確保や株価の上昇につながる可能性がある.

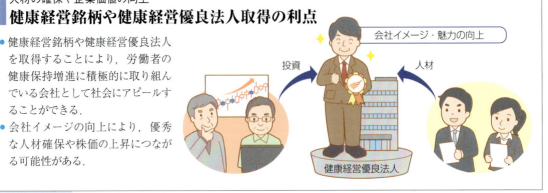

Advanced Study

健康経営銘柄2020選定基準及び健康経営優良法人2020（大規模法人部門）認定基準

- 健康経営銘柄の選定基準と健康経営優良法人（大規模法人部門）の認定基準を以下の表に示す．詳細は経済産業省ホームページを参照のこと．

大項目	中項目	小項目	評価項目	認定要件 銘柄・ホワイト500	認定要件 大規模
1. 経営理念（経営者の自覚）			健康宣言の社内外への発信（アニュアルレポートや統合報告書等での発信）	必須	左記❶～⓰のうち12項目以上
			❶トップランナーとして健康経営の普及に取り組んでいること	必須	
2. 組織体制		経営層の体制	健康づくり責任者が役員以上	必須	
		保険者との連携	健保等保険者と連携		
3. 制度・施策実行	従業員の健康課題の把握と必要な対策の検討	健康課題の把握	❷定期健診受診率（実質100%）	左記❷～⓰のうち12項目以上	左記❶～⓰のうち12項目以上
			❸受診勧奨の取り組み		
			❹50人未満の事業場におけるストレスチェックの実施		
		対策の検討	❺健康増進・過重労働防止に向けた具体的目標（計画）の設定（※「健康経営優良法人2021」の認定基準では必須項目とする）		
	健康経営の実践に向けた基礎的な土台づくりとワークエンゲイジメント	ヘルスリテラシーの向上	❻管理職又は従業員に対する教育機会の設定		
		ワークライフバランスの推進	❼適切な働き方実現に向けた取り組み		
		職場の活性化	❽コミュニケーションの促進に向けた取り組み		
		病気の治療と仕事の両立支援	❾病気の治療と仕事の両立の促進に向けた取り組み（⓰以外）		
	従業員の心と身体の健康づくりに向けた具体的対策	保健指導	❿保健指導の実施及び特定保健指導実施機会の提供に関する取り組み		
		健康増進・生活習慣病予防対策	⓫食生活の改善に向けた取り組み		
			⓬運動機会の増進に向けた取り組み		
			⓭女性の健康保持・増進に向けた取り組み		
		感染症予防対策	⓮従業員の感染症予防に向けた取り組み		
		過重労働対策	⓯長時間労働者への対応に関する取り組み		
		メンタルヘルス対策	⓰メンタルヘルス不調者への対応に関する取り組み		
		受動喫煙対策	受動喫煙対策に関する取り組み		
	取組の質の確保	専門資格者の関与	産業医又は保健師が健康保持・増進の立案・検討に関与	必須	
4. 評価・改善		取組の効果検証	健康保持・増進を目的とした導入施策への効果検証を実施	必須	
5. 法令遵守・リスクマネジメント（自主申告*）			定期健診の実施，健保等保険者による特定健康診査・特定保健指導の実施，50人以上の事業場におけるストレスチェックの実施，従業員の健康管理に関連する法令について重大な違反をしていないこと，など	必須	

＊法令遵守・リスクマネジメントについては労基管理の基本であり健康経営実践の前提にあたる．そのため，健康経営銘柄及び健康経営優良法人の選定（認定）に使用される健康経営度調査票の質問項目には，法令遵守・リスクマネジメントに関する質問は含まれておらず，自己申告で要件を満たしていることが前提となる．

詳細 経済産業省ホームページ：健康経営優良法人の申請について．
https://www.meti.go.jp/policy/mono_info_service/healthcare/kenkoukeiei_yuryouhouzin_shinsei.html（2019年11月閲覧）

MEMO

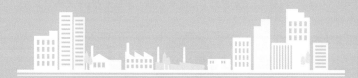

安全衛生管理体制

Occupational Health * An illustrated Reference Guide

Index

〈監　修〉

安全衛生管理体制総論	70	山本 健也
各役職の選任と職務	74	山本 健也
衛生委員会／安全委員会／安全衛生委員会	100	山本 健也
労働安全衛生マネジメントシステム	106	山本 健也
安全衛生教育	108	山本 健也

安全衛生管理体制

安全衛生管理体制総論

監修　山本 健也

安全衛生管理体制とは

労働者の安全と健康を確保
安全衛生管理体制とは

- 安全衛生管理体制とは，労働者の安全と健康を確保するという事業者（会社）の責務を果たすために，それぞれの権限をもった役職などで構成される職場内の組織のことである．
- 安全衛生管理体制は，事業場（職場）における安全衛生管理の中核をなすしくみである．

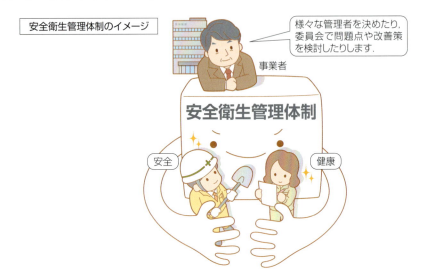

安全衛生管理体制のイメージ

労働災害による損失を抑制
重要性

- 職場で業務に起因する怪我や病気（労働災害）が発生すると，業務の一時停止，損害賠償，社会的な信用低下など，事業者にとって大きな損失となることがある．
- 事業者は適切な安全衛生管理体制を構築することで，そのような損失を抑制・削減することができる．
- また，安全衛生管理を充実させると労働者のモチベーションや作業効率が向上するというメリットがある．

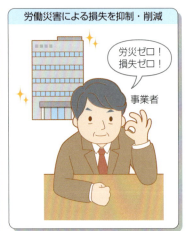

労働災害による損失を抑制・削減

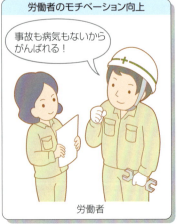

労働者のモチベーション向上

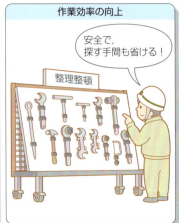

作業効率の向上

労働安全衛生法などで規定
法令根拠

- 安全衛生管理体制として事業者が行うべき事項は主に，労働安全衛生法とその関連法令・通達などによって規定されている．

規定事項	根 拠
安全衛生管理体制 （各役職の選任と職務， 委員会の設置など）	● 労働安全衛生法 ・労働安全衛生法施行令 ・労働安全衛生規則 ・各種告示・通達 　　　　　　　　　　など

- 安全衛生管理を推進するためのしくみである労働安全衛生マネジメントシステム〔p.106〕や安全衛生教育〔p.108〕の一部についても，労働安全衛生法またはその関連法令・通達などによって規定されている．

Supplement

まぎらわしい用語

- ここでは，安全衛生管理体制を説明するのに必要となる，まぎらわしい用語について解説する．

用 語	意 味	例
選 任	● 人を選んで役職を任せること．	事業者「あなたを総括安全衛生管理者に任命します．」労働者
専 任	● 任せられた役職の仕事のみを行うこと．	「私は衛生管理者としての仕事に専念します．」専任の衛生管理者
専 属	● その事業場のみで働くこと．	「私はこの会社だけで働きます．」専属の産業医
嘱 託	● 専属でなく，複数の事業場で働いてよいという契約で役職を任せること．	「私は普段，病院で働いていますが，ある会社の産業医としても働いています．」嘱託の産業医

安全衛生管理体制　安全衛生管理体制総論

概要

大きく3つ
安全衛生管理を推進するためのしくみ

- 安全衛生管理を推進するための主なしくみとして，本書では次の❶～❸を紹介する．
- このうち，特に❶がその中核となる．

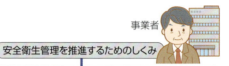

これが中核となる！

❶安全衛生管理体制
- 様々な役職と委員会が連携することで，安全と衛生（健康）の管理を行う〔p.70〕．

❷労働安全衛生マネジメントシステム
- 安全と衛生に関して計画➡実施➡評価➡改善を繰り返すことで，安全と衛生の水準（質）を向上させる〔p.106〕．

❸安全衛生教育
- 安全と衛生に関する教育を行うことで，事故や健康障害の発生を防ぐ〔p.108〕．

- 建設業と造船業では，安全衛生管理体制について他の業種よりさらに細かい法令の規定がある〔p.73〕．

様々な役職と委員会が連携
安全衛生管理体制

- 安全衛生管理体制の概要を示す．
- なお，法令上必要となる役職・委員会は事業場によって異なる（ここでは代表的な例を示す）．

自分の会社に必要な役職と委員会を設け，連携することで安全と衛生の管理を行います．

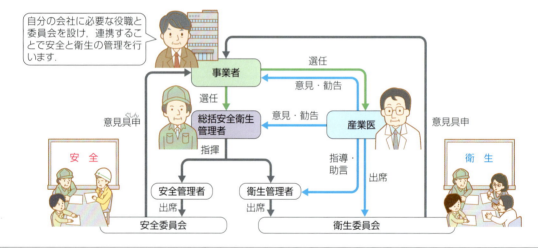

安全衛生の水準を継続的に改善
労働安全衛生マネジメントシステム

- 労働安全衛生マネジメントシステムの概要を示す．

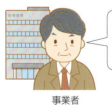
事業者

安全衛生に関して「計画➡実施➡評価➡改善」という一連の過程を繰り返すことで，職場の安全衛生の水準（質）を継続的に改善します．

日本科学技術連盟ISO審査登録センターホームページ：ISO45001/OHSAS18001より改変

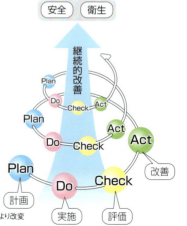

労働者などの理解を高めて事故や健康障害を防止
安全衛生教育

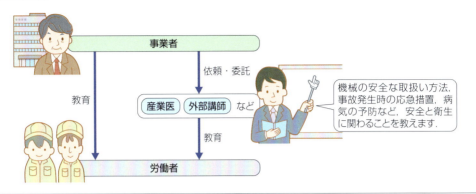

困ったときの
相談先

- 安全衛生管理に関し，困ったときや，わからないことがある場合の相談先を示す．

	職場の人（下記の役職・職種の人が職場にいる場合）	公的機関	その他
相談先	● 産業医 ● 衛生管理者 ● 安全管理者 ● 労働衛生コンサルタント ● 労働安全コンサルタント　　　　　　　　　など	● 都道府県労働局 ● 労働基準監督署　　　　　　　　　　　　　　　　　　　　　　　　　　　　　　など	● 安全衛生管理に関する相談と対応を行うコンサル会社（有料）　　　　　　　　　　　　　　　　　　　　　　　　　　　　　　　　　　　など

Advanced Study
建設業と造船業における安全衛生管理体制

- 建設業と造船業では，1つの事業者だけでなく，その下請の事業者，さらにその下請（孫請）の事業者の労働者が同じ場所で混在して作業が行われることが多い．
- このような場所で事故など（労働災害）の発生を防ぐには，それぞれの事業者の安全衛生管理体制が，互いに連携し十分な連絡・調整を行うことが必要である．
- そのため建設業と造船業の事業者（下請・孫請の事業者を含む）は，通常の安全衛生管理体制に加え，法令で定める所定の安全衛生管理体制を構築しなければならない（安衛法15～16，安衛令7①）．義

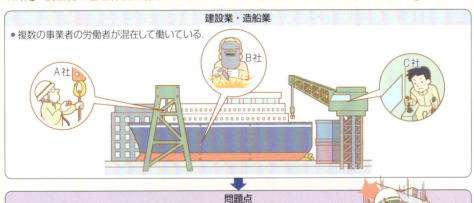

安全衛生管理体制

各役職の選任と職務

監 修
山本 健也

役職の種類

安全衛生管理体制に必要
役職の種類

- 事業者（会社）は，事業場（職場）の安全衛生管理体制に必要となる役職の選任を行わなければならない（安衛法10～16）．
- 安全衛生管理体制に必要となる主な役職を示す．

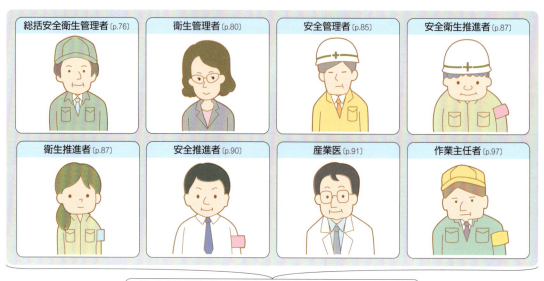

必要となる役職は主に，その事業場の業種と規模によって異なる．

- 本書では，建設業と造船業における安全衛生管理体制〔p.73〕で必要となる役職については省略する．

まずはこれを確認
安全衛生管理体制を決定する要素

- 事業場においてどのような安全衛生管理体制を構築すべきかは，いくつかの要素によって決定される．
- ここではまず，その要素について説明する．

要素		例
事業場の範囲	・同一場所にあるものは1つの事業場とする*1． ・場所的に分散しているものは別個の事業場とする*2．	・会社の各部署が1つの同じ敷地内にある場合，その敷地全体を1つの事業場とする． ・会社の各部署が別々の地区にある場合，それぞれの地区ごとに別個の事業場とする．
事業場の業種	・その事業場の業態によって個別に決定する． ・労働安全衛生法上の業種分類を用いる．	・製鉄会社の製鉄所は「製造業」，その製鉄所を管理する（経営や人事などの管理事務を行う）本社は「（安衛令2三の）その他の業種」とする．
事業場の規模	・日雇労働者，パートタイマーなどの臨時的労働者の数を含めて，常態として使用する労働者の数*3, 4．	・その事業場で普段から働かせている正社員が80人，パートタイマーが20人いる場合，その事業場の規模は100人となる．

*1 同一場所にあっても，著しく労働の態様を異にする部門がある場合は，その部門は別個の事業場としてとらえる（例：工場内の診療所，自動車販売会社に附属する自動車整備工場，学校に附置された給食場）．
*2 場所的に分散しているものであっても，出張所，支所などで，規模が著しく小さく，組織的関連，事務能力などを勘案して1つの事業場という程度の独立性がないものについては，直近上位の機構と一括して1つの事業場として取り扱う．
*3 健康診断などで用いる「常時使用する労働者」〔p.34〕とは別の定義であることに注意する．
*4 派遣労働者については，数に含めるかどうかについて別に規定がある（平成21年3月31日基発第0331010号）．

詳細 昭和47年9月18日発基第91号，昭和47年9月18日発基第602号

必要な役職を確認
早見表

- それぞれの事業場ごとに必要な役職の早見表を示す．
- なお，この表で示しているのは必要となる役職の種類についてであり，その役職が何人必要になるかまでは示していない（必要となる人数についてはp.76〜99の各役職の説明を参照のこと）．

> 表の内容をおおざっぱに言うと，その事業場の労働者の数が増える（表の上側にいく）ほど統制がとれるよう必要な役職が多くなります．また，労働災害の危険性が高い業種（表の左側にいく）ほど，労働者の数が少なくても多くの役職が必要となります．
> 事業者

会社全体ではなく一つ一つの事業場ごとに判断します．

規模（人）＼業種	❶ ・林業 ・鉱業 ・建設業 ・運送業 ・清掃業 〔労働安全衛生法施行令〔安衛令〕2一の業種〕	❷ ・製造業（物の加工業を含む）・電気業 ・ガス業 ・熱供給業 ・水道業 ・通信業 ・各種商品卸売業 ・家具・建具・じゅう器*等卸売業 ・各種商品小売業 ・家具・建具・じゅう器*小売業 ・燃料小売業 ・旅館業 ・ゴルフ場業 ・自動車整備業 ・機械修理業 （安衛令2二の業種）	❸ ・その他の業種 （安衛令2三の業種）
100以上	事業者→選任→総括安全衛生管理者→指揮→産業医／安全管理者／衛生管理者	（300以上）事業者→選任→総括安全衛生管理者→指揮→産業医／安全管理者／衛生管理者	（1,000以上）事業者→選任→総括安全衛生管理者→指揮→産業医／衛生管理者
50〜99	事業者→選任→産業医／安全管理者／衛生管理者	50〜299 事業者→選任→産業医／安全管理者／衛生管理者	50〜999 事業者→選任→産業医／衛生管理者
10〜49	事業者→選任→安全衛生推進者	10〜49 事業者→選任→安全衛生推進者	10〜49 事業者→選任→衛生推進者
1〜9	事業者	1〜9 事業者	1〜9 事業者

＊物を陳列するための棚や台などのこと．什器（じゅうき）．

- 法令で定められた危険を伴う作業を労働者に行わせる場合はさらに「作業主任者」という役職が必要となる（事業場の規模に関係なく必要となる）〔p.97〕．
- 他に，❸の業種で規模が10人以上の事業場では，「安全推進者」という役職の配置が推奨されている〔p.90〕．

安全衛生管理体制　各役職の選任と職務

総括安全衛生管理者

安全衛生管理体制の責任者
総括安全衛生管理者とは

- 総括安全衛生管理者とは，事業場における安全と衛生に関する業務が適切かつ円滑に行われるよう，安全と衛生に関する業務を行う人（安全管理者〔p.85〕や衛生管理者〔p.80〕）を指揮（総括）する人のことである．
- また総括安全衛生管理者は，安全と衛生に関する業務を，責任をもって取りまとめる（統括管理）．

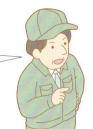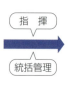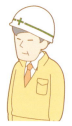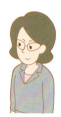

規模の大きい（労働者の多い）事業場では，安全と衛生に関する業務がしっかりと行われるよう指揮（総括）する人が必要です．それが総括安全衛生管理者です．
総括安全衛生管理者は，安全と衛生に関する業務を責任をもって取りまとめます（統括管理）．

総括安全衛生管理者　指揮→統括管理　安全管理者　衛生管理者

- 総括安全衛生管理者と名称を混同しやすい役職として，「統括安全衛生責任者」というものがある．これは建設業と造船業における安全衛生管理体制〔p.73〕で必要となることがある（本書では詳細は省略する）．

基準を満たす事業場で必須
選任義務

- 事業者は，事業場が法令で定める総括安全衛生管理者の選任基準を満たす場合，その事業場ごとに1人，総括安全衛生管理者を選任しなければならない（安衛法10①，安衛令2）．

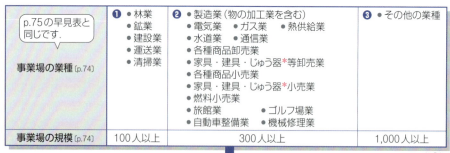

選任基準

事業場の業種〔p.74〕	❶ 林業・鉱業・建設業・運送業・清掃業	❷ 製造業（物の加工業を含む）・電気業・ガス業・熱供給業・水道業・通信業・各種商品卸売業・家具・建具・じゅう器*等卸売業・各種商品小売業・家具・建具・じゅう器*小売業・燃料小売業・旅館業・ゴルフ場業・自動車整備業・機械修理業	❸ その他の業種
事業場の規模〔p.74〕	100人以上	300人以上	1,000人以上

p.75の早見表と同じです．

*物を陳列するための棚や台などのこと．什器．

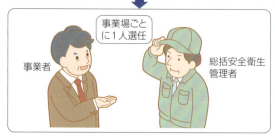

事業者　事業場ごとに1人選任　総括安全衛生管理者

■総括安全衛生管理者になれる人
資格要件

- 総括安全衛生管理者になることができるのは、その事業場において事業（仕事）の実施を責任をもって取りまとめている（統括管理する）者である（安衛法10②）．

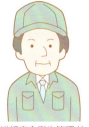

総括安全衛生管理者

資格要件	● その事業場において事業の実施を統括管理する者．
例	● 工場長　● 作業所長　● 社長　● 支社長　● 支店長　など
補足	● 工場長、作業所長等名称の如何を問わず、当該事業場における事業の実施について実質的に統括管理する権限と責任を有する者であること．

詳細　昭和47年9月18日基発第602号

> 安全と衛生を確保するためのどんなに良い方法があったとしても、それを実施できなければ何の意味もありません．だから、総括安全衛生管理者はそれを指揮し実施に移せるよう、それ相応の権限と責任をもつ人でなければなりません．
> 通常は工場長や作業所長などが該当しますが、もし他の人（例えば副工場長）が実質的にそのような権限と責任をもっている場合は、その人が総括安全衛生管理者にならなければならない、ということです．

■必要になった日から14日以内
選任時期

- 総括安全衛生管理者の選任は、総括安全衛生管理者を選任すべき事由（前任者が退職したなど）が発生した日から14日以内に行わなければならない（安衛則2①）．

総括安全衛生管理者を選任すべき事由
● 前任者が退職した． ● 前任者が死亡した． ● 前任者が異動し、その事業場の事業の実施を統括管理する者でなくなった． ● 事業場の業種や規模が変わり、総括安全衛生管理者の選任が必要となった． ● 新しい事業場ができ、その事業場が総括安全衛生管理者の選任が必要な事業場である場合． など

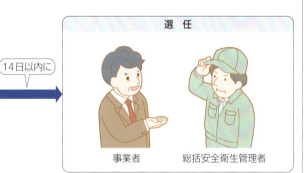

14日以内に　→　選任

事業者　　総括安全衛生管理者

- 総括安全衛生管理者を選任したら、その事業場の所在地を管轄する労働基準監督署長（所轄労働基準監督署長）に選任報告を行う〔p.78〕．

所轄労働基準監督署長へ
選任報告

- 事業者は，総括安全衛生管理者を選任したときは，遅滞なく（なるべく早めに），所定の報告書を所轄労働基準監督署長に提出しなければならない（安衛則2②）．義

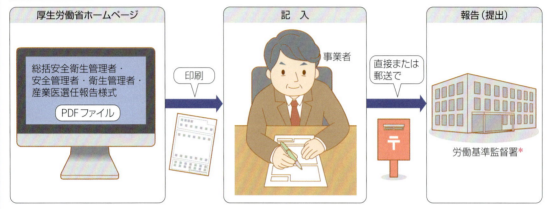

*法令上は「署長」に提出することになっているが，実務的には署に提出すればよい．

- 政府の電子申請システム（e-Gov）を用いてオンラインで報告することもできる．

総括安全衛生管理者が職務を行えないとき
代理者の選任

- 事業者は，総括安全衛生管理者が旅行，疾病（病気），事故その他やむをえない事由によって職務を行うことができないときは，代理者を選任しなければならない（安衛則3）．義

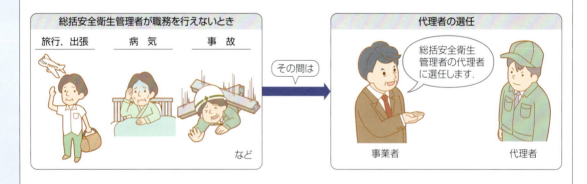

- 代理者は，上記のような事由が発生する前にあらかじめ選任しておいてもよい（昭和47年9月18日基発第601号の1）．
- 代理者に誰を選任すべきかについては特に規定はないが，総括安全衛生管理者としての職務を十分に果たすことのできる者を選任することが望ましい．
- 代理者の選任については，所轄労働基準監督署長への報告〔前項〕は必要ない．
- 総括安全衛生管理者が長期にわたって職務を行うことができない場合には，代理者でなく新しい総括安全衛生管理者を選任することが望ましい（その場合は所轄労働基準監督署長へ選任報告を行う）．

指揮と統括管理
職務

- 総括安全衛生管理者の職務は大きく，❶安全管理者や衛生管理者の指揮，❷安全と衛生に関する業務の統括管理の2つである．

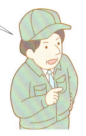
私の職務はあくまで，安全管理者や衛生管理者を指揮し，安全と衛生に関する業務を取りまとめる（統括管理する）ことです．
安全と衛生に関する業務を自分が直接執り行うわけではないことに注意してください．

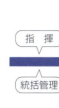
総括安全衛生管理者

指揮
統括管理

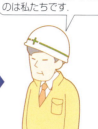
安全管理者

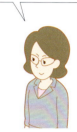
衛生管理者

安全と衛生に関する業務を実際に執り行うのは私たちです．

総括安全衛生管理者の職務

職務（安衛法10①，安衛則3の2）		例
❶安全管理者 [p.85] や衛生管理者 [p.80] の指揮		● 安全管理者や衛生管理者が職務を適切に行っているか監督し，必要に応じ指示を出す．
❷安全と衛生に関する業務の統括管理	1. 労働者の危険又は健康障害を防止するための措置に関すること．	● 職場巡視での指摘事項やヒヤリハット事例などに対して必要な改善対策の検討を指示する．
	2. 労働者の安全又は衛生のための教育の実施に関すること．	● 雇入れ時や有害業務従事前の労働者に対する安全衛生教育計画の立案を指示する．
	3. 健康診断の実施その他健康の保持増進のための措置に関すること．	● 労働者の健康診断および事後措置が適切に行われるように衛生管理者に指示する．
	4. 労働災害の原因の調査及び再発防止対策に関すること．	● 労働災害が発生した場合に，その原因の調査と再発防止対策の実施を指示する．
	5. 安全衛生に関する方針の表明に関すること．	● 安全委員会や衛生委員会に出席し，事業者が表明する職場における安全衛生に関する方針の表明文作成に関わる．
	6. 危険性又は有害性等の調査及びその結果に基づき講ずる措置に関すること．	● 機械や化学物質などのリスクアセスメントの実施およびリスク低減措置の実施を指示する．
	7. 安全衛生に関する計画の作成，実施，評価及び改善に関すること．	● 労働安全衛生マネジメントシステムや心の健康づくり計画の策定と運用をリードする．

- 都道府県労働局長は，労働災害を防止するため必要があると認めるときは，総括安全衛生管理者の業務の執行について事業者に勧告することができる（安衛法10③）．

衛生管理者

健康に働くための職場環境を管理
衛生管理者とは

- 衛生管理者とは，事業場において，業務による労働者の疾病の原因となる職場要因を管理し，また健康を確保するための様々な業務を取り仕切る（管理する）人のことである．

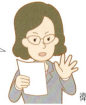

私の仕事は，労働者の健康を確保するための業務を取り仕切る（管理する）ことです．

衛生管理者

管理

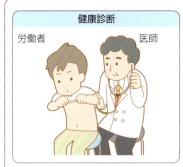

健康診断
労働者　医師

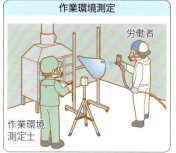

作業環境測定
労働者
作業環境測定士

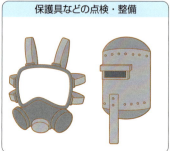

保護具などの点検・整備

など

業種により必要な資格が異なる
資格要件

- 衛生管理者になるためには，事業場の業種に応じ，表の❶～❽のいずれかの資格が必要である．

p.75の早見表とは異なります！

事業場の業種		その事業場の衛生管理者になるための資格要件（いずれか1つ）
衛生（健康）管理の必要性が特に高いものとして法令で定める業種	・農林畜水産業 ・鉱業 ・建設業 ・製造業（物の加工業を含む） ・電気業 ・ガス業 ・水道業 ・熱供給業 ・運送業 ・自動車整備業 ・機械修理業 ・医療業 ・清掃業	❶第一種衛生管理者免許（p.82）所有者 ❷衛生工学衛生管理者免許（p.82）所有者 ❸医師 ❹歯科医師 ❺労働衛生コンサルタント ❻教育職員免許法第4条の規定に基づく保健体育もしくは保健の教科についての中学校教諭免許状もしくは高等学校教諭免許状または養護教諭免許状を有する者で，学校教育法第1条の学校に在職するもの（常時勤務に服する者に限る．） ❼学校教育法による大学または高等専門学校において保健体育に関する科目を担当する教授，准教授または講師（常時勤務に服する者に限る．）
上記法令で定める業種以外の業種	・上記以外の業種	❶～❼または ❽第二種衛生管理者免許（p.82）所有者

第二種の免許でも可能になる！

詳細　安衛法12①，安衛則7①三，10，昭和47年9月30日労働省告示第94号（衛生管理者規程）

5つの手順でとらえよう
選任義務（選任基準）

- 事業者は，事業場が法令で定める衛生管理者の選任基準を満たす場合，その事業場ごとに所定の人数の衛生管理者を選任しなければならない（安衛法12①）．義
- 選任基準については次の❶～❺の手順でとらえるとよい．

❶そもそも選任は必要か？

事業場の業種 [p.74]	全ての業種（業種に関係なし）
事業場の規模 [p.74]	50人以上

（安衛令4）

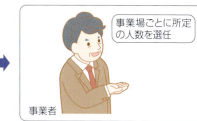
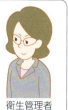

事業場ごとに所定の人数を選任

事業者　　衛生管理者

❷何人選任する必要があるか？

事業場の規模	選任する衛生管理者数
50人～　200人	1人以上
201人～　500人	2人以上
501人～1,000人	3人以上
1,001人～2,000人	4人以上
2,001人～3,000人	5人以上
3,001人～	6人以上

（安衛則7①四）

→ その事業場の業種に対応する資格要件をもつ者 [p.80] を選任する．

❸衛生工学衛生管理者免許をもつ者は必要か？

- 常時501人以上の労働者を使用する事業場で，坑内労働（炭坑や鉱坑などの内部での労働）または法令（労基則18一，三，四，五，九）[p.82] に掲げる業務に，常時30人以上の労働者を従事させる事業場

→ 上記❷で選任した衛生管理者のうち少なくとも1人は，衛生工学衛生管理者免許をもつ者でなければならない（安衛則7①六）．

❹選任した衛生管理者は専属にするのか？

- 原則として，衛生管理者は全員，その事業場に専属とする（安衛則7①二）．
- ただし，2人以上の衛生管理者を選任する場合で，その中に労働衛生コンサルタントが1人以上いる場合は，その労働衛生コンサルタントのうち1人については専属でなくてもよい（安衛則7①二）．

例

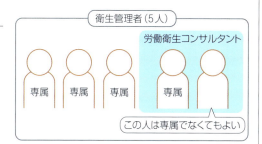

衛生管理者（5人）
専属　専属　専属　専属　労働衛生コンサルタント
この人は専属でなくてもよい

❺選任した衛生管理者は専任にするのか？

- 常時1,001人以上の労働者を使用する事業場
- 常時501人以上の労働者を使用する事業場で，坑内労働または法令（労基則18一～十）[p.82] に掲げる業務に，常時30人以上の労働者を従事させる事業場

→ 一方または両方を満たす場合
上記❷で選任した衛生管理者のうち少なくとも1人は，専任の衛生管理者としなければならない（安衛則7①五）．

- 労働基準監督署長は，労働災害を防止するため必要があると認めるときは，事業者に対し，衛生管理者の増員または解任を命ずることができる（安衛法12②）．

Advanced Study
衛生管理者免許

- 衛生管理者免許には，「第一種衛生管理者免許」，「第二種衛生管理者免許」，「衛生工学衛生管理者免許」の3種類がある．
- これらについては，まず基本になるものとして「第一種」と「第二種」の免許があり，特殊なものとして「衛生工学衛生管理者免許」があるととらえるとよい．

免許の種類	取得方法（下記の条件を満たしたうえで都道府県労働局長に免許交付申請を行う）
第一種衛生管理者免許	●大学または高等専門学校で，医学に関する課程を修了し卒業 ●大学で，保健衛生に関する学科を専攻し，労働衛生に関する講座または学科目を修了したうえで卒業 ●第一種衛生管理者免許試験*に合格 ●保健師免許を所有 ●薬剤師免許を所有　　などのいずれか
第二種衛生管理者免許	●第二種衛生管理者免許試験*に合格 ●その他厚生労働大臣が定める者（2019年11月現在指定なし）
衛生工学衛生管理者免許	●大学または高等専門学校で，工学または理学に関する課程を修了し卒業 ●大学で，保健衛生に関する学科を専攻し，労働衛生に関する講座または学科目を修了したうえで卒業 ●第一種衛生管理者免許試験*に合格 ●労働衛生コンサルタント試験に合格 ●作業環境測定士になるための資格を所有　　などのいずれか ＋衛生工学衛生管理者講習を修了

補足：
- 全ての事業場で衛生管理者になれる．
- 衛生管理の必要性が特に高いものとして法令で定める業種以外の業種[p.80]の事業場でのみ衛生管理者になれる．
- 所定の業務・労働者数の事業場ではこの免許をもつ者が必要（p.81の❸）．
- 医師や歯科医師はそのまま衛生管理者になれますが[p.80]，保健師や薬剤師は第一種衛生管理者免許を交付してもらってからでないとなれません．

*それぞれ受験資格が定められている（その人の状況に応じ所定の年数の労働衛生実務経験が必要となる）．

詳細 安衛則62，安衛則別表第4〜5，昭和47年9月30日労働省告示第94号，昭和48年3月19日基発第145号，平成28年3月29日基安労発0329第3号，公益財団法人安全衛生技術試験協会ホームページ

Advanced Study
業種による衛生管理者の選任（労働基準法施行規則第18条）

- 衛生管理者の選任基準[p.81]の❸と❺で用いる，労働基準法施行規則第18条第1〜10号を示す．

労働基準法施行規則第18条第1〜10号 （業務の種類）	専任の衛生管理者が必要（p.81の❺）*	衛生工学衛生管理者免許をもつ者が必要（p.81の❸）*
一　多量の高熱物体を取り扱う業務及び著しく暑熱な場所における業務	●	●
二　多量の低温物体を取り扱う業務及び著しく寒冷な場所における業務	●	
三　ラジウム放射線，エックス線その他の有害放射線にさらされる業務	●	●
四　土石，獣毛等のじんあい又は粉末を著しく飛散する場所における業務	●	●
五　異常気圧下における業務	●	●
六　削岩機，鋲打機等の使用によって身体に著しい振動を与える業務	●	
七　重量物の取扱い等重激なる業務	●	
八　ボイラー製造等強烈な騒音を発する場所における業務	●	
九　鉛，水銀，クロム，砒素，黄りん，弗素，塩素，塩酸，硝酸，亜硫酸，硫酸，一酸化炭素，二硫化炭素，青酸，ベンゼン，アニリン，その他これに準ずる有害物の粉じん，蒸気又はガスを発散する場所における業務	●	●
十　前各号のほか，厚生労働大臣の指定する業務（2019年11月現在指定なし）	●	

*常時501人以上の労働者を使用する事業場で，その業務に常時30人以上の労働者を従事させる事業場の場合．

詳細 昭和43年7月24日基発第472号，昭和46年3月18日基発第223号，昭和63年3月14日基発第150号・婦発第47号，平成11年3月31日基発第168号

■総括安全衛生管理者と同様
選任時期と選任報告

- 衛生管理者の選任は，衛生管理者を選任すべき事由（前任者が退職したなど）が発生した日から14日以内に行わなければならない（安衛則7①一）．義
- 事業者は衛生管理者を選任した後，遅滞なく（なるべく早めに）所定の報告書を所轄労働基準監督署長に提出しなければならない（安衛則7②）．義
- これらは総括安全衛生管理者の場合〔p.77, 78〕と同様である．

衛生管理者を選任すべき事由
- 前任者が退職した．
- 前任者が死亡した．
- 事業場の業種や規模が変わり，衛生管理者の選任が必要となった．
- 新しい事業場ができ，その事業場が衛生管理者の選任が必要な事業場である場合．
など

総括安全衛生管理者と同様，衛生管理者についても，必要になった日から14日以内に選任し，遅滞なく所轄労働基準監督署長に選任報告をします！

事業者　　労働基準監督署

衛生管理者の選任の特例
- 事業者は，p.80～82で説明した規定（安衛則7①一～六）により衛生管理者を選任することができないやむをえない事由がある場合で，所轄都道府県労働局長の許可を受けたときは，その規定によらないこと（例えば新しい衛生管理者を選任するまで1年間の猶予をもらうことなど）ができる（安衛則8，昭和23年1月16日基発第83号，昭和33年2月13日基発第90号）．

■衛生管理者が職務を行えないとき
代理者の選任

- 事業者は，衛生管理者が旅行，疾病，事故その他やむをえない事由によって職務を行うことができないときは，代理者を選任しなければならない（安衛則7②）．義
- 趣旨自体は総括安全衛生管理者の場合〔p.78〕と同じである．ただし衛生管理者の場合，代理者に誰を選任すべきかなどについての具体的な規定（通達）がある．

代理者の選任

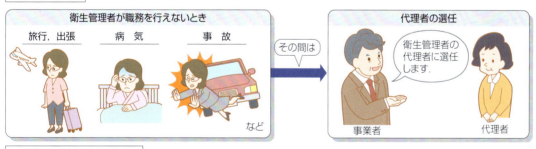

代理者の選任に関する通達
- 衛生管理者の選任基準〔p.81〕を満たす者がいれば，その者に代理させること．
- それが不可能または不適当な場合は，保健衛生の業務に従事している者または従事した経験のある者（産業医，保健師，労務担当者など）に代理させること．
※代理者の選任については，所轄労働基準監督署長への報告〔前項〕は必要ない．
※衛生管理者が長期にわたって職務を行うことができない場合には，代理者でなく新しい衛生管理者を選任すること．

詳細　昭和23年1月16日基発第83号，昭和33年2月13日基発第90号

- 代理者は，衛生管理者が職務を行えない事由が発生する前にあらかじめ選任しておいてもよい（昭和47年9月18日基発第601号の1）．
- 代理者でなく新しい衛生管理者を選任した場合は，所轄労働基準監督署長へ選任報告を行う．

衛生に係る技術的事項を管理
職務

- 衛生管理者の職務は，労働者が健康を損なわずに働けるように，衛生に関わる事項（衛生に係る技術的事項）を管理することである．

衛生管理者の職務

産業医の定期巡視は「毎月」ですが，衛生管理者の定期巡視は「毎週」です！

職　務 （安衛法12①，安衛則3の2）		具体的な内容 （安衛法18②二，19②二，安衛則11, 12, 昭和47年9月18日基発第601号の1）
●次の1〜7に含まれる業務で，衛生に関わる事項（衛生に係る技術的事項）を管理する． 1. 労働者の危険又は健康障害を防止するための措置に関すること． 2. 労働者の安全又は衛生のための教育の実施に関すること． 3. 健康診断の実施その他健康の保持増進のための措置に関すること． 4. 労働災害の原因の調査及び再発防止対策に関すること． 5. 安全衛生に関する方針の表明に関すること． 6. 危険性又は有害性等の調査及びその結果に基づき講ずる措置に関すること． 7. 安全衛生に関する計画の作成，実施，評価及び改善に関すること．	全ての 衛生管理者	●少なくとも毎週1回，作業場等*を巡視（定期巡視） 　➡設備，作業方法又は衛生状態に有害のおそれがあるときは，直ちに，労働者の健康障害を防止するため必要な措置（応急措置等）を講じる． ●健康に異常のある者の発見および処置 ●作業環境の衛生上の調査 ●作業条件，施設等の衛生上の改善 ●労働衛生保護具，救急用具等の点検および整備 ●衛生教育，健康相談その他労働者の健康保持に必要な事項 ●労働者の負傷および疾病，それによる死亡，欠勤および移動に関する統計の作成 ●その事業の労働者が行う作業が他の事業の労働者が行う作業と同一の場所において行われる場合における衛生に関し必要な措置 ●その他衛生日誌の記載等職務上の記録の整備等 ●衛生委員会または安全衛生委員会への出席（衛生管理者が複数いる場合は，その中から事業者が指名した者）
	p.81の❸で選任した衛生工学衛生管理者免許をもつ者	●作業環境の測定およびその評価 ●作業環境内の労働衛生関係施設の設計，施工，点検，改善等 ●作業方法の衛生工学的改善 ●その他職務上の記録の整備等

*全ての作業場および休憩所，食堂，炊事場，便所などの保健施設のこと（昭和23年1月16日基発第83号，昭和33年2月13日基発第90号）．

- 事業者は，衛生管理者に対し，衛生に関する措置をなしうる権限を与えなければならない（安衛則11②）．【義】

衛生管理者がキーパーソン
各役職との連携

- 衛生管理者は，各役職が衛生管理の面で連携する際のキーパーソン（鍵となる人物）となることが多い．

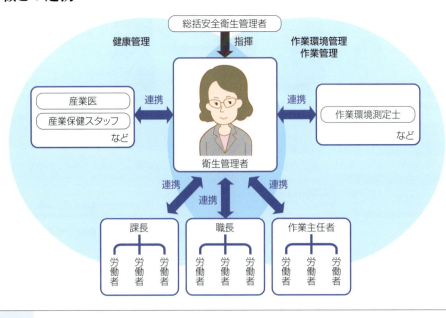

安全管理者

■ 安全に関する業務を管理
安全管理者とは

- 安全管理者とは，事業場において事故や災害，怪我などを防ぐため，労働者の安全に関する様々な業務を取り仕切る（管理する）人のことである．

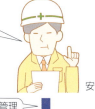

「私の仕事は，労働者の安全を確保するための業務を取り仕切る（管理する）ことです．」

安全管理者

管理 ↓

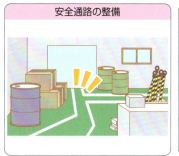
安全通路の整備

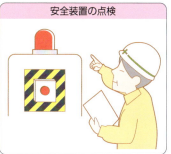
安全装置の点検

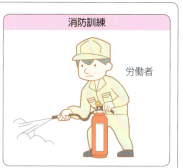
消防訓練

労働者

など

■ 資格要件や選任義務など
安全管理者の概要

- 安全管理者に関する事項の概要を示す．
- このうち，資格要件，選任義務，職務についてはp.86で詳しく説明する．

項　目	説　明	主な関連法令・告示・通達
資格要件 〔p.86〕	安全管理者になるには所定の要件（産業安全の実務経験，研修など）が必要である．	● 安衛法11①　● 安衛則5 ● 昭和47年9月18日基発第601号の1 ● 昭和47年10月2日労働省告示第138号 ● 平成18年2月16日厚生労働省告示第24号 ● 平成18年2月24日基発第0224003号 ● 平成18年2月24日基発第0224004号
選任義務 （選任基準） 〔p.86〕	事業者は，その事業場が所定の基準を満たす場合，その事業場ごとに，必要な数の安全管理者を選任しなければならない．	● 安衛法11①　● 安衛令3　● 安衛則4①二〜四 ● 昭和27年9月20日基発第675号 ● 昭和47年9月18日基発第601号の1 ● 昭和49年6月25日基発第332号 ● 昭和49年8月15日安全課長名内翰
選任時期	選任すべき事由が発生した日から14日以内に選任しなければならない．	● 安衛則4①一 ● 昭和47年9月18日基発第601号の1
選任報告	事業者は安全管理者を選任したら，遅滞なく所定の報告書を所轄労働基準監督署長に提出しなければならない．	● 安衛則4②
代理者の選任	事業者は，安全管理者が職務を行えないときは，代理者を選任しなければならない．	● 安衛則4②
職　務 〔p.86〕	安全管理者は，労働者の安全と健康を確保するための業務のうち，安全に関わる事項（安全に係る技術的事項）を管理する．	● 安衛法11①，17②二，19②二 ● 安衛則3の2，6① ● 昭和47年9月18日基発第601号の1 ● 昭和47年9月18日基発第602号

- 事業者は，安全管理者に対し，安全に関する措置をなしうる権限を与えなければならない（安衛則6②）．
- 労働基準監督署長は，労働災害を防止するため必要があると認めるときは，事業者に対し，安全管理者の増員または解任を命ずることができる（安衛法11②）．

実務や研修などが必要
資格要件

- 安全管理者になるための資格要件を示す（ここでは簡略化して記載する）．
- 詳細については，p.85で示した関連法令・告示・通達を参照のこと．

いずれか1つ：
- 大学で理科系統の正規の課程を修め卒業 ＋ 2年以上産業安全の実務に従事
- 大学で理科系統以外の正規の課程を修め卒業 ＋ 4年以上産業安全の実務に従事
- 高校で理科系統の正規の学科を修め卒業 ＋ 4年以上産業安全の実務に従事
- 高校で理科系統以外の正規の学科を修め卒業 ＋ 6年以上産業安全の実務に従事
- （学歴などの規定なし） ＋ 7年以上産業安全の実務に従事
- 労働安全コンサルタント

＋ 厚生労働大臣が定める研修を修了　など

4つの手順でとらえよう
選任義務（選任基準）

- 安全管理者の選任義務（選任基準）については，次の❶～❹の手順でとらえるとよい．

❶そもそも選任は必要か？　（p.75早見表の❶と❷の業種です．）　（安衛令3）

事業場の業種	❶林業，鉱業，建設業，運送業，清掃業	❷製造業（物の加工業を含む），電気業，ガス業，熱供給業，水道業，通信業，各種商品卸売業，家具・建具・じゅう器等卸売業，各種商品小売業，家具・建具・じゅう器小売業，燃料小売業，旅館業，ゴルフ場業，自動車整備業，機械修理業
事業場の規模	50人以上	

→ 事業場ごとに選任

❷何人選任する必要があるか？　（安衛法11①，安衛則4①三）

事業場の種類	選任する安全管理者数
安衛則4①三で定める特殊化学設備を設置する事業場であって，所轄都道府県労働局長が指定する事業場（指定事業場）	所轄都道府県労働局長が指定する生産施設の単位ごとに，操業中，常時，安全に関わる事項（安全に係る技術的事項）を管理するのに必要な数
それ以外の事業場	1人以上

資格要件〔前項〕をもつ者を選任する．

❸選任した安全管理者は専属にするのか？

- 原則として，安全管理者は全員，その事業場に専属とする（安衛則4①二）．
- ただし，2人以上の安全管理者を選任する場合で，その中に労働安全コンサルタントが1人以上いる場合は，その労働安全コンサルタントのうち1人については専属でなくてもよい（安衛則4①二）．

衛生管理者のときと同じ考え方です（p.81の❹）．

❹選任した安全管理者は専任にするのか？

- 次の条件を満たす事業場では，その事業場全体について安全に係る技術的事項を管理する安全管理者のうち，少なくとも1人を専任とする（安衛則4①四）．

事業場の業種	事業場の規模
❶建設業，有機化学工業製品製造業，石油製品製造業	300人
❷無機化学工業製品製造業，化学肥料製造業，道路貨物運送業，港湾運送業	500人
❸紙・パルプ製造業，鉄鋼業，造船業	1,000人
❹❶の❶❷に掲げる業種のうち，上記❶～❸を除く業種*	2,000人

*過去3年間の労働災害による休業1日以上の死傷者数の合計が100人を超える事業場のみが対象．

安全に係る技術的事項を管理
職務の例

- 安全管理者の職務は，労働者が安全に働けるように，安全に関わる事項（安全に係る技術的事項）を管理することである．
- ここではその例を示す．

- 設備や作業に危険がある場合の応急・危険防止措置
- 安全装置や保護具の定期的点検および整備
- 作業主任者その他安全に関する補助者の監督
- 安全に関する資料の作成，収集，重要事項の記録
- 複数の事業の労働者が同一の場所において作業を行う場合における，安全に関し必要な措置
- 作業の安全についての教育および訓練
- 発生した災害原因の調査と対策の検討
- 消防および避難の訓練
- 安全委員会／安全衛生委員会への出席

詳細 安衛法17②二，19②二，昭和47年9月18日基発第601号の1

安全衛生推進者等（安全衛生推進者／衛生推進者）

10〜49人の事業場での担当者
安全衛生推進者等とは

- 安全衛生推進者等とは，安全管理者や衛生管理者の選任義務のない中小規模事業場において，労働者の安全や健康を確保するための業務を担当する人のことである．
- 安全衛生推進者等には，「安全衛生推進者」と「衛生推進者」の2つがある．
- 安全衛生推進者は安全と衛生（健康）に関する業務を，衛生推進者は衛生に関する業務を担当する．

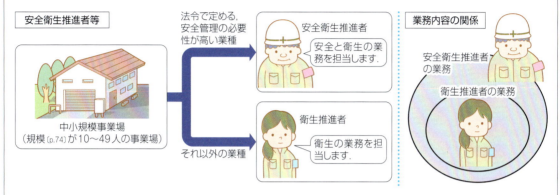

- 規模が9人以下の事業場では安全衛生推進者等の選任義務はなく，事業者自身が職場における労働者の安全と健康を確保するようにしなければならない（安衛法3①，20〜25）．
- 「安全推進者」という役職についてはp.90を参照のこと．

なぜ中小規模事業場は安全管理者や衛生管理者でないのか
安全衛生推進者等が設けられた背景

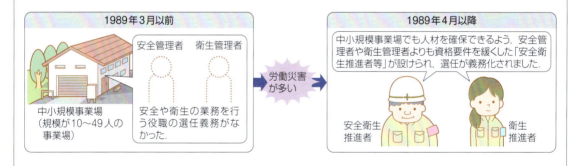

権限の有無がポイント
安全管理者／衛生管理者との大きな違い

- 安全管理者／衛生管理者と安全衛生推進者等は，業務として安全または衛生に関することを行うという点では同じである．
- しかし，安全または衛生に関する措置を自らの判断で実施できるかどうかという点で両者は異なる．

	安全管理者／衛生管理者	安全衛生推進者等
安全または衛生に関する措置を実施する権限	法令（安衛則6②，11②）に基づき，権限が与えられている（p.84，85）．	法令による規定はないため，必ずしも権限が与えられているわけではない．
安全または衛生に関する措置の実施	自らの判断で実施可能．	安全衛生業務について権限と責任を有する者（例えば工場長）の指揮を受けて実施する．

詳細　昭和63年9月16日基発第601号の1

いずれかが必要
資格要件

- 安全衛生推進者等になるためには，表の❶～❺のいずれかを満たす必要がある．

おおざっぱに言うと → いずれか1つ
- ❶所定の講習を修了した者
- ❷大卒で，1年以上の安全衛生／衛生実務経験者
- ❸高卒で，3年以上の安全衛生／衛生実務経験者
- ❹5年以上の安全衛生／衛生実務経験者
- ❺❷～❹と同等以上の能力がある者

安全衛生推進者等
（安全衛生推進者／衛生推進者）
になるための資格要件
（いずれか1つ）

- ❶都道府県労働局長の登録を受けた者（登録安全衛生推進者等養成講習機関）が行う講習を修了した者
- ❷学校教育法による大学（旧大学令による大学を含む．）又は高等専門学校（旧専門学校令による専門学校を含む．）を卒業した者（独立行政法人大学改革支援・学位授与機構により学士の学位を授与された者若しくはこれと同等以上の学力を有すると認められる者又は同法による専門職大学の前期課程を修了した者を含む．）で，その後1年以上安全衛生の実務（衛生推進者にあっては，衛生の実務．）に従事した経験を有するもの
- ❸学校教育法による高等学校（旧中等学校令による中等学校を含む．）又は中等教育学校を卒業した者（学校教育法施行規則第150条に規定する者又はこれと同等以上の学力を有すると認められる者を含む．）で，その後3年以上安全衛生の実務（衛生推進者にあっては，衛生の実務．）に従事した経験を有するもの
- ❹5年以上安全衛生の実務（衛生推進者にあっては，衛生の実務．）に従事した経験を有する者
- ❺❷～❹に掲げる者と同等以上の能力を有すると認められる者

詳細 安衛法12の2，安衛則12の3①，労働安全衛生法及びこれに基づく命令に係る登録及び指定に関する省令（登録省令）第1章の3，昭和63年9月5日労働省告示第80号（安全衛生推進者等の選任に関する基準）

2つの手順でとらえよう
選任義務

- 事業者は，事業場が法令で定める安全衛生推進者等の選任基準を満たす場合，その事業場ごとに1人，安全衛生推進者等を選任しなければならない（安衛法12の2）．義
- 選任基準については次の❶～❷の手順でとらえるとよい．

❶安全衛生推進者等（安全衛生推進者／衛生推進者）を選任する必要はあるか？

（安衛則12の2）

事業場の業種 [p.74]	p.75の早見表の❶と❷（安衛令2一，二）の業種	p.75の早見表の❸（安衛令2三）の業種
事業場の規模 [p.74]	10～49人	10～49人

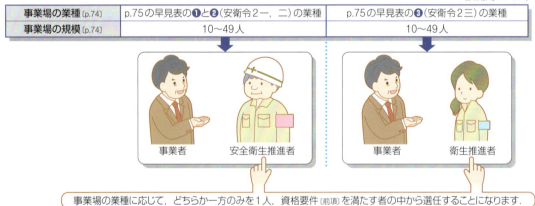

事業者　安全衛生推進者　　事業者　衛生推進者

事業場の業種に応じて，どちらか一方のみを1人，資格要件[前項]を満たす者の中から選任することになります．

❷選任した安全衛生推進者等は専属にするのか？

- 原則として，その事業場に専属とする（安衛則12の3①二）．
- ただし，その者が次の1～4のいずれかに該当する場合は専属でなくてもよい（安衛則12の3①二，昭和63年9月1日労働省告示第73号）．

このいずれかに該当する場合は専属でなくてもよい
1. 労働安全コンサルタント
2. 労働衛生コンサルタント
3. 安全管理者[p.86]又は衛生管理者[p.80]の資格を有する者で，その資格を取得した後5年以上安全衛生の実務（衛生推進者にあっては，衛生の実務）に従事した経験を有するもの
4. 厚生労働省労働基準局長が3に掲げる者と同等以上の能力を有すると認める者

必要になった日から14日以内
選任時期

- 安全衛生推進者等（安全衛生推進者／衛生推進者）の選任は，安全衛生推進者等を選任すべき事由（前任者が退職したなど）が発生した日から14日以内に行わなければならない（安衛則12の3①一）．　義

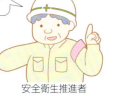

選任報告は，総括安全衛生管理者，衛生管理者，安全管理者（p.78, 83, 85）と違って不要です！

安全衛生推進者等の選任時期	選任すべき事由が発生した日から14日以内
所轄労働基準監督署長への選任報告	不要

事業者　　　安全衛生推進者

誰が選任されたかわかるよう
氏名の周知

- 事業者は，安全衛生推進者等（安全衛生推進者／衛生推進者）を選任したときは，その安全衛生推進者等の氏名を作業場の見やすい箇所に掲示するなどにより関係労働者に周知させなければならない（安衛則12の4）．　義

氏名の周知方法の例

- 氏名を記入した特別の帽子を着用させる．
- 氏名を記入した腕章を装着させる．
- 氏名を記載した用紙を作業場の見やすい所に掲示する．

衛生推進者　　関係労働者（作業場の労働者など）

詳細　昭和63年9月16日基発第602号

安全または衛生に関する業務を担当
職務

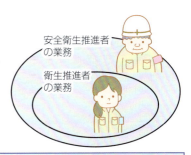

- 安全衛生推進者は，事業場における安全と衛生に関する業務を担当する．
- 衛生推進者は，事業場における衛生に関する業務のみを担当する．

安全衛生推進者等（安全衛生推進者／衛生推進者）の職務

職務（安衛法12の2，安衛則3の2）	具体的な内容（昭和63年9月16日基発第602号）
●安全衛生推進者は次の1～7の業務を担当する． ●衛生推進者は次の1～7に含まれる業務のうち衛生に関する業務のみを担当する． 1. 労働者の危険又は健康障害を防止するための措置に関すること． 2. 労働者の安全又は衛生のための教育の実施に関すること． 3. 健康診断の実施その他健康の保持増進のための措置に関すること． 4. 労働災害の原因の調査及び再発防止対策に関すること． 5. 安全衛生に関する方針の表明に関すること． 6. 危険性又は有害性等の調査及びその結果に基づき講ずる措置に関すること． 7. 安全衛生に関する計画の作成，実施，評価及び改善に関すること．	●施設，設備等（安全装置，労働衛生関係設備，保護具等を含む．）の点検及び使用状況の確認並びにこれらの結果に基づく必要な措置に関すること． ●作業環境の点検（作業環境測定を含む．）及び作業方法の点検並びにこれらの結果に基づく必要な措置に関すること． ●健康診断及び健康の保持増進のための措置に関すること． ●安全衛生教育に関すること． ●異常な事態における応急措置に関すること． ●労働災害の原因の調査及び再発防止対策に関すること． ●安全衛生情報の収集及び労働災害，疾病・休業等の統計の作成に関すること． ●関係行政機関に対する安全衛生に係る各種報告，届出等に関すること．

Advanced Study
安全推進者

- 安全推進者とは，安全管理者の選任や安全委員会の設置など，安全管理体制の構築が法令で義務づけられていない事業場において，安全の担当者として配置することが推奨されている者のことである．
- 安全推進者は，法令でなく通達（平成26年3月28日基発0328第6号）によって配置が推奨されている．

配置が推奨されることとなった背景

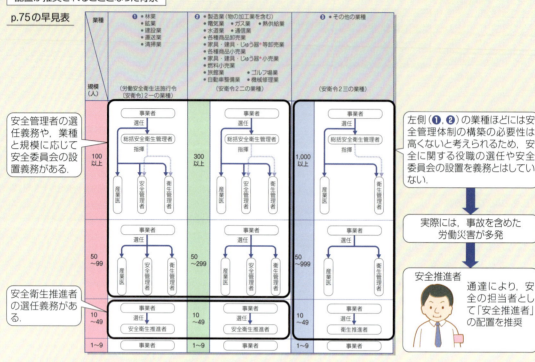

安全推進者の概要

- ここでは安全衛生推進者と比較しながら説明を行う．

	安全衛生推進者 (p.87)	安全推進者
選任または配置の実施	法令に基づき選任（義務）	通達に基づき配置（勧奨）
選任または配置する事業場	p.75早見表❶または❷の業種の事業場で，規模が10～49人の事業場	p.75早見表❸の業種の事業場で，規模が10人以上の事業場
資格要件	●所定の講習を修了した者 ●所定の年数以上の安全衛生実務経験者　など	●事業所内で一般的に取り組まれている安全活動に従事した経験を有する者　など
選任または配置する人数	事業場ごとに1人	原則として事業場ごとに1人以上
所轄労働基準監督署長への選任または配置報告	不　要	
関係労働者への氏名の周知	必要（義務）	必　要
職　務	安全と衛生に関する業務	安全に関する業務

安全推進者の職務

職務内容	例
●職場環境及び作業方法の改善に関すること	●職場内の4S活動（整理，整頓，掃除，清潔）の推進
●労働者の安全意識の啓発及び安全教育に関すること	●朝礼時に労働災害防止に関する情報を周知・啓発
●関係行政機関に対する安全に係る各種報告，届出等に関すること	●労働災害が発生した際の労働者死傷病報告 (p.181) の作成及び労働基準監督署長への提出

詳細　平成26年3月28日基発0328第6号

産業医

労働者の健康管理と医学知識が必要な業務を行う
産業医とは

- 産業医とは，事業場において，労働者の健康管理と，医学に関する専門的知識を必要とする業務を行う医師のことである．

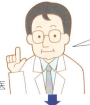

例えば，会社の健康診断が法令に基づき正しく実施されているかを確認すること自体は衛生管理者でもできます．しかし健康診断の結果を正確に理解し，就業上必要となる措置を考えるには医学に関する専門的知識が必要です．そういった業務を行うのが産業医です．

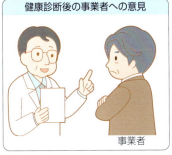
健康診断後の事業者への意見

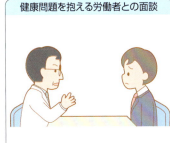
健康問題を抱える労働者との面談

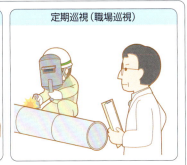
定期巡視（職場巡視）

など

- 「産業歯科医」についてはp.13を参照のこと．

それぞれの視点からとらえる
事業者と産業医が行うこと

- ここではまず，事業者が行うことと，産業医が行うことの概要を説明する．

事業者が行うこと

- 産業医を選任する〔p.92〕．
- 産業医の選任報告を行う〔p.93〕．
- 産業医の業務内容などを労働者に周知させる〔p.93〕．
- 労働者の労働時間や，労働者の健康管理などに必要な情報を産業医に提供する〔p.93〕．

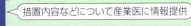
措置内容などについて産業医に情報提供

- 産業医からの意見・勧告をふまえ，必要に応じ適切な措置を実施する〔p.94〕．

特に勧告の場合は

- 勧告内容や措置内容などを委員会（衛生委員会または安全衛生委員会）に報告する〔p.94〕．
- 勧告内容や措置内容などを記録・保存する〔p.94〕．

- 産業医が労働者からの健康相談に対応するために必要な体制の整備などを行うように努める〔p.94〕．

産業医が行うこと

- 産業医としての職務を実施する〔p.95〕．

- 必要に応じ，以下のことを行う〔p.95〕．
  - 事業者に意見・勧告を行う．
  - 総括安全衛生管理者に意見・勧告を行う．
  - 衛生管理者に指導・助言を行う．
  - 労働者本人から必要な情報を収集する．
  - 労働者本人に，緊急を要する措置の実施を指示する．
  - 委員会（衛生委員会または安全衛生委員会）に調査審議を求める．

- 産業医としての知識と能力の維持向上に努める〔p.96〕．

- 産業医の選任義務のない事業場において事業者が行うことについてはp.96を参照のこと．

事業者が行うこと（1）
産業医の選任

- 事業者は，事業場が法令で定める産業医の選任基準を満たす場合，その事業場ごとに所定の人数の産業医を選任しなければならない（安衛法13①）．【義】
- 選任基準については次の❶〜❸の手順でとらえるとよい．

❶その事業場の業務は一般業務か有害業務か？　　　（p.75の早見表の業種分類とは異なります！）

一般業務	下記以外の業務
有害業務	労働安全衛生規則第13条第1項第3号に掲げる業務 ・高熱物体・暑熱業務　・低温物体・寒冷業務　・有害放射線業務 ・土石や獣毛などの粉じん業務　・異常気圧下業務 ・著しい振動を受ける業務　・重量物を取り扱う業務 ・強烈な騒音を伴う業務　・坑内業務 ・所定の有害物を取り扱う業務　・深夜業を含む業務 ・所定の有害物のガス・蒸気・粉じんを発散する場所における業務 ・病原体によって汚染のおそれが著しい業務 ・その他厚生労働大臣が定める業務（2019年11月現在指定なし）

⚠ 衛生管理者の選任基準で登場する「労基則18」（p.81, 82）と似ているが，それとは別物なので注意！

❷何人選任する必要があるか，またその事業場に専属にする必要はあるか？　（安衛令5，安衛則13①三，四）

事業場の規模＼事業場の業務	1〜49人	50〜499人	500〜999人	1,000〜3,000人	3,001人〜
一般業務	選任不要	・1人 ・嘱託または専属		・1人 ・専属	・2人以上 ・全員専属
有害業務	選任不要	・1人 ・嘱託または専属		・1人 ・専属	・2人以上 ・全員専属

資格要件〔次項〕を満たす者から選任する．

❸その事業場の産業医になれない条件に該当していないか？

- 事業者が法人の場合，その法人の代表者（代表取締役，理事長など）*
- 事業者が法人でない場合，事業を営む個人（個人事業主）*
- 事業場においてその事業の実施を統括管理する者（病院長，老人福祉施設長など）

→ これらの者は，たとえ産業医の資格要件を満たしていても，その事業場の産業医になることができない（安衛則13①二）．

*事業場の運営について利害関係を有しない者である場合は産業医になることができる（安衛則13①二）．

産業医

健康診断など労働者の健康管理にはお金がかかります．もしこれらの人が産業医になると，「必要なことだけどお金がかかるからやめよう」といったことが起きる可能性があります．それを防ぐための規定です．

- 事業者は，産業医が辞任したとき，または産業医を解任したときは，遅滞なく（なるべく早めに）そのこととその理由を委員会（衛生委員会または安全衛生委員会）〔p.100〕に報告しなければならない（安衛則13④）．【義】

医師免許＋所定の要件1つ
資格要件

- 産業医になるためには，医師免許に加え，次の表の❶〜❼のいずれかの要件を満たす必要がある．

産業医になるための資格要件
（安衛法13①②，安衛則14②，平成8年9月13日労働省令第35号附則1，2，平成8年9月13日基発第566号）

医師免許 ← 必須！
＋（いずれか1つ）

❶所定の研修（2019年11月現在，日本医師会の産業医学基礎研修*，産業医科大学産業医学基本講座，産業医科大学産業医学基礎研修会集中講座のいずれか）を修了した者
❷産業医の養成課程を設置している産業医科大学その他の大学（2019年11月現在，産業医科大学のみ）を卒業し，その大学が行う実習を履修した者
❸労働衛生コンサルタント試験に合格した者で，その試験の区分が保健衛生であるもの
❹学校教育法による大学において労働衛生に関する科目を担当する教授，准教授または講師（常時勤務する者に限る）の職にあり，またはあった者
❺❶〜❹に掲げる者のほか，厚生労働大臣が定める者（2019年11月現在指定なし）
❻1996（平成8）年10月1日より前に❶に規定する研修に相当する研修として厚生労働大臣が定めるものの受講を開始し，その研修を修了した者
❼1996（平成8）年10月1日より前から産業医として働いており（それまでは医師免許さえあれば産業医になることができた），1998（平成10）年9月30日において産業医として労働者の健康管理等を行った経験年数が3年以上である者

*日本医師会自体が実施する他，日本医師会の指定を受けた都道府県医師会が実施する．

❻と❼の要件が定められた理由
- 資格要件❶〜❺は1996（平成8）年10月1日から施行された．そのため，その日の前から❶に相当する研修を始めていた人のために❻，その日の前からすでに産業医として働いていた人のために❼が定められた．

事業者が行うこと（2）
選任時期と選任報告

- 産業医の選任は，産業医を選任すべき事由（前任者が退職したなど）が発生した日から14日以内に行わなければならない（安衛則13①一）. 義
- 事業者は産業医を選任したら，遅滞なく所定の報告書を所轄労働基準監督署長に提出しなければならない（安衛則13②）. 義

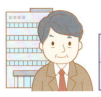
事業者

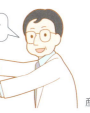
産業医

両方とも，総括安全衛生管理者，衛生管理者，安全管理者と同じです！〔p.77, 78, 83, 85〕

産業医の選任時期	選任すべき事由が発生した日から14日以内
所轄労働基準監督署長への選任報告	必要（所定の報告書を提出）

産業医の選任の特例

- 事業場によっては専属の産業医が必要となる〔p.92〕が，専属で働きたいという産業医を見つけることは実際には難しい.
- その場合，所轄都道府県労働局に「産業医の選任特例許可申請」を行い，都道府県労働局長の許可を受けたときは，特例（専属の産業医が見つかるまで嘱託の産業医でよいなど）を設けることができる（安衛則13③，昭和47年9月18日基発第601号の1）.

事業者が行うこと（3）
産業医の業務内容などの周知

- 事業者は，その事業場における産業医の業務の内容などを，常時作業場の見やすい場所に掲示するなどの方法により，労働者に周知させなければならない（安衛法101②，安衛則98の2②）. 義
- 周知は図の❶〜❸のいずれかの方法で行わなければならない（安衛則98の2①）. 義

周知内容
- 産業医の業務（職務）〔p.95〕の内容（具体的な内容も必要）
- 産業医に対する健康相談の申出の方法
- 産業医による労働者の心身の状態（病気，精神状態など）に関する情報の取扱いの方法

❶常時各作業場の見やすい場所に掲示または備え付ける.

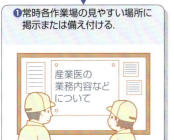

❷書面を労働者に交付する.

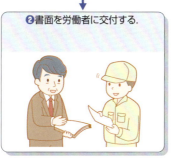

❸電子データとして記録し，各作業場に労働者が常時確認できる機器を設置する.

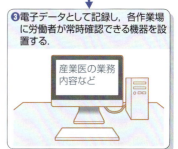

事業者が行うこと（4）
産業医への情報提供

- 事業者は産業医に対し，労働者の労働時間に関する情報や，産業医が労働者の健康管理などを適切に行うために必要な情報を提供しなければならない（安衛法13④）. 義

事業者が産業医に提供する情報（安衛則14の2①など）	提供するタイミング（安衛則14の2②）
・1ヵ月の残業が80時間（研究開発に関わる業務の労働者の場合は100時間）を超えた労働者の氏名とその超えた時間	・毎月，残業時間の算定を行う日に算定を行った後，速やかに.
・産業医などからの意見・勧告をふまえ，健康診断後や長時間労働者の面接指導後，ストレスチェックの面接指導後に必要に応じて実施した措置または実施しようとする措置の内容（措置を実施しない場合は，措置を実施しないこととその理由）	・健康診断後や長時間労働者の面接指導後，ストレスチェックの面接指導後に行う産業医などへの意見聴取の後，遅滞なく.
・その他，労働者の業務に関する情報で，産業医が労働者の健康管理などを適切に行うために必要な情報	・産業医から情報の提供を求められた後，速やかに.

事業者が行うこと（5）
措置の実施

- 産業医は，健康診断後〔p.191〕や長時間労働者の面接指導後〔p.167〕，ストレスチェックの面接指導後〔p.236〕などに，必要と考えられる措置などについて事業者に意見・勧告を行うことがある．
- その場合，事業者は産業医の意見・勧告をふまえた（尊重した）うえで，必要に応じ適切な措置を実施しなければならない（安衛法13⑤，66の5①，66の8⑤，66の8の2②など）． 義

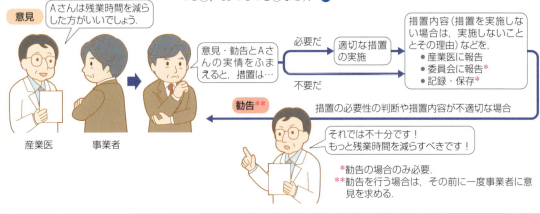

*勧告の場合のみ必要．
**勧告を行う場合は，その前に一度事業者に意見を求める．

事業者が行うこと（6）
委員会への報告

- 事業者は，産業医から必要な措置などについて勧告を受けたときは，その勧告内容と，それをふまえて実施した措置の内容を委員会（衛生委員会または安全衛生委員会）〔p.100〕に報告しなければならない（安衛法13⑥，安衛則14の3④）． 義
- この報告は，産業医から勧告を受けた後，遅滞なく行う（安衛則14の3③）．

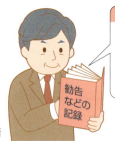

- 産業医からの勧告内容
- その勧告をふまえて事業者が実施した措置または実施しようとする措置の内容（措置を実施しない場合は，措置を実施しないこととその理由）

事業者が行うこと（7）
記録・保存

- 事業者は，産業医から勧告を受けたときは，委員会に報告した内容〔前項〕と同じ内容を記録し，3年間保存しなければならない（安衛則14の3②）． 義

記録・保存（3年分）*
- 委員会への報告内容〔前項〕と同じ内容
  - 産業医からの勧告内容
  - その勧告をふまえて事業者が実施した措置または実施しようとする措置の内容（措置を実施しない場合は，措置を実施しないこととその理由）

*p.102の「衛生委員会の記録」と混同しないよう注意する．

事業者が行うこと（8）
必要な体制の整備

- 事業者は，産業医が労働者からの健康相談に応じ，適切に対応するために必要な体制の整備やその他の必要な措置を講ずるように努めなければならない（安衛法13の3）． 努

体制整備の例
- 産業医との健康相談の申込方法を労働者に知らせる．

産業医が行うこと（1）
産業医の職務

- ここからは産業医が行うことについて説明する．
- まず産業医の職務について説明する．

職務については産業医学振興財団の『産業医の職務―産業医活動のためのガイドライン』（2009年）に詳しく書かれており，とても参考になります．

産業医

職務（安衛法13①，18②三，19②三，安衛則14①，15）	例
1. 健康診断の実施及びその結果に基づく労働者の健康を保持するための措置（事後措置）に関すること．	● 健康診断で，業務遂行に差し障りのある所見が認められた労働者に関し，就業上必要な措置を事業者に伝える．
2. 長時間労働者に対する面接指導などの実施，並びにその結果に基づく労働者の健康を保持するための措置に関すること．	● 残業時間の多い労働者と面接を行い，労働者の上司とも相談し，仕事内容を調整して残業時間を減らす．
3. ストレスチェックの実施，その後の面接指導の実施およびその結果に基づく労働者の健康を保持するための措置に関すること．	● ストレスの程度が高い労働者と面接を行い，労働者の上司とも相談し，仕事内容を調整してストレスを減らす．
4. 作業環境の維持管理に関すること．	● 作業環境測定の結果に基づき，助言や指導を行う．
5. 作業の管理に関すること．	● パソコン使用時の正しい作業姿勢について指導する．
6. 1～5に掲げるもののほか，労働者の健康管理に関すること．	● 救急処置用の薬や用具を準備・管理する．
7. 健康教育，健康相談その他労働者の健康の保持増進を図るための措置に関すること．	● 生活習慣病とその予防法について教育を行う． ● 職場に設けた健康相談窓口で相談に応じる．
8. 衛生教育に関すること．	● 有機溶剤中毒とその予防法について教育を行う．
9. 労働者の健康障害の原因の調査及び再発防止のための措置に関すること．	● 業務（例えば運搬作業）により腰痛が発生した際，原因を調査し，それを防ぐ方法を労働者に周知させる．
10. 原則として少なくとも毎月1回*，作業場等**を巡視し（定期巡視〔職場巡視〕），作業方法又は衛生状態に有害のおそれがあるときは，直ちに，労働者の健康障害を防止するため必要な措置を講じる．	● 職場巡視中に防毒マスクを正しく装着できていない労働者を見つけたら，正しい装着方法を指導する． ● 作業環境測定の結果の評価などに基づく事後措置が確実に実施されているか確認する．
11. 衛生委員会または安全衛生委員会への出席（産業医が複数いる場合は，その中から事業者が指名した者）．	● 衛生委員会に出席し，医学的見地から意見を述べる． ● 必要に応じて委員会に調査審議を要請する．

詳細 昭和63年9月16日基発第602号，平成27年5月1日基発0501第3号

*産業医が，事業者から，毎月1回以上，次に掲げる情報の提供を受けている場合であって，事業者の同意を得ているときは，少なくとも2ヵ月に1回でよい．
  ① 衛生管理者が行う巡視（p.84）の結果
  ② ①に掲げるもののほか，労働者の健康障害を防止し，又は労働者の健康を保持するために必要な情報であって，衛生委員会又は安全衛生委員会における調査審議を経て事業者が産業医に提供することとしたもの

**全ての作業場および休憩所，食堂，炊事場，便所などの保健施設のこと（昭和33年2月13日基発第90号）．

産業医が行うこと（2）
意見・勧告などの実施

- 産業医は職務を遂行するにあたり，必要に応じ以下のことを行うことができる．

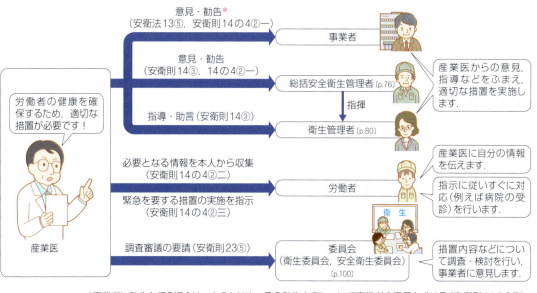

*事業者に勧告を行う場合は，あらかじめ，その勧告内容について事業者の意見を求める（安衛則14の3①）．

産業医が行うこと（3）
知識と能力の維持向上

産業医

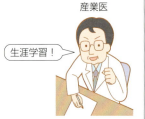
生涯学習！

- 産業医は，労働者の健康管理などを行うために必要な医学に関する知識と能力の維持向上に努めなければならない（安衛則14⑦）．努
- ここではその例として，「認定産業医制度」と「産業衛生専門医制度」を紹介する．

認定産業医制度 ●所定の研修を継続的に行っている産業医を5年ごとに認定する制度．

認定実施機関	初回の認定取得方法	認定の更新	認定の更新方法
日本医師会	●次のいずれかの研修を修了する（産業医になるための資格要件(p.92)の❶に同じ）． ・日本医師会の産業医学基礎研修 ・産業医科大学産業医学基本講座 ・産業医科大学産業医学基礎研修会集中講座	5年ごと	●次の❶，または❶と❷の研修を行い，所定の単位を取得する． ❶日本医師会の指定を受けて都道府県医師会，郡市区医師会，教育機関などが行う認定産業医の生涯研修 ❷日本医師会の産業医学講習会

詳細 日本医師会認定産業医ホームページ：日本医師会認定産業医制度

産業衛生専門医制度 ●産業衛生に関する専門的知識と能力を有する者に専門医資格を与え，5年ごとに更新する制度．

資格授与機関	初回の資格取得方法*	資格の更新	資格の更新方法
日本産業衛生学会	●医師初期臨床研修を修了 ・社会医学系専門医協会の社会医学系専門医研修プログラムを修了 ↓ ・社会医学系専門医協会の社会医学系専門医試験に合格 ↓ ・日本産業衛生学会の産業医実務研修（3単位または6単位）を修了 ・臨床系基本領域の研修を修了 ↓ ・臨床系基本領域の専門医試験に合格 ↓ ・日本産業衛生学会の産業衛生専攻医試験に合格 ↓ ・日本産業衛生学会の産業医実務研修（9単位）を修了 ・社会医学系基本プログラムを履修 ●日本産業衛生学会の産業衛生専門医試験に合格	5年ごと	●初回資格取得後または前回資格更新後の5年間において，次の❶と❷を満たす． ❶産業保健活動（産業医として働くことなど）を継続的に行っている． ❷日本産業衛生学会員として，所定の学会活動の実績（学会・協議会への出席，学会・協議会での演題発表など）がある．

*ここでは2020（令和2）年度以降における基本的な取得方法を示す．

詳細 日本産業衛生学会専門医制度委員会ホームページ

Advanced Study
産業医の選任義務のない事業場で行うこと

- 産業医の選任義務のない事業場では，事業者は以下のことを行うように努めなければならない．努

事業者が行うこと（努力義務）	説明	法令根拠
❶労働者の健康管理などを医師・保健師に依頼	●労働者の健康管理などを行うのに必要な医学知識を有する医師や，労働者の健康管理などを行うのに必要な知識を有する保健師に，労働者の健康管理などの全部または一部を行わせるように努める． ●地域窓口（地域産業保健センター）による産業保健サービス（原則無料）(p.298)の利用などに努める．	●安衛法13の2① ●安衛法19の3 ●安衛則15の2①，②
❷業務内容などの周知	●❶の医師・保健師の業務内容などを労働者に周知させるように努める（p.93の「産業医の業務内容などの周知」と同様に行う）．	●安衛法101③ ●安衛則98の2①，②
❸医師・保健師への情報提供	●❶の医師・保健師に，労働者の労働時間に関する情報や，労働者の健康管理などを適切に行うために必要な情報を提供するように努める（p.93の「産業医への情報提供」と同様に行う）．	●安衛法13の2② ●安衛則15の2③
❹必要な体制の整備	●❶の医師・保健師が労働者からの健康相談に応じ，適切に対応するために必要な体制の整備やその他の必要な措置を講ずるように努める（p.94の「必要な体制の整備」と同様に行う）．	●安衛法13の3

作業主任者

作業主任者とは
危険を伴う作業の労働者を指揮

- 危険を伴う作業を労働者に行わせる場合，労働災害の発生を防ぐためには，その作業について十分な知識と技能をもつ者に労働者の指揮をとらせるのが効果的である．
- その指揮をとる者として事業者に選任される者を作業主任者という．
- 作業主任者になるには，作業の種類ごとに定められた，免許の取得または技能講習の修了が必要である．

私の仕事は，危険を伴う作業に従事する労働者の指揮などを行い，労働災害の発生を防ぐことです．

作業主任者
指揮／点検 → 作業状況の監視

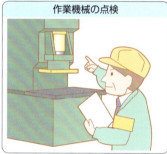

作業の直接指揮／作業機械の点検

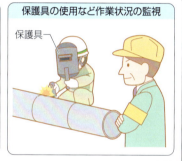

保護具の使用など作業状況の監視

など

選任義務
作業の種類ごとに選任

- 事業者は，法令で定める種類の作業に労働者を従事させる場合，その作業の種類ごとに作業主任者を選任しなければならない（安衛法14，安衛令6，安衛則16①）． 義

選任義務のある作業

① 高圧室内作業
② ガス溶接作業
③ 林業架線作業
④ ボイラー取扱作業
⑤ エックス線作業
⑥ ガンマ線透過写真撮影作業
⑦ 木材加工用機械作業
⑧ プレス機械作業
⑨ 乾燥設備作業
⑩ コンクリート破砕器作業
⑪ 地山の掘削作業
⑫ 土止め支保工作業
⑬ ずい道*等の掘削等作業
⑭ ずい道*等の覆工作業
⑮ 採石のための掘削作業
⑯ はい作業**
⑰ 船内荷役作業
⑱ 型枠支保工の組立て等作業
⑲ 足場の組立て等作業
⑳ 建築物等の鉄骨の組立て等作業
㉑ 鋼橋架設等作業
㉒ 木造建築物の組立て等作業
㉓ コンクリート造の工作物の解体等作業
㉔ コンクリート橋架設等作業
㉕ 第一種圧力容器取扱作業
㉖ 特定化学物質作業
㉗ 特定化学物質作業（特別有機溶剤等関係）
㉘ 鉛作業
㉙ 四アルキル鉛等作業
㉚ 酸素欠乏危険作業
㉛ 有機溶剤作業
㉜ 石綿作業

*トンネルのこと． **箱，袋，木材などを高く積み上げたり積み下ろしたりする作業のこと．

- 所轄労働基準監督署長への選任報告義務は特にない．
- 選任する人数についての規定は特にないため，事業者が作業の状況に応じ必要と考えられる人数を選任する．ただし，ある作業を1つの同じ場所（作業場）で行う場合に，その作業の作業主任者を2人以上選任したときは，それぞれの作業主任者の職務の分担を定めなければならない（安衛則17）． 義
- 作業を交替制（日勤と夜勤など）で行っている場合は，労働者を直接指揮するため，それぞれの時間帯（各直）ごとに作業主任者を選任する必要がある．ただし作業が④，⑨，化学設備関係でない㉕の場合は，必ずしも各直ごとに選任する必要はない（昭和48年3月19日基発第145号，昭和49年6月25日基発第332号）．

作業の種類により異なる
資格要件と職務

- 作業主任者になるための資格要件と，職務を規定する法令とを示す．
- 資格要件と職務は，作業（作業主任者）の種類により異なる．

職務としては，「作業の直接指揮」，「使用する機械などの点検」，「機械などに異常を認めたときの必要な措置」，「安全装置などの使用状況の監視」が共通することが多いです．

作業主任者

作業主任者の種類		資格要件	職務を規定する法令
❶高圧室内作業主任者	免許	高圧室内作業主任者免許	高圧則10②
❷ガス溶接作業主任者		ガス溶接作業主任者免許	安衛則315, 316
❸林業架線作業主任者		林業架線作業主任者免許	安衛則151の127
❹ボイラー取扱作業主任者	免許または技能講習	特級／一級／二級ボイラー技士免許，ボイラー取扱技能講習修了のいずれか*1	ボイラー則25
❺エックス線作業主任者	免許	エックス線作業主任者免許	電離則47
❻ガンマ線透過写真撮影作業主任者		ガンマ線透過写真撮影作業主任者免許	電離則52の3
❼木材加工用機械作業主任者	技能講習	木材加工用機械作業主任者技能講習修了	安衛則130
❽プレス機械作業主任者		プレス機械作業主任者技能講習修了	安衛則134
❾乾燥設備作業主任者		乾燥設備作業主任者技能講習修了	安衛則298
❿コンクリート破砕器作業主任者		コンクリート破砕器作業主任者技能講習修了	安衛則321の4
⓫地山の掘削作業主任者		地山の掘削及び土止め支保工作業主任者技能講習修了	安衛則360
⓬土止め支保工作業主任者			安衛則375
⓭ずい道等の掘削等作業主任者		ずい道等の掘削等作業主任者技能講習修了	安衛則383の3
⓮ずい道等の覆工作業主任者		ずい道等の覆工作業主任者技能講習修了	安衛則383の5
⓯採石のための掘削作業主任者		採石のための掘削作業主任者技能講習修了	安衛則404
⓰はい作業主任者		はい作業主任者技能講習修了	安衛則429
⓱船内荷役作業主任者		船内荷役作業主任者技能講習修了	安衛則451
⓲型枠支保工の組立て等作業主任者		型枠支保工の組立て等作業主任者技能講習修了	安衛則247
⓳足場の組立て等作業主任者		足場の組立て等作業主任者技能講習修了	安衛則566
⓴建築物等の鉄骨の組立て等作業主任者		建築物等の鉄骨の組立て等作業主任者技能講習修了	安衛則517の5
㉑鋼橋架設等作業主任者		鋼橋架設等作業主任者技能講習修了	安衛則517の9
㉒木造建築物の組立て等作業主任者		木造建築物の組立て等作業主任者技能講習修了	安衛則517の13
㉓コンクリート造の工作物の解体等作業主任者		コンクリート造の工作物の解体等作業主任者技能講習修了	安衛則517の18
㉔コンクリート橋架設等作業主任者		コンクリート橋架設等作業主任者技能講習修了	安衛則517の23
㉕第一種圧力容器取扱作業主任者	免許または技能講習	特級／一級／二級ボイラー技士免許，化学設備関係／普通第一種圧力容器取扱作業主任者技能講習修了のいずれか*2, 3	ボイラー則63
㉖特定化学物質作業主任者	技能講習	特定化学物質及び四アルキル鉛等作業主任者技能講習修了	特化則28
㉗特定化学物質作業主任者（特別有機溶剤等関係）		有機溶剤作業主任者技能講習修了	特化則28
㉘鉛作業主任者		鉛作業主任者技能講習修了	鉛則34
㉙四アルキル鉛等作業主任者		特定化学物質及び四アルキル鉛等作業主任者技能講習修了	四アルキル鉛則15
㉚酸素欠乏危険作業主任者		酸素欠乏／酸素欠乏・硫化水素危険作業主任者技能講習修了*4	酸欠則11②, ③
㉛有機溶剤作業主任者		有機溶剤作業主任者技能講習修了	有機則19の2
㉜石綿作業主任者		石綿作業主任者技能講習修了	石綿則20

詳細 安衛令6，安衛則16①，安衛則別表第1

*1 安衛則別表第1で定められたボイラーの種類や伝導面積などに応じ，必要となる資格要件が異なる．
*2 安衛則別表第1で定められた第一種圧力容器の種類に応じ，必要となる資格要件が異なる．
*3 第一種圧力容器取扱作業主任者の資格要件には特例がある（安衛則16②，ボイラー則62②）．
*4 安衛則別表第1で定められた作業場所に応じ，必要となる資格要件が異なる．

いつでもすぐわかるよう
氏名と職務の周知

- 事業者は，作業主任者を選任したときは，その作業主任者の氏名およびその者に行わせる事項（職務）を作業場の見やすい箇所に掲示するなどにより関係労働者に周知させなければならない（安衛則18）．**義**

詳細 昭和47年9月18日基発第601号の1

氏名と職務の周知方法の例

安全衛生推進者等の場合は氏名だけでもいいのですが(p.89)，作業主任者の場合は職務についても必ず周知させなければなりません．

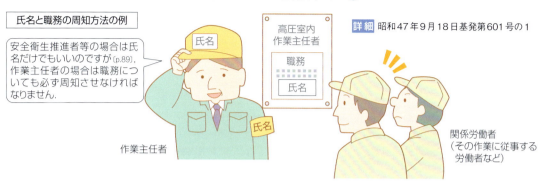

作業主任者 / 関係労働者（その作業に従事する労働者など）

比較

違いをおさえる
各役職の比較

- 安全衛生管理体制に関わる各役職の比較を表に示す．
- 表ではスペースの都合上，内容を簡略化して記載する．詳細は各ページを参照のこと．

役職	総括安全衛生管理者(p.76)	衛生管理者(p.80)	安全管理者(p.85)	安全衛生推進者等，安全推進者(p.87, 90)	産業医(p.91)	作業主任者(p.97)
選任すべき事業場	大規模事業場	大〜中規模事業場	大〜中規模事業場	中〜小規模事業場（安全推進者は大規模事業場も対象）	大〜中規模事業場	規模に関係なく，法令で定められた作業を行う事業場
役割	安全と衛生に関する業務を統括管理する．	衛生に関する業務を管理する．	安全に関する業務を管理する．	安全，衛生，またはその両方に関する業務を担当する．	労働者の健康管理を行う．	危険を伴う作業に従事する労働者を指揮する．
資格要件	その事業場において事業の実施を統括管理する者	事業場の業種に応じ，第一種／第二種／衛生工学衛生管理者免許 など	大卒（理系）で2年以上産業安全実務を経験し，かつ所定の研修を修了した者 など	所定の講習を修了した者 など	医師で所定の研修を修了した者 など	作業の種類に応じた免許の所有者または技能講習の修了者
選任義務	事業場の規模，業種，業務（作業）の種類などに応じ，資格要件を満たす者から事業者が選任を行う．					
選任人数	事業場ごとに1人	事業場ごとに1〜6人以上	事業場ごとに1人以上	事業場ごとに1人（安全推進者は原則として1人以上）	事業場ごとに1〜2人以上	作業の種類ごとに1人以上
選任報告義務	あり	あり	あり	なし	あり	なし
代理者の選任義務	あり	あり	あり	なし	なし	なし
氏名などの周知義務	なし	なし	なし	あり（氏名）	あり（業務内容など）	あり（氏名と職務）
巡視義務	なし	あり（週1回以上）	あり（適時）	なし	あり（月1回以上*1）	なし
委員会(p.100)への出席	あり ●衛生委員会 ●安全委員会 ●安全衛生委員会	あり*2 ●衛生委員会 ●安全衛生委員会	あり*2, 3 ●安全委員会 ●安全衛生委員会	なし	あり*2 ●衛生委員会 ●安全衛生委員会	なし

*1 条件を満たせば2ヵ月に1回以上でも可(p.95)．　　*2 その役職の者が複数いる場合は，その中から事業者が指名した者．
*3 事業場の業種と規模によっては，安全管理者の選任義務はあっても，安全委員会または安全衛生委員会の設置義務がない場合がある(p.104)．

安全衛生管理体制

衛生委員会／安全委員会／安全衛生委員会

監 修
山本 健也

委員会とは

委員会とは
安全や健康の確保に必要なことを調査・検討

- （安全衛生管理体制における）委員会とは，労働者の安全や健康の確保に必要なことについて調査と検討（調査審議）するための集まりのことである．
- 委員会には，総括安全衛生管理者〔p.76〕，衛生管理者〔p.80〕，安全管理者〔p.85〕，産業医〔p.91〕などの各役職に加え，労働者の代表が出席する．

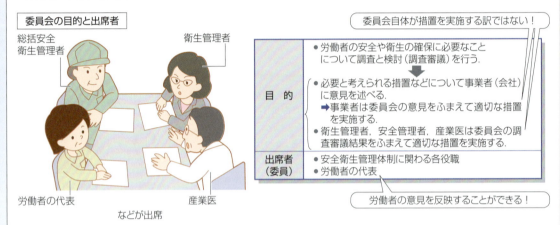

- 委員会には，❶衛生委員会，❷安全委員会，❸安全衛生委員会の3種類がある．
- 事業者は，事業場の業種または規模に応じ，必要となる委員会を設置しなければならない（安衛法17①，18①，19①）．義

委員会の種類
3つある

種類としてまず，❶衛生委員会と❷安全委員会の2つがあります．そしてこの両方を設置しなければならない事業場（職場）では，それらを別々に設置する代わりに，それらを1つに合体させた委員会を設置することができます．それが❸安全衛生委員会です．

事業者

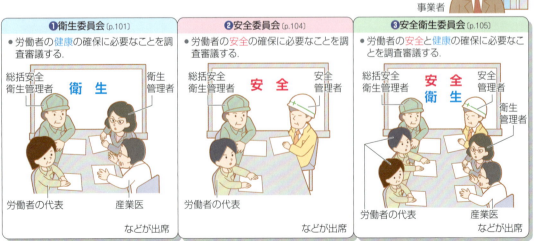

衛生委員会

衛生委員会とは
健康の確保に必要なことを調査・検討

- 衛生委員会とは，労働者の健康の確保に必要なことについて調査と検討（調査審議）を行う委員会のことである．

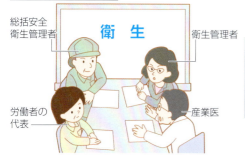

衛生委員会の概要

目　的	労働者の健康の確保に必要なことについての調査審議
法令根拠	労働安全衛生法第18条など
設置基準	規模[p.74]が50人以上の事業場
設置義務者	事業者
開催頻度	毎月1回以上

設置義務
規模が50人以上の事業場で必要

- 事業者は，事業場の規模が50人以上の場合，その事業場ごとに衛生委員会を設けなければならない（安衛法18①，安衛令9）．義
- 衛生委員会を設けた場合，事業者は衛生委員会を毎月1回以上開催するようにしなければならない（安衛則23①）．義

事業場の業種[p.74]	全ての業種（業種に関係なし）
事業場の規模[p.74]	50人以上

（安衛令9）

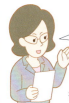

「業種（または業務）に関係なく規模が50人以上」というのは衛生管理者や産業医の選任基準と同じですね[p.81, 92]．つまり，衛生管理者や産業医を選任した事業場では衛生委員会の設置も必須だということです．

衛生管理者

Advanced Study
委員会の設置義務のない事業場での対応

- 委員会（安全委員会または衛生委員会）の設置義務のない事業場では，事業者は安全または衛生（健康）に関することについて，疑問や問題を抱えているなどの労働者（関係労働者）の意見を聴くための機会を設けるようにしなければならない（安衛則23の2，昭和23年1月16日基発第83号，昭和33年2月13日基発第90号，昭和35年5月11日基発第737号）．義

例
- 安全または衛生に関する懇談会を定期的に開催する．
- 安全または衛生に関するアンケートを行う． など

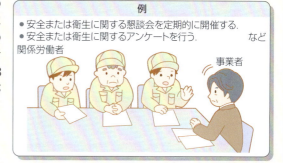

詳細　昭和47年9月18日基発第601号の1

誰が出席すべきか
委員

- 衛生委員会の委員の構成については法令などで定められている．

	委員	人数
必須	❶次の1または2のいずれかに該当する者のうちから事業者が指名した者 **総括安全衛生管理者の選任義務がある事業場** 　1．総括安全衛生管理者 　　　または 　2．総括安全衛生管理者に準ずる者 **総括安全衛生管理者の選任義務がない事業場** 　1．その事業場においてその事業の実施を統括管理する者 　　　または 　2．その事業場においてその事業の実施を統括管理する者に準ずる者	1人
	❷衛生管理者のうちから事業者が指名した者	1人以上
	❸産業医のうちから事業者が指名した者	1人以上
	❹その事業場の労働者で，衛生に関し経験を有するもののうちから事業者が指名した者	1人以上
任意	❺その事業場の労働者で，作業環境測定を実施している作業環境測定士のうちから事業者が指名したもの	0または1人以上

❶の者が議長を務めます！*

*その事業場の労働者の過半数で組織する労働組合との間における労働協約に別段の定めがあるときは，それに従う．

❶以外の委員の半数以上については，その事業場に
- 労働者の過半数で組織する労働組合がある場合はその労働組合
- そのような労働組合がない場合は労働者の過半数を代表する者

の推薦に基づいて指名しなければなりません．*

詳細 安衛法18②～④，昭和47年9月18日基発第602号，昭和48年3月19日基発第145号，平成17年1月26日基安計発第0126002号

- ❷で指名する衛生管理者と❸で指名する産業医は，必ずしもその事業場に専属の者である必要はない（専属の者でなければならないという規定は特にない）．

労働者に知せよう
議事の概要の周知

- 事業者は，衛生委員会の開催のつど，遅滞なく（なるべく早めに），衛生委員会における議事の概要を労働者に周知させなければならない（安衛則23③）．**義**
- 周知は次の❶～❸のいずれかの方法で行わなければならない（安衛則23③）．**義**

❶常時各作業場の見やすい場所に掲示または備え付ける．

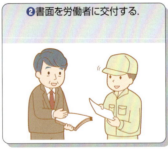

❷書面を労働者に交付する．

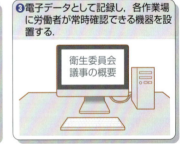

❸電子データとして記録し，各作業場に労働者が常時確認できる機器を設置する．

事業者への意見や議事内容など
記録・保存

- 事業者は衛生委員会の開催のつど，次の3つの事項を記録し，3年間保存しなければならない（安衛則23④）．**義**

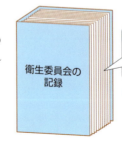

衛生委員会の記録

記録・保存（3年分）*
- 衛生委員会から事業者への意見内容
- その意見をふまえて事業者が実施した措置内容
- 衛生委員会における議事内容で重要なもの

*p.94の「勧告などの記録」と混同しないよう注意する．

労働者の健康の確保に関すること
調査審議事項

- 衛生委員会の会議にかけ（付議），調査審議すべき事項を表に示す．

> 「絶対にこれをやらなければならない」ということは特に決められていません．つまり，何を調査審議するかはそれぞれの事業場の衛生委員会が必要に応じて個別に判断して決めればよいということです．

衛生管理者

調査審議事項

1. 労働者の健康障害を防止するための基本となるべき対策に関すること．
2. 労働者の健康の保持増進を図るための基本となるべき対策に関すること．
3. 労働災害の原因及び再発防止対策で，衛生に係るものに関すること．
4. 衛生に関する規程の作成に関すること．
5. 危険性又は有害性等の調査及びその結果に基づき講ずる措置のうち，衛生に係るものに関すること．
6. 安全衛生に関する計画（衛生に係る部分に限る．）の作成，実施，評価及び改善に関すること．
7. 衛生教育の実施計画の作成に関すること．
8. 化学物質の有害性の調査（安衛法57の4①，5①）並びにその結果に対する対策の樹立に関すること．
9. 作業環境測定の結果及びその結果の評価に基づく対策の樹立に関すること．
10. 定期に行われる健康診断，臨時の健康診断，自発的健康診断及び労働安全衛生法に基づく他の省令（規則）の規定に基づいて行われる医師の診断，診察又は処置の結果並びにその結果に対する対策の樹立に関すること．
11. 労働者の健康の保持増進を図るため必要な措置の実施計画の作成に関すること．
12. 長時間にわたる労働による労働者の健康障害の防止を図るための対策の樹立に関すること．
13. 労働者の精神的健康の保持増進を図るための対策の樹立に関すること．
14. 厚生労働大臣，都道府県労働局長，労働基準監督署長，労働基準監督官又は労働衛生専門官から文書により命令，指示，勧告又は指導を受けた事項のうち，労働者の健康障害の防止に関すること．
15. 労働者の健康を確保する観点から必要なものとして産業医から調査審議を求められたこと．

- 健康診断(p.184)，作業環境管理(p.112)，作業管理(p.146)に関することが含まれます．
- 労働安全衛生マネジメントシステム(p.106)に関することです．
- 安全衛生教育(p.108)に関することが含まれます．
- 健康診断の事後措置(p.198)に関することが含まれます．
- 過重労働(p.156)に関することです．
- メンタルヘルスケア(p.204)に関することです．

詳細 安衛法18①，安衛則22，23⑤，昭和47年9月18日基発第601号の1，昭和53年2月10日基発第78号，昭和54年3月23日基発第133号，昭和63年9月16日基発第602号，平成12年3月24日基発第162号，平成18年2月24日基発第0224003号，平成27年5月1日基発0501第3号

- 衛生委員会は，労働者個人個人のことではなく，その事業場全体としての対応を調査審議する場である．したがって，具体的な個人名を挙げたり，個人の健康診断結果などをそのまま出したりするのは好ましくない．そのような情報は匿名化・集約化などしたうえで調査審議に利用する（昭和47年9月18日基発第601号の1，昭和53年2月10日基発第78号）．

委員会の時間分も支払う
賃金

- 委員会（衛生委員会／安全委員会／安全衛生委員会）に要する時間は労働時間とみなされる（昭和47年9月18日基発第602号）．
- したがって，出席者（委員）には通常の労働と同様にその時間分の賃金を支払う（法定時間外*に行われた場合は割増賃金も支払う）〔同通達〕．

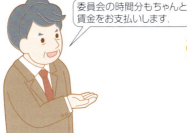

委員会の時間分もちゃんと賃金をお支払いします．

*8時間労働後，深夜，週に休日が1回しかない場合の休日など（労基法37）．

事業者　　委員会の委員

安全委員会

安全委員会とは
安全の確保に必要なことを調査・検討

- 安全委員会とは，労働者の安全の確保に必要なことについて調査と検討（調査審議）を行う委員会のことである．

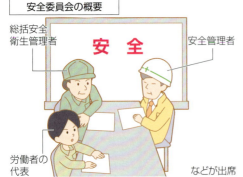

目的	労働者の安全の確保に必要なことについての調査審議
法令根拠	労働安全衛生法第17条など
設置基準	その事業場の業種と規模により異なる〔次項〕
設置義務者	事業者
開催頻度	毎月1回以上

- 安全委員会については，設置義務〔次項〕以外の内容に関しては本書では省略する．

設置義務
業種と規模により異なる

- 事業者は，事業場が法令で定める安全委員会の設置基準を満たす場合，その事業場ごとに安全委員会を設けなければならない（安衛法17①，安衛令8）．
- 安全委員会を設けた場合，事業者は安全委員会を毎月1回以上開催するようにしなければならない（安衛則23①）．

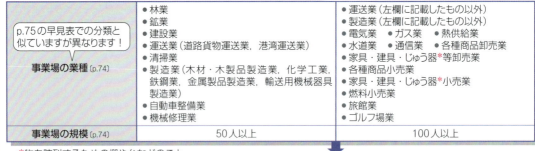

安全委員会の設置基準 （安衛令8）

事業場の業種 [p.74]	・林業 ・鉱業 ・建設業 ・運送業（道路貨物運送業，港湾運送業） ・清掃業 ・製造業（木材・木製品製造業，化学工業，鉄鋼業，金属製品製造業，輸送用機械器具製造業） ・自動車整備業 ・機械修理業	・運送業（左欄に記載したもの以外） ・製造業（左欄に記載したもの以外） ・電気業　・ガス業　・熱供給業 ・水道業　・通信業　・各種商品卸売業 ・家具・建具・じゅう器*等卸売業 ・各種商品小売業 ・家具・建具・じゅう器*小売業 ・燃料小売業 ・旅館業 ・ゴルフ場業
事業場の規模 [p.74]	50人以上	100人以上

p.75の早見表での分類と似ていますが異なります！

*物を陳列するための棚や台などのこと．
じゅうき
什器．

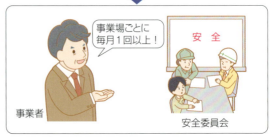

注意点
- 表の右列の業種で，規模が50～99人の事業場は，「安全管理者の選任義務 [p.86] はあるが，安全委員会の設置義務はない」ことになる．
- すなわち，安全管理者の選任義務があるからといって，必ずしも安全委員会の設置義務があるとは限らない．

安全衛生委員会

安全衛生委員会とは
安全委員会と衛生委員会を合体

- 安全衛生委員会とは，安全委員会〔p.104〕と衛生委員会〔p.101〕を1つにまとめた委員会のことである．
- 事業者は，安全委員会と衛生委員会の両方を設置しなければならない事業場では，それらを別々に設置する代わりに安全衛生委員会を設置することができる（安衛法19①）．

安全衛生委員会の概要

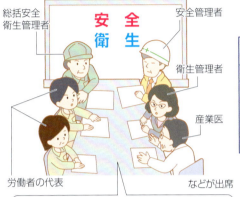

目　的	労働者の安全と健康の確保に必要なことについての調査審議
法令根拠	労働安全衛生法第19条など
設置基準	安全委員会と衛生委員会の両方を設置しなければならない事業場で，それらを別々に設置する代わりに設置可能
設置義務者	事業者
開催頻度	毎月1回以上

安全衛生委員会の委員は，安全委員会の委員と衛生委員会の委員を合わせたものになります．

比較

比較
3種類の委員会

  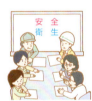

	❶衛生委員会〔p.101〕	❷安全委員会〔p.104〕	❸安全衛生委員会〔前項〕
主な目的	労働者の健康の確保に必要なことを調査審議する．	労働者の安全の確保に必要なことを調査審議する．	労働者の安全と健康の確保に必要なことを調査審議する．
委員会を設置すべき事業場	● 規模が50人以上の事業場	● 法令で定める業種（林業など）で，規模が50人以上の事業場 ● 法令で定める業種（電気業など）で，規模が100人以上の事業場	● 安全委員会と衛生委員会の両方の設置が必要な事業場 ※安全委員会と衛生委員会を別々に設置してもよい．
委　員	● 総括安全衛生管理者など ● 衛生管理者 ● 産業医 ● 労働者の代表 　（衛生に関し経験を有する者） ● 作業環境測定士*	● 総括安全衛生管理者など ● 安全管理者 ● 労働者の代表 　（安全に関し経験を有する者）	● 総括安全衛生管理者など ● 安全管理者 ● 衛生管理者 ● 産業医 ● 労働者の代表 　（安全に関し経験を有する者） ● 労働者の代表 　（衛生に関し経験を有する者） ● 作業環境測定士*
開催頻度	毎月1回以上		

*事業者が委員として指名した場合．

詳細 安衛法17〜19，安衛令8，9，安衛則23①

安全衛生管理体制

労働安全衛生マネジメントシステム

監修 山本 健也

安全衛生の水準を継続的に改善
労働安全衛生マネジメントシステムとは

- 労働安全衛生マネジメントシステム（OSHMS*）とは，安全衛生に関して「計画→実施→評価→改善」という一連の過程を繰り返すことで，職場の安全衛生の水準（質）を継続的に改善する手法のことである．

*occupational safety and health management systemの略．

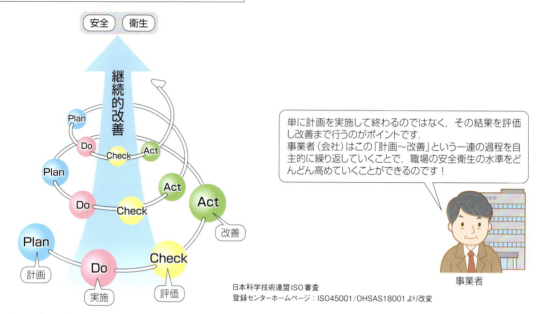

労働安全衛生マネジメントシステム（OSHMS）の考え方

単に計画を実施して終わるのではなく，その結果を評価し改善まで行うのがポイントです．
事業者（会社）はこの「計画〜改善」という一連の過程を自主的に繰り返していくことで，職場の安全衛生の水準をどんどん高めていくことができるのです！

日本科学技術連盟ISO審査登録センターホームページ：ISO45001/OHSAS18001より改変

- 「計画（Plan）→実施（Do）→評価（Check）→改善（Action）」の繰り返しを「PDCAサイクル」という．

労働災害の発生が少ない
実施効果

- 労働安全衛生マネジメントシステム（OSHMS）に関連する活動に取り組んでいる事業場（職場）では，取り組んでいない事業場と比べ，業務に起因する怪我や病気（労働災害）の発生率が低いという結果が出ている．

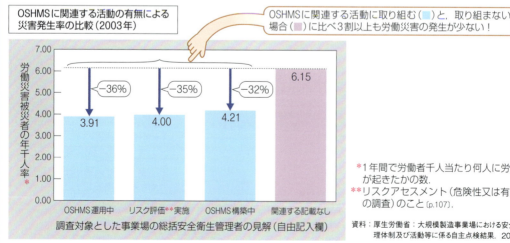

OSHMSに関連する活動の有無による災害発生率の比較（2003年）

OSHMSに関連する活動に取り組む（■）と，取り組まない場合（■）に比べ3割以上も労働災害の発生が少ない！

*1年間で労働者千人当たり何人に労働災害が起きたかの数．
**リスクアセスメント（危険性又は有害性等の調査）のこと[p.107]．

資料：厚生労働省：大規模製造事業場における安全衛生管理体制及び活動等に係る自主点検結果．2004

ながれを理解 実施手順

- 労働安全衛生マネジメントシステムの実施手順は，労働省（現厚生労働省）の「労働安全衛生マネジメントシステムに関する指針」で示されている（平成11年4月30日労働省告示第53号）．

実施手順の大まかなながれ

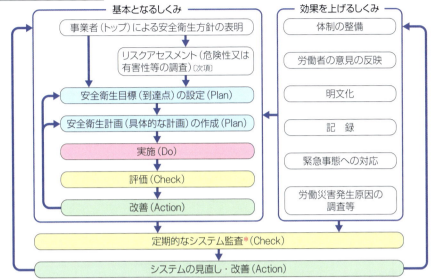

*手順通り進められているか，実施されている措置の内容は適切か，問題点はないかなどを確認する．

厚生労働省・株式会社インターリスク総研：3ステップでやさしく導入 労働安全衛生マネジメントシステム．2013, p.13より改変

実施手順の統一規格と認証

- 労働安全衛生マネジメントシステム（OSHMS）には，実施手順の統一規格がある．
- 従来の統一規格は「OHSAS 18001」というものであった（上記労働省の指針もこれに準拠している）が，2018年3月に新しい統一規格として「ISO 45001」が発行された．
- 事業者は，自分の事業場で行っているOSHMSが統一規格を満たしているかの認証を受けることができる．ただし，必ずしも認証の取得にこだわる必要はなく，統一規格の内容を参考に，できることを行っていくことが大切である．

Advanced Study
リスクアセスメント（危険性又は有害性等の調査）

- 職場で労働者に危害（怪我や病気）を与えうる物や状況のことを「ハザード（危険性又は有害性）」という．
- 職場に潜在的に存在するハザードを見つけ出し，ハザードに接する頻度や曝露量などにより，人に悪影響を与える度合い（リスク）を見積もることを「リスクアセスメント（危険性又は有害性等の調査）」という．

リスクアセスメントとリスク低減措置の手順（例）

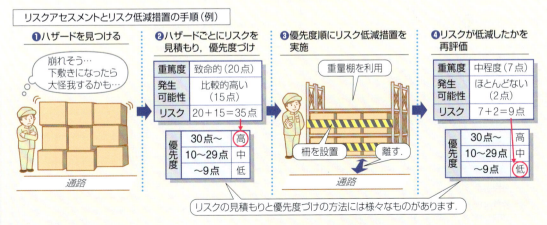

詳細 平成18年3月10日基発第0310001号（危険性又は有害性等の調査等に関する指針），平成27年9月18日基発0918第3号（化学物質等による危険性又は有害性等の調査等に関する指針），平成19年7月31日基発第0731001号

安全衛生管理体制

安全衛生教育

監修
山本 健也

安全衛生教育とは
教えることで労働災害を防ぐ

- 安全衛生教育とは，事業者（会社）が労働者に対し，安全または健康を確保するため必要な知識や技能を教えたり，訓練を行ったりすることである．
- 安全衛生教育は，業務に起因する怪我や病気（労働災害）の発生を防ぐために行う．

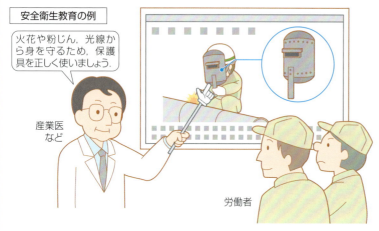

安全衛生教育の例

火花や粉じん，光線から身を守るため，保護具を正しく使いましょう．

産業医など

労働者

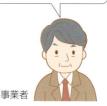

労働災害を防ぐにはまず正しい知識や技能を身につけることが大切です！

事業者

- 安全衛生教育の講師は，教える内容について十分な知識と経験をもつ者が務めることが望ましい（平成3年1月21日基発第39号）．
- 安全衛生教育は事業者自身（自社）で行う他，外部機関に委託して行うことができる〔p.110〕．

教育内容
安全教育と衛生教育

- 安全衛生教育の教育内容には，「安全教育」と「衛生教育」の2種類がある．
- 安全教育と衛生教育は，別々に行うこともあれば，1つの教育（例えば雇入時教育）の中で両方の内容を取り扱うこともある．

労働衛生の5管理〔p.7〕の1つである「労働衛生教育」はこちらに含まれます．

	安全衛生教育	
	安全教育	衛生教育
教育内容	事故や怪我の発生を防ぐために必要な知識や技術，心構え	・職業病の発生を防ぐために必要な知識や技術 ・業務に必要な心身の健康状態を保つために必要な知識や方法 など
例	・機械の安全な取扱い方法 ・事故発生時の応急措置	・有機溶剤中毒とその予防法 ・健康のための睡眠習慣

分類
法令によるものと自主的に行うもの

- 安全衛生教育は，法令で規定されているかどうかで次のように分けられる．

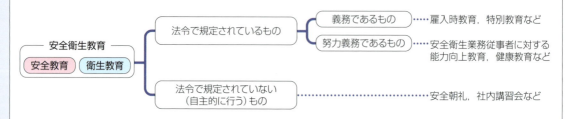

法令で規定されている安全衛生教育
義務のものと努力義務のものがある

- 事業者が法令（法律，政令〔施行令〕，省令〔規則〕）に基づき義務または努力義務として行う安全衛生教育を表に示す．

事業者が法令に基づき行う安全衛生教育

教育名	対象者*1	実施時期	教育内容	規定法令および関連する告示・公示・通達	
❶雇入時教育	・全ての労働者	・雇入時	・作業手順に関すること ・作業開始時の点検に関すること	・安衛法59① ・安衛則35	義務
❷作業内容変更時教育	・全ての労働者	・作業内容の（大幅な）変更時	・整理，整頓及び清潔の保持に関すること ・事故時等における応急措置及び退避（避難）に関すること　など*2	・安衛法59② ・安衛則35 ・昭和47年9月18日基発第602号	
❸特別教育	・安衛則第36条で定める危険有害業務*3従事者	・その業務に初めて従事する時	・使用する機械装置の構造及び取扱い方法に関する知識 ・作業の方法 ・関連法令　　　　　　　　　　　　など	・安衛法59③ ・安衛則36〜39 ・昭和47年9月30日労働省告示第92号　など	
❹職長等教育	・安衛令第19条で定める業種*4の職長など	・その職務（職長など）に初めて就く時 ・一定期間（約5年）ごと ・機械設備等に大幅な変更があった時	・作業方法の決定及び労働者の配置に関すること ・労働者に対する指導又は監督の方法に関すること ・危険性又は有害性等の調査及びその結果に基づき講ずる措置に関すること　　　　　　　　　　　　など	・安衛法60 ・安衛則40 ・平成29年2月20日基発0220第3号	
❺危険有害業務従事者に対する教育	・❸の対象者 ・就業制限業務*5従事者 ・これら2つに準ずる危険有害な業務に従事する者	・一定期間（約5年）ごと ・取り扱う機械設備等が新たなものに変わる場合等	・労働災害の動向 ・技術革新の進展等に対応した事項（最新の機械に関する知識など） ・取り扱う機械設備等の運転操作方法や点検整備等の実技　　など	・安衛法60の2 ・安衛則40の2 ・平成27年8月31日安全衛生教育指針公示第5号　など	
❻安全衛生業務従事者に対する能力向上教育	・安全管理者 ・衛生管理者 ・安全衛生推進者 ・衛生推進者 ・作業主任者 ・元方安全衛生管理者 ・店社安全衛生管理者 ・その他の安全衛生業務従事者	・その業務（役職）に初めて従事する時	・それぞれの役職の業務に関する全般的事項	・安衛法19の2 ・安衛則24	努力義務
		・一定期間（約5年）ごと ・機械設備等に大幅な変更があった時	・労働災害の動向 ・社会経済情勢（就業形態等の変化〔アルバイト労働者の増加など〕） ・事業場における職場環境の変化等に対応した事項	・平成18年3月31日能力向上教育指針公示第5号 ・昭和63年9月16日基発第601号の1　など	
❼健康教育	・全ての労働者	・随時	・健康の保持増進のための活動（運動，食事，睡眠，生活習慣病予防）　など	・安衛法69 ・昭和63年9月16日基発第601号の1	

*1 雇用形態（正社員，アルバイト，有期雇用契約，無期雇用契約など）や事業場の規模(p.74)に関係なく対象となる．ただし派遣労働者の場合は，派遣元（労働者を送り出す側）は❶，❷，❺，❻，❼，派遣先（労働者を受け入れる側）は❷〜❼の教育を行う（労働者派遣法45①，③，平成21年3月31日基発第0331010号）．
*2 p.75早見表❸の業種の事業場の労働者については，一部項目の教育を省略することができる（安衛則35①）．
*3 チェーンソーを用いて行う造材の業務，エックス線装置又はガンマ線照射装置を用いて行う透過写真の撮影の業務，廃棄物の焼却施設で焼却灰を取り扱う業務，石綿等が使用されている建築物の解体等の作業に係る業務など．
*4 建設業，製造業（一部の種類の製造業は除く），電気業，ガス業，自動車整備業，機械修理業．
*5 つり上げ荷重が5トン以上のクレーン（跨線テルハを除く）の運転の業務など（安衛法61①，安衛令20）．

- 事業者は❸を行ったときは，受講者，科目などの記録を作成し，3年間保存しなければならない（安衛則38）．【義】
- 他に，通達（安全衛生教育等推進要綱）により実施が推奨される教育として，「危険再認識教育」，❻以外の職種への「能力向上教育に準じた教育」，経営層への「安全衛生セミナー」などがある．

自主的に行う安全衛生教育
必要に応じて実施

- 事業者が自主的に行う安全衛生教育には，安全衛生教育等推進要綱（平成3年1月21日基発第39号，最終改正平成28年10月12日基発1012第1号）で推奨されている教育〔前項〕の他，例えば次のようなものがある．

事業者が自主的に行う安全衛生教育の例

教育名	対象者	実施時期	教育内容
安全朝礼	・全ての労働者	・毎朝	その現場の安全ルールを一同で声に出し確認する．
社内講習会	・全ての労働者	・1年に1回	社内の新しい安全衛生ルールについて周知させる．
ヒヤリ・ハット事例検討会	・安全衛生業務従事者	・半年に1回	重大事故には至らなかったが，ヒヤリまたはハッとした経験事例を収集し，原因と対策を検討する．

■外部機関を利用
安全衛生教育の委託

- 安全衛生教育は必要に応じ，外部機関（外部講師）に委託することができる（安全衛生教育等推進要綱，昭和48年3月19日基発第145号）．
- 安全衛生教育を請け負う外部機関には，各種安全衛生団体や民間機関がある（基本的に有料）．
- どこの外部機関に委託するかは，事業者が費用や利便性などを考慮し，自由に選んでよい．

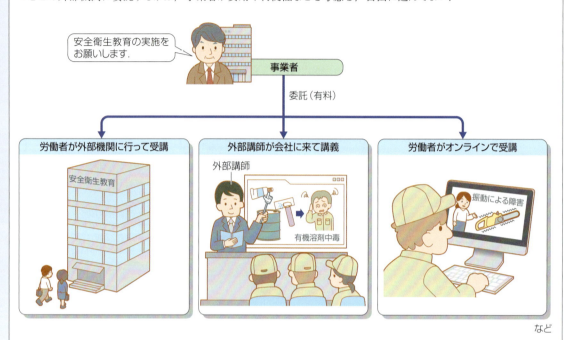

など

■全ての教育が「業務」として扱われるとは限らない
教育参加時間の業務性

- 安全衛生教育の時間（外部機関に委託した場合も含む）に業務性（賃金の支払い義務や，教育に伴い発生した事故や災害・疾病への労災保険の適用）があるかどうかについては，次の通りである．

教育の種類		業務性の有無	説 明
義務であるもの 〔p.109〕	● 雇入時教育 ● 作業内容変更時教育 ● 特別教育 ● 職長等教育	あ り	● これらの安全衛生教育に要する時間は労働時間とみなされる（昭和47年9月18日基発第602号）． ● 法定時間外（8時間労働後，深夜，週に休日が1回しかない場合の休日など）に行われた場合は割増賃金も支払う（同通達）．
努力義務であるもの，自主的に行うもの 〔p.109〕	● 危険有害業務従事者に対する教育 ● 安全衛生業務従事者に対する能力向上教育 ● 健康教育 ● 安全朝礼 ● 社内講習会 ● ヒヤリ・ハット事例検討会　　　　　など	強制参加（強制受講）*の場合	あ り	● 強制参加（強制受講）の場合，労働者はその間，使用者（会社）の指揮命令下に置かれている状態となるため，労働時間とみなされる（最一小判平成12年3月9日民集第54巻3号801頁）． ● 法定時間外に行われた場合は割増賃金も支払う（労基法37など）．
		自由参加（自由受講）の場合	必ずしもあるとは限らない	● 自由参加（自由受講）の場合，賃金を支払わなければならないなどの規定は特にない．

＊たとえ名目が"自由参加"であっても，事実上参加が必須であったり，参加しないとその労働者の不利益（業務の遂行に支障を生じる，早退・欠勤扱いになる，減給，降格，異動など）になるものであったり，使用者の指揮命令下に置かれていたと認められたりする場合は，「業務性がある」とみなされる．詳しくは，平成29年1月20日基発0120第3号（労働時間の適正な把握のために使用者が講ずべき措置に関するガイドライン）を参照のこと．

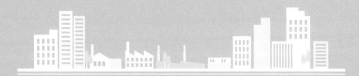

作業環境管理

Occupational Health * An illustrated Reference Guide

Index

〈監修〉

作業環境管理総論 112	明星 敏彦
作業環境測定とその後の対応 115	明星 敏彦
事務所の環境管理 124	明星 敏彦
快適な職場環境の形成 134	明星 敏彦
受動喫煙対策 136	明星 敏彦

作業環境管理

作業環境管理総論

監修
明星 敏彦

作業環境管理とは

作業環境中の有害因子を除去・管理
作業環境管理とは

- 作業環境とは，労働者に影響を与える作業場まわりの状況または因子のことである．
- 作業環境中には，ガス・蒸気・粉じんなどの有害物質や，騒音・放射線・高熱などの有害エネルギーが存在することがある．
- これらの有害因子による労働者の職業性疾病を予防するため，これらの因子を作業場から除去または一定のレベル以下に管理することを「作業環境管理」という．

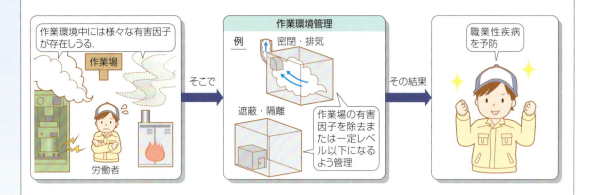

- 作業環境管理の実施の根底にあるのは，「リスクアセスメント」〔次項〕という考え方である．

危険性や有害性を調査し適切な措置を実施
リスクアセスメント

- 職場における労働者の負傷や疾病の発生を減らすには，労働者に負傷や疾病を生じさせうる状況または因子を事前に調査し（危険性又は有害性等の調査），適切な措置を講じておくことが有効である．
- このように，職場において危険性又は有害性等の調査を行い，その結果に基づき適切な措置を講じるという一連のながれを「リスクアセスメント」という．

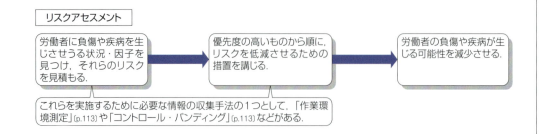

> 詳細　平成18年3月10日基発第0310001号（危険性又は有害性等の調査等に関する指針について），
> 平成27年9月18日基発0918第3号（化学物質等による危険性又は有害性等の調査等に関する指針について）

- リスクアセスメントは，労働安全衛生マネジメントシステムの中にも組み込まれている〔p.107〕．

作業環境中の有害因子について測定
作業環境測定

- 作業環境測定とは，作業環境の実態を把握し，必要な対策のための情報を得ることを目的に行う様々な測定のことである．
- 作業環境を正確かつ客観的に把握し適切な措置を検討するためには，実際に作業環境中の有害因子について測定を行うことが必要となる．そのために作業環境測定が行われる．

作業環境測定

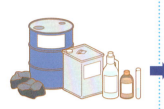 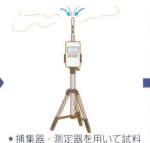

作業環境測定結果報告書（証明書）
測定結果：…
管理区分：第2管理区分

作業環境測定の結果の評価[p.121]を行った場合は，管理区分（第1〜第3）を記載

- 作業で使用している化学物質や鉱物などの種類を把握する．
- 捕集器・測定器を用いて試料を捕集し，測定を行う．
- 測定結果などを記載した報告書（証明書）を作成する．

必要な管理対策の区分を簡便に得る手法
コントロール・バンディング

- コントロール・バンディングとは，作業内容や作業条件などに基づきその作業のリスクレベルを推定し，必要な管理対策の区分を示すものである．
- 厚生労働省は，それを簡便に行うための各種ウェブシステムやツールを提供している．

コントロール・バンディング

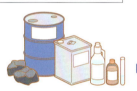 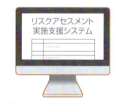 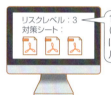

リスクレベル：3　1〜4で区分（数字が大きいほどリスクレベルが高い）

- 作業で使用している化学物質や鉱物などの種類を把握する．
- 作業内容，使用している物質名，作業条件などを入力する．
- 必要となる管理対策の区分と，必要な対策が記載された文書が表示される．

詳細 厚生労働省 職場のあんぜんサイト―化学物質のリスクアセスメント実施支援

- データ入力時には，その物質の容器・包装のラベルや，購入時などに交付される安全データシート（SDS：safety data sheet）の内容を参照する．

作業環境を改善
リスクアセスメント実施後の対応

- リスクアセスメント（作業環境測定，コントロール・バンディングなど）の実施後には，その結果に基づき適切な対応を行う．

リスクアセスメント実施後の対応の例

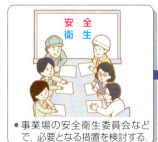 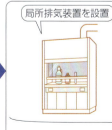 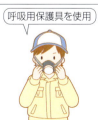 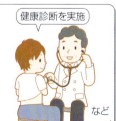

局所排気装置を設置　呼吸用保護具を使用　健康診断を実施　など

- 事業場の安全衛生委員会などで，必要となる措置を検討する．
- 適切な措置を実施する．

作業環境管理に含まれる
その他の環境管理

- 作業環境・職場環境を改善するためには，他にも例えば温度・湿度の調整，疲労回復施設の設置，受動喫煙対策など，様々な環境管理が必要となる．
- そのため本書では，これらも作業環境管理に含まれるものとして，それぞれ説明を行う．

作業環境管理			
作業環境測定とその後の対応〔p.115〕	事務所の環境管理〔p.124〕	快適な職場環境の形成〔p.134〕	受動喫煙対策〔p.136〕
例 ● 作業場空気中の有機溶剤濃度の測定 ● 局所排気装置の設置	例 ● 居室の温度・湿度の調整 ● 居室の空気環境の測定・維持管理	例 ● 疲労回復施設の設置 ● 職場内の整理整頓	例 ● 禁煙教育の実施 ● 喫煙専用室の設置

法令根拠

様々なものが関わる
法令根拠

- 作業環境管理に関わる主な法令を図に示す．

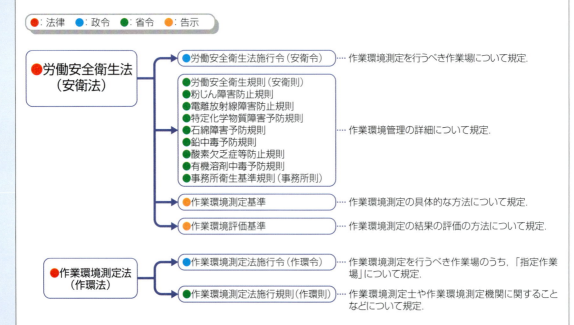

作業環境管理に関わるその他の法令

- 百貨店や博物館，図書館など，多数の者が使用または利用する建築物で所定の規模以上である建物（特定建築物）における環境管理に関しては，「建築物における衛生的環境の確保に関する法律（建築物衛生法〔ビル管理法〕）」というものがある〔p.124〕．
- 多数の者が利用する施設（特定施設）における受動喫煙対策については，「健康増進法」というものがある〔p.137〕．

作業環境管理

作業環境測定とその後の対応

監修 明星 敏彦

全体像

準備→測定→適切な措置
実施のながれ

- ここではまず，作業環境測定や（コントロール・バンディングなどによる）リスクアセスメントを行う際の実施のながれを示す．
- なお本章では特に，作業環境測定を行う場合のながれに焦点を当てて説明を行う．

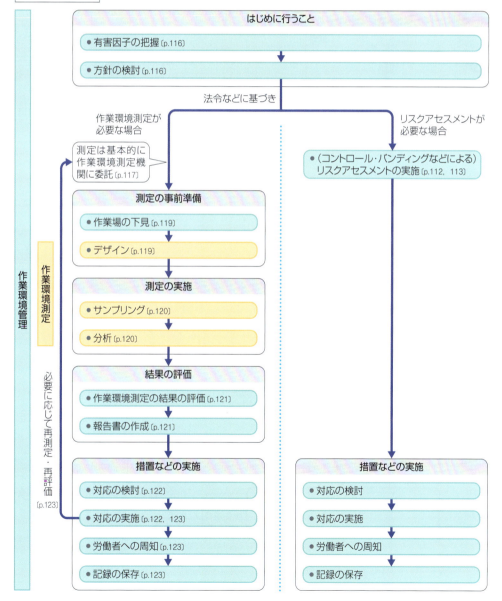

- 作業環境測定の実施頻度については，有害因子の種類ごとに法令で定められている．

はじめに行うこと

有害因子の把握
作業場に存在するものをリストアップ

- はじめに事業者（会社）は，その作業場で使用している，またはその作業場に存在する有害因子は何かを調査する．
- 特に化学物質に関しては，その容器・包装のラベルや，購入時などに交付される安全データシート（SDS：safety data sheet）の内容を確認するとよい．

有害因子の把握の例

方針の検討
作業環境測定やリスクアセスメントは必要か

- 有害因子の調査が終わったら，その結果を事業場の委員会（安全衛生委員会，衛生委員会）などで共有し，それぞれの有害因子への対応について検討する．
- 法令で作業環境測定の実施が義務づけられているものについては作業環境測定を行う（安衛法65①）．義
- 法令でリスクアセスメントの実施が義務づけられているものについてはリスクアセスメントを行う（安衛法57の3①）．義

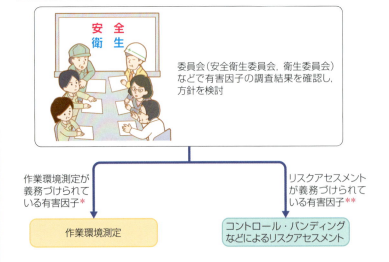

*昭和51年4月22日労働省告示第46号（作業環境測定基準）に列挙されている有害因子．
**「厚生労働省 職場のあんぜんサイト―表示・通知対象物質の一覧・検索」で列挙されている化学物質．

- リスクアセスメントが義務でない有害因子についても，積極的にリスクアセスメントを行うことが望ましい．

大きく4つ
作業場の分類

- 作業環境測定について理解するためには，まず作業場の分類について知る必要がある．
- 作業場は大きく，表の❶〜❹の4グループに分類できる．
- 法令に基づく作業環境測定が必要となるのは，このうち❶と❷の作業場である．

作業場の分類

分類	❶作業環境測定の実施義務がある作業場		❸事務所	❹その他の作業場
		❷指定作業場		
イメージ				
概要	・有害な業務を行う屋内作業場その他の作業場で，法令で定めるもの	・❶のうち，さらに法令で定める作業場 ・指定作業場で必要となる作業環境測定は必ず作業環境測定士が行わなければならない．	・事務作業（オフィスワーク）に従事する労働者が主として使用する建築物又はその一部	・❶〜❸以外の作業場
該当する作業場	・暑熱，寒冷又は多湿の屋内作業場 ・著しい騒音を発する屋内作業場 ・中央管理方式の空気調和設備（空調）を設けている建築物の室で，事務所の用に供されるもの*　など	・所定の粉じんを著しく発散する屋内作業場 ・所定の鉛業務を行う屋内作業場 ・第一種／第二種有機溶剤を製造し，又は取り扱う業務を行う屋内作業場　など	・会社のオフィス ・個人事務所　　　　など	・飲食店 ・小売店　　　　など
規定法令	・安衛法65① ・安衛令21　　　　など	・作環法2三 ・作環令1　　　　など	・事務所則1	—

❷ 作業環境測定基準に基づく作業環境測定が必要

❸ 事務所則などに基づく環境管理が必要

❹ 安衛則の衛生基準に基づく環境管理が必要

*この場合は❸にも該当するため，❸で必要となる環境管理も行わなければならない．

基本的には業者に依頼
作業環境測定の委託

- 作業環境測定を行うには，様々な測定機器や分析機器が必要となる．
- また，指定作業場で必要となる作業環境測定は，作業環境測定士が行わなければならない（作環則3①）．
- これらの機器や有資格者を事業者が全て自前でそろえるのは現実的には難しい．
- そのため作業環境測定は，通常，それを専門で引き受ける業者に委託して実施することが多い．

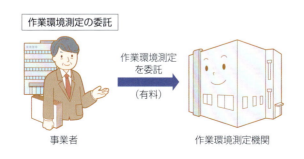

作業環境測定の委託

事業者 → 作業環境測定を委託（有料） → 作業環境測定機関

作業環境測定を引き受ける
作業環境測定機関

- 作業環境測定機関とは，厚生労働大臣又は都道府県労働局長の登録を受け，他人の求めに応じて，事業場における作業環境測定を行うことを業とする者（機関）のことである（作環法２七）．

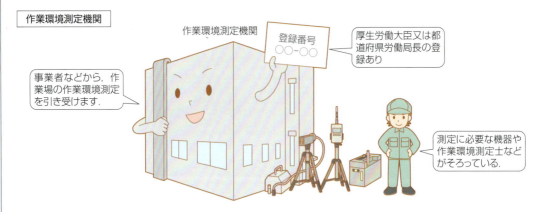

作業環境測定機関

- 作業環境測定機関についてはp.302も参照のこと．

測定に関する知識と技術をもつ
作業環境測定士

- 作業環境測定士とは，作業環境測定士資格（国家資格）をもち，作業場の作業環境測定を行う者のことである．
- 指定作業場〔p.117〕で必要となる作業環境測定は，作業環境測定士が行わなければならない（作環則３①）．義

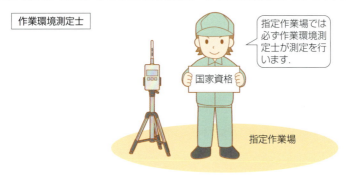

作業環境測定士

大きく第一種と第二種
作業環境測定士の資格の種類

- 作業環境測定士の資格には大きく，第一種作業環境測定士資格と第二種作業環境測定士資格の２種類がある．
- 第一種作業環境測定士資格はさらに，専門とする分野により５種類のものがある．
- 資格の種類によって実施することのできる測定行為が異なる．

作業環境測定士の資格の種類

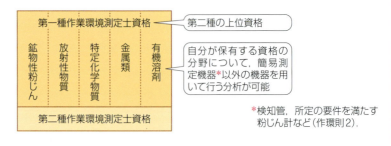

測定の事前準備

測定に必要な情報を収集
作業場の下見

- 作業環境測定を正しく行うには，測定対象物質，測定範囲，測定点，測定日時など，事前に綿密な計画を立てる必要がある．
- そのため，作業環境測定ではまず，作業環境測定士が作業場の下見を行い，測定に必要な情報を収集する．

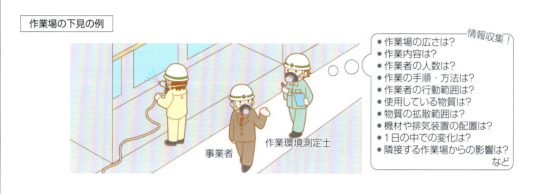

作業場の下見の例

情報収集！
- 作業場の広さは？
- 作業内容は？
- 作業者の人数は？
- 作業の手順・方法は？
- 作業者の行動範囲は？
- 使用している物質は？
- 物質の拡散範囲は？
- 機材や排気装置の配置は？
- 1日の中での変化は？
- 隣接する作業場からの影響は？

など

測定の計画
デザイン

- 作業環境測定における「デザイン」とは，その作業場の諸条件に即した測定計画を立てることである．
- 具体的には，単位作業場所の設定，測定点の設定，測定日の設定，測定条件の設定，測定手順の設定などを行う．

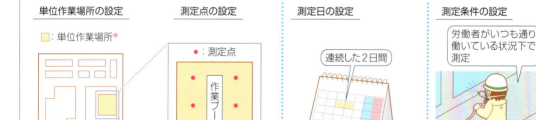

デザインの例

単位作業場所の設定 / 測定点の設定 / 測定日の設定（連続した2日間）/ 測定条件の設定（労働者がいつも通り働いている状況下で測定）

*労働者の作業中の行動範囲や，有害物の分布の状況などに基づき，この区域を1単位として測定を行うのが適切であると判断される区域のこと．

詳細 昭和51年4月22日労働省告示第46号（作業環境測定基準），昭和50年8月1日基発第448号，中央労働災害防止協会 編：労働衛生のしおり令和元年度．第1版，2019，p.173

- 作業環境測定（デザイン，サンプリング〔p.120〕，分析〔p.120〕）は，厚生労働大臣の定める作業環境測定基準に従って行わなければならない（安衛法2四，65②）．
- そのため，デザインでは必ずこの基準を満たすように計画を立てる．

測定の実施

試料の採取・捕集
サンプリング

- 作業環境測定における「サンプリング」とは，測定のための試料を採取または捕集することである．

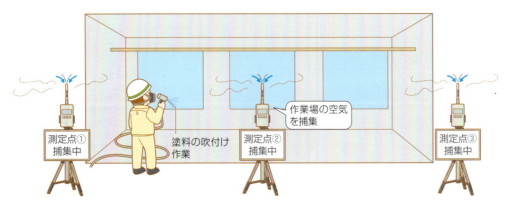
サンプリングの例

詳細 昭和51年4月22日労働省告示第46号（作業環境測定基準），昭和50年8月1日基発第448号

- 試料の採取・捕集後には，必要に応じて，分析を行うための前処理を行うことがある．

試料から測定対象物質のデータを得る
分析

- 作業環境測定における「分析」とは，サンプリングした試料に種々の理化学的（物理的・化学的）操作を加えて，測定しようとする物を分離し，定量し，又は解析することである．
- 通常，サンプリングした試料には測定対象とする物質以外のものも含まれている．また，1つの試料の中に複数の測定対象物質が混在していることもある．
- そのため，作業場でサンプリングした試料は作業環境測定機関などに持ち帰り，専用の機械を用いて分析を行うことが多い．

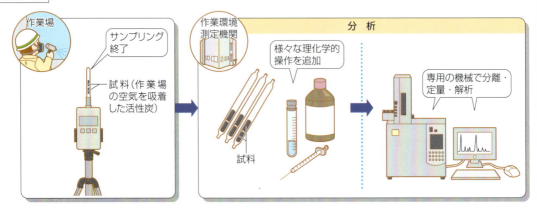
分析の例

詳細 昭和51年4月22日労働省告示第46号（作業環境測定基準），昭和50年8月1日基発第448号

結果の評価

作業環境測定の結果の評価
管理区分を判定

- 作業環境測定の結果の評価とは，指定作業場で必要となる作業環境測定項目のうち所定の5項目について，作業環境の管理の状態が3段階の区分（管理区分）のどれにあたるかを判定することである．
- 作業環境測定の結果の評価は，厚生労働大臣の定める「作業環境評価基準」に従って行わなければならない（安衛法65の2②）．義

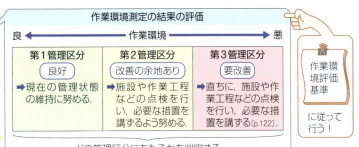

- 以下の5項目については測定後必ず作業環境測定の結果の評価を行う（安衛法65の2②など）．
  ❶ 所定の粉じん
  ❷ 所定の特定化学物質
  ❸ 石綿
  ❹ 所定の鉛業務を行う作業場における鉛・鉛化合物
  ❺ 第一種／第二種有機溶剤
  指定作業場

作業環境測定の結果の評価
良 ← 作業環境 → 悪

第1管理区分	第2管理区分	第3管理区分
良好	改善の余地あり	要改善
→現在の管理状態の維持に努める．	→施設や作業工程などの点検を行い，必要な措置を講ずるよう努める．	→直ちに，施設や作業工程などの点検を行い，必要な措置を講ずる（p.122）．

どの管理区分にあたるかを判定する

作業環境評価基準に従って行う！

詳細 安衛令21一，七，八，十，粉じん障害防止規則25，特定化学物質障害予防規則36④，有機溶剤中毒予防規則28①，昭和63年9月1日労働省告示第79号（作業環境評価基準），昭和63年9月16日基発第605号

- 他に，騒音を測定しなければならない作業場では，「騒音障害防止のためのガイドライン」（平成4年10月1日基発第546号）に従って，騒音についての作業環境測定の結果の評価を行うことが望ましい．

Advanced Study
管理濃度と許容濃度

- 作業環境測定の結果の評価〔前項〕には，「管理濃度」という指標を用いる．
- 他に，作業環境測定の結果の評価に直接用いるわけではないが，参考になるものとして「許容濃度」という指標がある．
- この2つの比較を表に示す．

	管理濃度	許容濃度
	「作業環境評価基準」の中で物質ごとに定められている．	安全データシートなどに記載があり，リスクアセスメント時に参照．
大まかな意味	管理区分〔前項〕を判定するための指標として用いる有害物質濃度．	これ以下なら1日8時間，週40時間程度働くほぼ全ての労働者に健康上の悪影響がないと判断される曝露濃度．
策定者	厚生労働大臣	日本産業衛生学会
法的拘束力	あり	なし

報告書の作成
測定結果などをまとめて事業者に提出

- 作業環境測定士は，作業環境測定の結果と，作業環境測定の結果の評価について，作業環境測定結果報告書（証明書）を作成し，事業者に提出する．
- 報告書の作成には基本的に，所定の様式（モデル様式）を用いる．

報告書の作成と提出

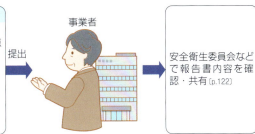

作業環境測定士

作業環境測定結果報告書（証明書）
- 単位作業場所等の概要
- 単位作業場所，主要な設備，測定点などの図面
- 測定対象物質
- 測定データ
- サンプリング実施時の状況
- 測定結果
- 評価（管理区分）
- 事業場記入欄＊ など

提出 → 事業者 → 安全衛生委員会などで報告書内容を確認・共有（p.122）

＊作業環境測定士から報告書を受け取った後に事業者側が記入する（p.123）．

詳細 昭和57年2月4日基発第85号，最終改正平成21年3月31日基発第0331024号（作業環境測定の記録のモデル様式について）

措置などの実施

報告書内容に基づいて
対応の検討

- 事業者側は，作業環境測定結果報告書を受け取ったら，まず安全衛生委員会などでその内容を確認・共有する．
- そのうえで，措置を実施する必要はあるか，また必要な場合は具体的に何を行うかなどを検討する．

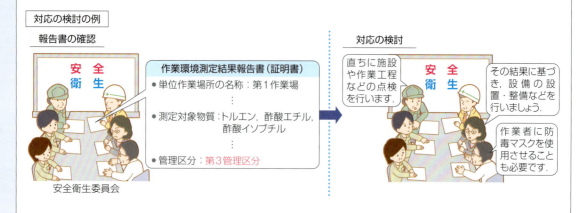

対応の検討の例

管理区分に応じて
対応の実施

- 事業者は，単位作業場所ごとに，作業環境測定結果報告書で示された管理区分に応じ，次のような対応を行う．

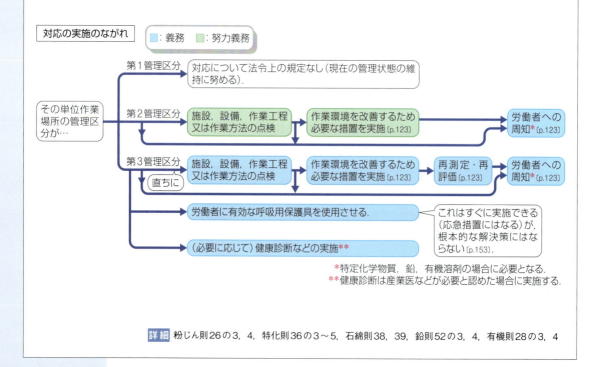

対応の実施のながれ

*特定化学物質，鉛，有機溶剤の場合に必要となる．
**健康診断は産業医などが必要と認めた場合に実施する．

詳細　粉じん則26の3, 4，特化則36の3～5，石綿則38, 39，鉛則52の3, 4，有機則28の3, 4

可能な限り優先度の高いものを実施
作業環境を改善するため必要な措置の例

- 作業環境を改善するため必要な措置の例を示す（左側に示すものほど効果が高く，優先度が高い）．
- 事業者は，合理的に実現可能な限り優先度の高い措置を実施し，その場所の管理区分が第1管理区分または第2管理区分となるようにする．

より優先 ←

| 危険性・有害性の高い化学物質等の製造・使用の中止 | 生産工程，作業方法の改善による有害物質の発散防止 | 設備の密閉・隔離，自動化，遠隔化（工学的対策） | 局所排気装置や全体換気装置等の設置（衛生工学的対策） |

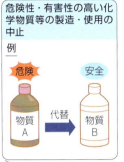
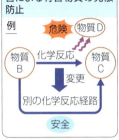
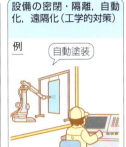
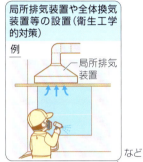

など

組み合わせて行うと効果的！

措置の効果を確認
再測定・再評価

- 事業者は，第3管理区分に区分された場所については，作業環境を改善するための措置を実施後，該当する有害因子の再測定と再評価を行わなければならない（粉じん則26の3②，特化則36の3②，36の5，石綿則38②，鉛則52の3②，有機則28の3②）．【義】

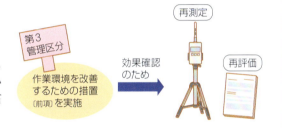

評価結果や措置内容など
労働者への周知

- 特定化学物質，鉛，有機溶剤の作業環境測定の結果の評価が第2管理区分または第3管理区分であった場所については，労働者に次のような周知を行わなければならない．【義】

労働者への周知
- 特定化学物質
- 鉛
- 有機溶剤
の作業環境測定の結果の評価が…

第2管理区分だった場所 → 右の❶～❷を労働者に周知
第3管理区分だった場所 → 右の❶～❸を労働者に周知

労働者への周知内容
❶作業環境測定の結果の評価の記録〔次項〕
❷作業環境を改善するため講ずる措置
❸再測定の結果の評価の結果

【詳細】特化則36の3③，36の4②，36の5，鉛則52の3③，52の4②，有機則28の3③，28の4②

測定・評価結果を所定年数分
記録の保存

- 事業者は，作業環境測定の結果および作業環境測定の結果の評価を記録し，所定の年数保存しなければならない（安衛法65①，65の2③など）．【義】

所定の年数保存（測定対象物質により異なる）
作業環境測定／作業環境測定の結果の評価の記録

作業環境測定の記録
- 測定日時　・測定方法　・測定箇所
- 測定条件　・測定結果
- 測定を実施した者の氏名
- 実施した措置の概要

作業環境測定の結果の評価の記録
- 評価日時　・評価箇所　・評価結果
- 評価を実施した者の氏名

【詳細】粉じん則26⑧，26の2②，特化則36②，③，36の2②，③，36の5，石綿則36②，37②，鉛則52②，52の2②，有機則28③，28の2②など

- また，作業環境測定結果報告書の事業場記入欄に，委員会の意見，産業医の意見，作業環境改善措置の内容などを記入しておく．

作業環境管理

事務所の環境管理

監 修
明星 敏彦

全体像

事務所において労働者の健康を守る
事務所の環境管理とは

- 事務所の環境管理とは，事務所（オフィスワークを行う職場）において，労働者の健康を守るため行う職場環境の管理のことである．

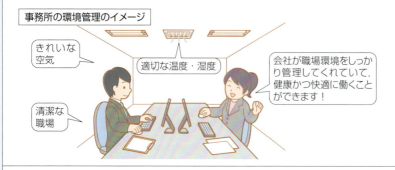

事務所の環境管理のイメージ

事務所は基本的にデスクワークを行う場であり，工場などとは環境が異なります．
そのため，環境管理については，他の職種とは別の規定になっているのです．

産業医

建築物衛生法や事務所衛生基準規則など
関連する主な法令

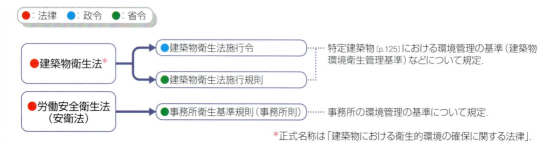

● : 法律　● : 政令　● : 省令

●建築物衛生法* → ●建築物衛生法施行令 …… 特定建築物[p.125]における環境管理の基準（建築物環境衛生管理基準）などについて規定．
　　　　　　　　→ ●建築物衛生法施行規則

●労働安全衛生法（安衛法） → ●事務所衛生基準規則（事務所則） …… 事務所の環境管理の基準について規定．

*正式名称は「建築物における衛生的環境の確保に関する法律」．

- 本章では特に，「建築物環境衛生管理基準」と「事務所則」に関する説明を行う．
- 中央管理方式の空気調和設備（空調）のある事務所では，空気環境測定について他に，労働安全衛生法施行令と作業環境測定基準が関係する．

一部の内容は共通
2つの基準の関係性

- 建築物環境衛生管理基準は，特定建築物（所定の規模以上の興行場，店舗，事務所など）に適用される基準である．
- 一方，事務所則は，事務所全般に適用される基準である．
- この2つの基準は全く別の内容であるわけではなく，一部の内容は共通のものとなっている．

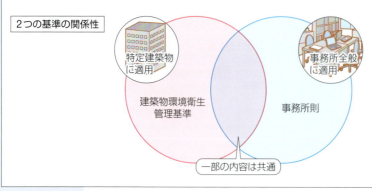

2つの基準の関係性

所定の規模以上の事務所では，両方の基準を満たす必要がありますが，それらの一部については共通の内容になっているということですね．

産業医

建築物環境衛生管理基準

特定建築物とは
ある程度の規模を有し多数の者が使用する建物

- 特定建築物とは，ある程度の規模を有し多数の者が使用・利用する建築物で，その維持管理について環境衛生上特に配慮が必要なものとして法令で定める建築物のことである（建築物衛生法2①）．
- 具体的には，次のような建築物が該当する（建築物衛生法施行令1）．

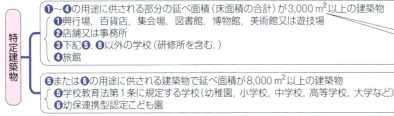
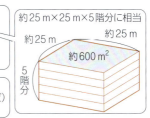

建築物環境衛生管理基準
特定建築物で維持管理すべき項目を規定

- 建築物環境衛生管理基準とは，特定建築物において維持管理すべき項目などを規定した基準のことである．
- 特定建築物の所有者，占有者その他の者でその特定建築物の維持管理について権原を有するものは，建築物環境衛生管理基準に従ってその特定建築物の維持管理をしなければならない（建築物衛生法4①）．

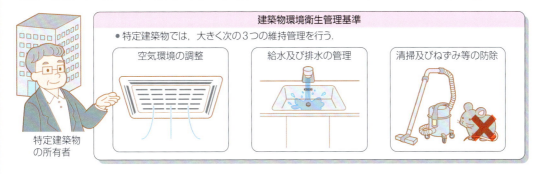

詳細 建築物衛生法施行令2，建築物衛生法施行規則2～3の2

維持管理の委託
通常はビルメンテナンス会社に任せる

- 特定建築物の維持管理は通常，専門業者（ビルメンテナンス会社など）に委託して実施する．

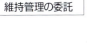
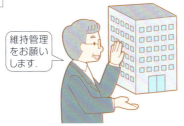
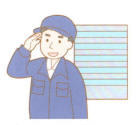

その他に行うこと

- 特定建築物の所有者（所有者以外にその特定建築物の全部の管理について権原を有する者があるときは，その権原を有する者）は，その特定建築物の建築物環境衛生管理技術者（ビル管理士）を選任しなければならない（建築物衛生法6①）．

事務所衛生基準規則

事務所衛生基準規則とは
事務所で管理すべき項目を規定

- 事務所衛生基準規則（事務所則）とは，事務所における事務室の環境管理や，清潔，休養，救急用具に関する事項を定めた法令のことである．
- 事務所を有する事業者は，事務所則に従って事務所の環境管理をしなければならない（事務所則2～23）．義

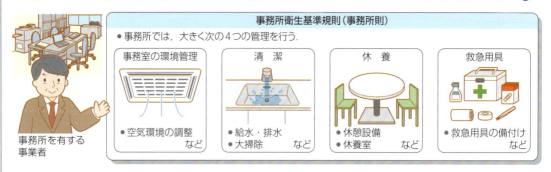

環境管理の実施
事業場の衛生管理者などに任せる

- 特定建築物内の事務所の場合，建築物環境衛生管理基準と共通している管理項目についてはビルメンテナンス会社などが実施しているため，事務所の事業者はその結果を確認すればよい．
- それ以外の管理項目については，事業場の衛生管理者などに行ってもらうとよい．

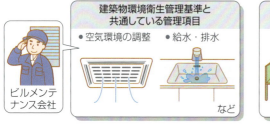
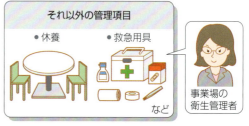

2つの基準の比較
建築物環境衛生管理基準と事務所則

●：義務　●：努力義務　▲：所定の要件を満たす場合，義務　—：規定なし

		建築物環境衛生管理基準	事務所則
目的		ある程度の規模を有し多数の者が使用・利用する建築物における環境の維持管理	事務所における環境の管理
適用対象		特定建築物	事務所
規定法令		建築物衛生法・同施行令・同施行規則	事務所衛生基準規則
実施義務者		特定建築物の所有者など	事務所を有する事業者
主な管理項目	空気環境の調整	●	●
	空気調和設備の維持管理	●	●
	給水及び排水の管理	●	●
	清掃及びねずみ等の防除	●	●
	休養*	—	●，▲（実施項目により異なる）
	救急用具	—	●

*事業場の状況に応じ，休憩設備，休養室／休養所，睡眠・仮眠設備，立業のためのいすを設置すること．

用語

説明のため必要となる 用語

産業医

ここは，わからない用語が出てきたときに確認するのでもいいですよ．

- 事務所の環境管理の説明に必要となる用語の解説を行う．

用 語	定義・意味
（建築物環境衛生管理基準における）居室	● 居住，執務，作業，集会，娯楽その他これらに類する目的のために継続的に使用する室のこと（建築基準法2四，昭和46年3月11日環衛第44号）．
（事務所則における）室	● 労働者を常時就業させる室のこと（事務所則2）．
空気調和設備（空調）	● 空気を浄化し，その温度，湿度及び流量を調節して供給*することができる設備のこと（建築物衛生法施行令2－イ，事務所則5①）．
機械換気設備	● 空気を浄化し，その流量を調節して供給*することができる設備のこと（建築物衛生法施行令2－ロ，事務所則5①）．
機械による換気のための設備	● 空気調和設備，機械換気設備，換気扇等動力による換気のための設備すべてのこと（昭和46年8月23日基発第597号）．
絶対湿度（容積絶対湿度）	● 1 m³の空気中に含まれる水蒸気量のこと（単位は g/m^3）． ● 乾燥関連の業務などで用いられる．
相対湿度	● 一般にいう「湿度」のこと（単位は%）． ● 相対湿度＝（空気中の水蒸気量/その温度における飽和水蒸気量）×100〔%〕 　　　　　＝（空気中の水蒸気圧/その温度における飽和水蒸気圧）×100〔%〕
給 水	● 水を供給すること．
飲料水	● 人の飲用，炊事用，浴用その他人の生活の用（旅館における浴用を除く．）に供する水のこと（建築物衛生法施行規則3の19，4①三）．
雑用水	● 飲料水および旅館における浴用に供する水以外の水のこと（建築物衛生法施行規則4の2①）． ● 具体的には，散水，修景，清掃，水洗便所の用などに供する水のこと．
採 光	● 太陽光線を室内に採り入れること，またはそれにより室内の明るさを得ること．
ルクス（lux，lx）	● 物体の表面を照らす光の明るさを表す指標（照度）の単位． ● 1ルクス＝光度1カンデラの光源から1m離れた所で，その光に直角な面が受ける明るさ
ppm	● 100万分の1（parts per million, 10^{-6}）のこと． ● 1 ppm＝0.0001%　　● 1%＝10,000 ppm

*建築物環境衛生管理基準においては，「排出」を含む（建築物衛生法施行令2－イ，ロ）．

どちらなのかを確認
空気調和設備の方式の種類

- 空気調和設備（空調）には大きく，中央管理方式と個別管理方式の2種類がある．
- 近年では，両方の方式を組み合わせて利用できる空調も広く普及している．

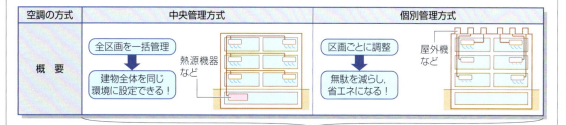

- どちらの方式なのかによって必要となる環境管理が異なる〔p.132, 133〕．
- 両方の方式を組み合わせて利用できる空調の場合は，それぞれの方式で必要となる環境管理を行う必要がある．

具体例

オフィスビルを例に
事務所の環境管理の例

- 事務所の環境管理の例（ここでは特定建築物に該当するオフィスビルの場合の例）を示す．
- 作業はビルメンテナンス会社社員（ビル管理士など）が行う．
- なお，ここでは代表的な管理項目のみを示している．他に必要となる管理項目についてはp.130～133を参照のこと．

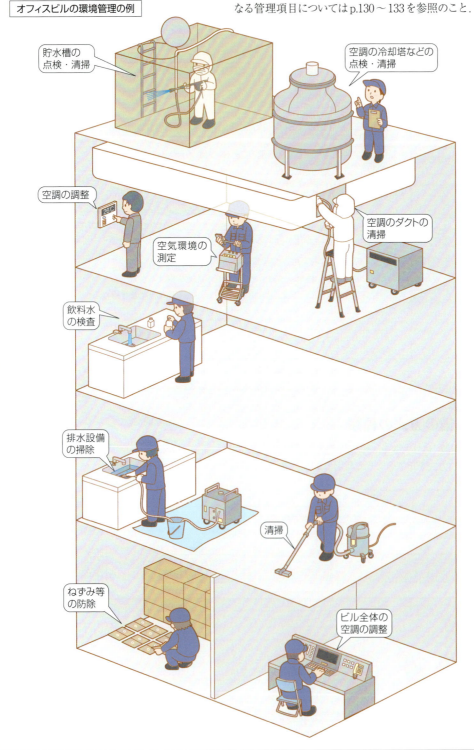

オフィスビルの環境管理の例

特に重要な管理項目

常に基準値を満たすよう
空気環境の調整

- 空調を設けている特定建築物の所有者，占有者その他の者でその特定建築物の維持管理について権原を有するものは，次の基準に適合するように居室の空気環境の調整を行わなければならない（建築物衛生法4①，建築物衛生法施行令2一）．

空気環境の調整と測定

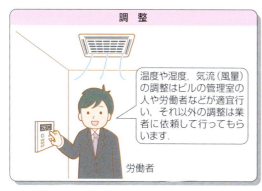

調整

温度や湿度，気流（風量）の調整はビルの管理室の人や労働者などが適宜行い，それ以外の調整は業者に依頼して行ってもらいます．

労働者

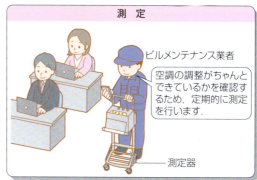

測定

ビルメンテナンス業者

空調の調整がちゃんとできているかを確認するため，定期的に測定を行います．

測定器

調整すべき項目と基準値

- おおむね次の基準に適合するように空気を浄化し，その温度，湿度又は流量を調節して供給する．

項 目	基準値（おおむね）	測定時期・頻度	規定法令
浮遊粉じんの量	0.15 mg/m³ 以下	2ヵ月以内ごとに1回	● 建築物衛生法施行令2一イ，ハ ● 建築物衛生法施行規則3の2三イ
一酸化炭素の含有率	百万分の十以下 （10 ppm以下）*1		
二酸化炭素の含有率	百万分の千以下 （1,000 ppm以下）		
温 度	17℃以上28℃以下*2		
相対湿度	40%以上70%以下		
気 流	0.5 m/s 以下		
ホルムアルデヒドの量	0.1 mg/m³ 以下	所定の要件を満たす場合，所定の期間に1回*3	● 建築物衛生法施行令2一イ，ハ ● 建築物衛生法施行規則3の2四

常にこれらの基準を満たすように空調を調整する．

*1 大気（特定建築物の主たる外気の取入口周辺における外気）中における一酸化炭素の含有率がおおむね百万分の十をこえるため，居室における一酸化炭素の含有率がおおむね百万分の十以下になるように空気を浄化して供給をすることが困難である場合は，百万分の二十以下（20 ppm以下）〔建築物衛生法施行規則2，昭和46年3月11日環衛第44号〕．
*2 居室における温度を外気の温度より低くする場合（冷房を入れる場合）は，その差を著しくしない（差は7℃以内が目安）〔建築物衛生法施行令2一イ，昭和46年3月11日環衛第44号〕．
*3 特定建築物の建築，大規模の修繕又は大規模の模様替（以下「建築等」と総称する．）を行ったときは，その建築等を行った階層の居室におけるホルムアルデヒドの量について，建築等を完了し，その使用を開始した日以後最初に到来する測定期間（6月1日から9月30日までの期間）中に1回測定する（建築物衛生法施行規則3の2四）．

一覧表

建築物環境衛生管理基準の概要
建築物環境衛生管理基準一覧

● 建築物環境衛生管理基準に基づき，特定建築物の所有者などが行う維持管理の一覧を示す（スペースの都合上，要点のみを記載する）．

凡例: ● 義務 / ● 努力義務 / ▲ 所定の要件を満たす場合，義務 / — 規定なし			特定建築物の設備状況		
			空気調和設備（空調）がある	機械換気設備がある	空調も機械換気設備もない
(1) 空気環境の調整	居室の空気の	浮遊粉じんの量	●（基準値：おおむね0.15 mg/m³以下）		—
		一酸化炭素の含有率	●（基準値：おおむね10 ppm以下）*1		—
		二酸化炭素の含有率	●（基準値：おおむね1,000 ppm以下）		—
		ホルムアルデヒドの量	▲（基準値：おおむね0.1 mg/m³以下）*2		—
	居室の	気流	●（基準値：おおむね0.5 m/s以下）		
		温度	●（おおむね17℃以上28℃以下）*3	—	—
		相対湿度	●（おおむね40%以上70%以下）		
	空調の	冷却塔・加湿装置に供給する水	●（供給する水は水道法第4条の水質基準を満たすこと）	—	—
		冷却塔・冷却水，加湿装置	●（汚れの状況の点検，清掃，換水等）	—	—
		排水受け	●（汚れ・閉塞の状況の点検，清掃等）	—	—
	空調・機械換気設備の維持管理*5		●		—
(2) 給水及び排水の管理	飲料水の管理	水質検査	● ❶省略不可項目〔11項目〕+金属等項目〔5項目〕 / ❷消毒副生成物〔12項目〕 / ❸揮発性有機化合物〔7項目〕*6		
		残留塩素の含有率の測定	●（基準値：原則として，遊離残留塩素0.1 ppm以上〔結合残留塩素の場合は0.4 ppm以上〕）		
		貯水槽の清掃	●		
	雑用水の管理	水質検査	● ・散水・修景・清掃の用に供する水は，pH値，臭気，外観，大腸菌，濁度の5項目 / ・水洗便所の用に供する水は，前記5項目のうち濁度を除く4項目		
		残留塩素の含有率の測定	●（基準値：原則として，遊離残留塩素0.1 ppm以上〔結合残留塩素の場合は0.4 ppm以上〕）		
	排水設備の掃除		●		
	給水・排水設備の維持管理*5		●		
(3) 清掃及びねずみ等の防除	清掃	日常の清掃	●		
		大掃除	●		
	ねずみ等の防除	調査と措置の実施	●（ねずみ等の発生場所，生息場所及び侵入経路並びにねずみ等による被害の状況について調査を実施し，その調査の結果に基づき，必要な措置を講じる）		
	掃除及びねずみ等の防除並びに掃除用機器等及び廃棄物処理設備の維持管理*5		●		

詳細 平成15年3月25日厚生労働省告示第119号（空気調和設備等の維持管理及び清掃等に係る技術上の基準），平成20年1月25日健発第0125001号（建築物環境衛生維持管理要領），平成15年5月30日厚生労働省令第101号（水質基準に関する省令）

測定，点検，調整，整備の実施時期・頻度	記録の保存規定（建築物衛生法施行規則20）	規定法令（建築物衛生法施行令・施行規則）
・2ヵ月以内ごとに1回測定し調整	・5年間	・令2一イ〜ハ ・規則3の2三，四
・所定の時期に1回測定*2し調整		
・2ヵ月以内ごとに1回測定し調整		
・2ヵ月以内ごとに1回測定し調整	・5年間	・令2一イ，ハ ・規則3の2三イ
―（常時）		
・使用開始時 ・原則として1ヵ月以内ごとに1回*4	・5年間	・令2一ニ ・規則3の18
・使用開始時 ・原則として1ヵ月以内ごとに1回		
・定期，必要時など	・5年間	・規則3
・❶は6ヵ月以内ごとに1回 ・❷は毎年6月1日から9月30日の間に1回 ・❸は3年以内ごとに1回	・5年間	・令2二イ ・規則4①
・7日以内ごとに1回		
・1年以内ごとに1回		
・pH値，臭気，外観は7日以内ごとに1回 ・大腸菌，濁度は2ヵ月以内ごとに1回	・5年間	・令2二ロ ・規則4の2①
・7日以内ごとに1回		
・6ヵ月以内ごとに1回	・5年間	・令2二ハ ・規則4の3①
・定期，必要時など	・5年間	・規則4②，4の2②，4の3②
―（適時）	・5年間	・令2三イ ・規則4の5①
・6ヵ月以内ごとに1回		
・6ヵ月以内ごとに1回	・5年間	・令2三ロ ・規則4の5②
・定期，必要時など	・5年間	・規則4の5③

*1 大気中における一酸化炭素の含有率が約10 ppmをこえるため，居室における一酸化炭素の含有率が約10 ppm以下になるように空気を浄化して供給をすることが困難である建築物では，おおむね20 ppm以下．

*2 特定建築物の建築，大規模の修繕，大規模の模様替（以下「建築等と総称する．」）を行った場合に，建築等を行った階層の居室におけるホルムアルデヒドの量について，建築等が完了しその使用を開始した日以後最初に到来する測定期間（6月1日〜9月30日）中に1回測定する．

*3 居室における温度を外気の温度より低くする場合は，その差を著しくしない．

*4 冷却塔，冷却水の水管及び加湿装置の清掃は少なくとも1年以内ごとに1回必ず行わなければならない．

*5 「平成15年3月25日厚生労働省告示第119号（空気調和設備等の維持管理及び清掃等に係る技術上の基準）」に従って行う．

*6 ❸は，地下水などを水源の全部又は一部とする場合に検査する．

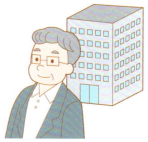

特定建築物の所有者

事務所則の概要
事務所則一覧

- 事務所則に基づき，事務所を有する事業者が行う環境管理の一覧を示す（スペースの都合上，要点のみを記載する）．

凡例：
- ●：義務
- ●：努力義務
- ▲：所定の要件を満たす場合，義務
- ―：規定なし

			事務所の設備状況			
			空気調和設備（空調）がある		❸機械換気設備がある	❹空調も機械換気設備もない
			❶中央管理方式の空調	❷個別管理方式の空調		
(1) 事務室の環境管理	気積（室内の空間の体積）		●（基準値：労働者1人について10 m³以上*1）			
	換気（直接外気に向かって開放することのできる部分の面積）		●（基準値：床面積の1/20以上*2）			
	室の空気の	一酸化炭素の含有率	●（基準値：50 ppm以下）			
		二酸化炭素の含有率	●（基準値：5,000 ppm以下）			
		ホルムアルデヒドの量	▲（基準値：0.1 mg/m³〔0.08 ppm〕以下）*3, 4			
	室に供給される空気の	浮遊粉じん量	●（基準値：0.15 mg/m³以下）		―	―
		一酸化炭素の含有率	●（基準値：10 ppm以下*5）		―	―
		二酸化炭素の含有率	●（基準値：1,000 ppm以下）		―	―
		ホルムアルデヒドの量	●（基準値：0.1 mg/m³以下）		―	―
	室の気流		●（基準値：0.5 m/s以下）		―	―
	室温の測定		●	―	―	―
	外気温の測定		●	―	―	―
	室の相対湿度の測定		●	―	―	―
	室温調整		●*6 ●（17℃以上28℃以下）		●*6	●*6
	室の相対湿度の調整		●（40%以上70%以下）		―	―
	作業面の照度		●（基準値：300ルクス／150ルクス／70ルクス以上*7）			
	室の採光および照明の調整		●	●	●	●
	騒音・振動対策		▲*8, 9	▲*8, 9	▲*8, 9	▲*8, 9
	設備の点検	燃焼器具*10	●	●	●	●
		機械による換気のための設備	●	●	●	●
		空気調和設備の汚れの状況	●*11	●*11	―	―
		照明設備	●	●	●	●
(2) 清潔	給水の実施・整備		●	●	●	●
	排水設備の補修・掃除		●	●	●	●
	洗面設備の設置		●	●	●	●
	更衣設備・被服乾燥設備の設置		▲*12	▲*12	▲*12	▲*12
	便所の設置・清潔保持		●	●	●	●
	大掃除		●	●	●	●
	ねずみ・昆虫対策		●	●	●	●
(3) 休養	休憩設備の設置		●	●	●	●
	休養室または休養所の設置		▲*13	▲*13	▲*13	▲*13
	睡眠・仮眠設備の設置		▲*14	▲*14	▲*14	▲*14
	立業のためのいすの設置		▲*15	▲*15	▲*15	▲*15
(4) 救急用具	救急用具の備付け		●	●	●	●
	備付け場所と使用方法の周知		●	●	●	●
	救急用具の清潔保持		●	●	●	●

測定，点検，調整，整備の実施時期・頻度	記録の保存規定	規定法令（事務所則）
―（常時維持）	―	2条
●常時維持	―	3条①
●❶では2ヵ月以内ごとに1回測定し調整 ●❷〜❹では規定なし（適時測定し調整）	●❶では3年間 ●❷〜❹では規定なし	3条② 7条
●所定の時期に1回測定*3	―	7条の2
―（適時測定し調整）	―	5条①
―（適時測定し調整）	―	5条②
●原則として2ヵ月以内ごとに1回	●3年間	7条
―（常時）	―	4条 5条③
―（常時）	―	5条③
―（適時測定し調整）	―	10条①
―（常時）	―	10条②
●所定の騒音または振動があるとき*8, 9	―	11条 12条
●燃焼器具を使用する期間，毎日	―	6条②
●はじめて使用するとき ●2ヵ月以内ごとに1回 ●分解して改造・修理したとき	●3年間	9条
●使用開始時 ●原則として1ヵ月以内ごとに1回	―	9条の2
●6ヵ月以内ごとに1回	―	10条③
―（常時）	―	13条
―（適時）	―	14条
―（常時）	―	18条①
―（常時*12）	―	18条②
―（常時）	―	17条
●6ヵ月以内ごとに1回	―	15条一
●6ヵ月以内ごとに1回	―	15条二，三
―（適時）	―	19条
―（常時*13）	―	21条
―（必要時*14）	―	20条
―（常時*15）	―	22条
―（常時）	―	23条①
―（常時）	―	23条①
●常時	―	23条②

*1 設備の占める容積と，床面から4mをこえる高さにある空間を除く．
*2 換気が十分に行われる性能を有する設備を設けたときはこの限りでない．
*3 室の建築，大規模の修繕，大規模の模様替を行った場合に，それらが完了し室の使用を開始した日以後最初に到来する6月〜9月の間に1回測定する．
*4 事務所則では基準値は定められていないが，建築物衛生法施行令2ーイおよび平成14年3月15日基発第0315002号における基準値にならい，ここではその基準値を記載した．
*5 外気が汚染されているために，一酸化炭素の含有率が100万分の10以下の空気を供給することが困難な場合は，100万分の20（20 ppm）以下．
*6 室温が10℃以下の場合は暖房を行うなど適当な措置を講ずる．また冷房を行う場合は，室温が外気温より著しく低くならないようにする．
*7 それぞれ，精密な作業／普通の作業／粗な作業の基準値．
*8 室内の労働者に有害な影響を及ぼすおそれのある騒音または振動があるとき．
*9 カード穿孔機，タイプライター，その他の事務用機器で騒音を発するものを5台以上集中して同時に使用するとき．
*10 石油ストーブ，ガスコンロ，ガス湯沸器など．
*11 冷却塔，冷却水，加湿装置，排水受けの汚れなどを確認し，必要に応じ清掃や換水を行う．また，冷却塔，冷却水の水管，加湿装置については必ず1年以内ごとに1回清掃を行わなければならない．
*12 被服が汚染・湿潤する，もしくはそのおそれのある労働者がいる場合．
*13 常時50人以上の労働者，または常時30人以上の女性労働者を使用する場合．
*14 夜間，労働者に睡眠を与える必要がある場合，または労働者が就業の途中に仮眠することのできる機会がある場合．
*15 持続的立業に従事する労働者が就業中しばしば座ることのできる機会がある場合．

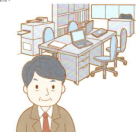

事務所を有する事業者

作業環境管理

快適な職場環境の形成

監修　明星 敏彦

労働者がいきいきと働ける
快適な職場環境の形成とは

- 快適な職場環境の形成とは，労働者が疲労やストレスを感じることが少なく，いきいきと働くことのできる職場環境を構築することである．
- 事業者は，事業場における安全衛生の水準の向上を図るため，適切な措置を継続的かつ計画的に講ずることにより，快適な職場環境を形成するように努めなければならない（労働安全衛生法〔安衛法〕71の2）．努

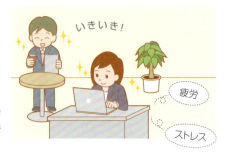

法令の基準＋自主的な活動
位置づけ

- 快適な職場環境を形成するには，事業者は法令で定められた最低限の基準を守るだけでなく，自主的な活動によって職場環境をより良くしていく必要がある．
- なお，快適な職場環境の形成については，労働省（現厚生労働省）による指針がある（事業者が講ずべき快適な職場環境の形成のための措置に関する指針：平成4年7月1日労働省告示第59号）．

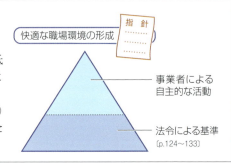

大きく4つ
分類

- 快適な職場環境の形成の内容は，大きく次の❶～❹に分類できる．
- 快適な職場環境の形成には，作業環境管理だけでなく，様々な内容が含まれる．

快適な職場環境の形成の内容

❶作業環境の管理　❷作業方法の改善　❸疲労回復施設・設備　❹その他の施設・設備の維持管理

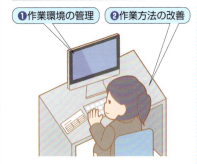
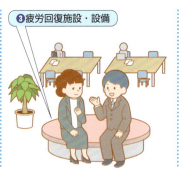
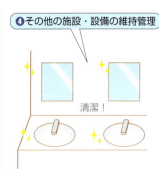

実施の際の
注意点

- 快適な職場環境の形成を実施する際の注意点を示す．

注意点	説明	例
継続的かつ計画的な取組	一時的な職場環境の改善で終わることなく，継続的かつ計画的に取り組む．	担当部署を決め，定期的に計画を議論・見直し
労働者の意見の反映	労働者の意見ができるだけ反映されるようにする．	安全衛生委員会で労働者の意見を聴取
個人差への配慮	職場環境の感じ方には個人差があることに注意する．	寒がりな人のことも考えて冷房を調整
潤いへの配慮	仕事の効率性や機能性だけを追求するのでなく，労働者の緊張をほぐすような配慮を行う．	職場に植物や絵画を設置

詳細　平成4年7月1日労働省告示第59号，平成4年7月1日基発第392号

いろいろ工夫してみよう
実施内容の具体例

- 快適な職場環境の形成の具体例を示す．実際には，それぞれの職場の状況に応じ，いろいろと工夫しながら行うとよい．

法令による基準については，すでにp.124～133で説明したので，ここでは事業者による自主的な活動の例を示します．

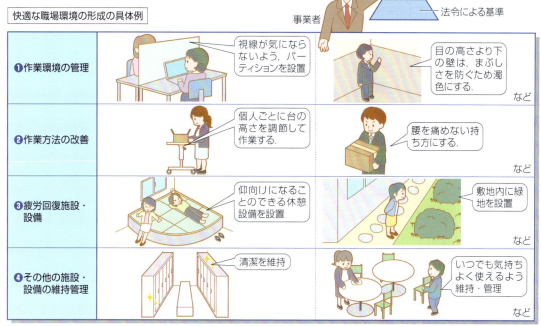

詳細　平成4年7月1日労働省告示第59号，平成4年7月1日基発第392号

Supplement

情報機器作業（VDT作業）における労働衛生管理

- 情報機器作業とは，「パソコンやタブレット端末等の情報機器を使用して，データの入力・検索・照合等，文章・画像等の作成・編集・修正等，プログラミング，監視等を行う作業」のことである．
- 元々「VDT（visual display terminals）作業」とよばれていたが，用語が一般になじみがないことや，多様な機器（タブレットやスマートフォンなど）が労働現場で使用されている状況をふまえ，「情報機器作業」とよばれるようになった．
- 情報機器作業は，作業者の心身の疲労や健康障害の原因になることがある．その予防のため，厚生労働省は「情報機器作業における労働衛生管理のためのガイドライン」（令和元年7月12日基発0712第3号）を定めている．

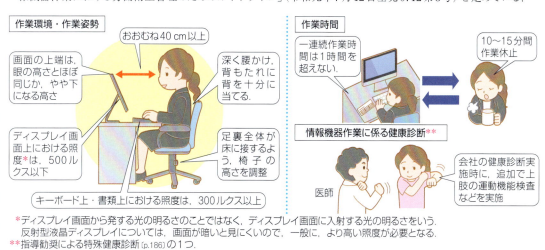

*ディスプレイ画面から発する光の明るさのことではなく，ディスプレイ画面に入射する光の明るさをいう．
　反射型液晶ディスプレイについては，画面が暗いと見にくいので，一般に，より高い照度が必要となる．
**指導勧奨による特殊健康診断(p.186)の1つ．

作業環境管理

受動喫煙対策

監修
明星 敏彦

受動喫煙とは

他人のたばこの煙にさらされること
受動喫煙

- 受動喫煙とは、人が他人の喫煙によりたばこから発生した煙にさらされることである（健康増進法28三*）。

*2020（令和2）年4月1日施行予定の健康増進法。

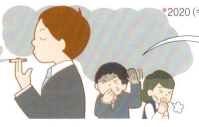

喫煙
- 吸入する目的でたばこを燃焼または加熱し、煙（蒸気を含む）を発生させること。

受動喫煙
- 他人の喫煙によりたばこから発生した煙にさらされること。
- 職場で発生すると、作業環境の悪化につながる。

いろいろある
たばこの種類

- たばこには、形状や煙の発生方法などにより、様々な種類がある。
- ここでは代表的な種類を示す。

代表的な種類	❶紙巻たばこ	❷葉巻	❸加熱式たばこ
概要	火で燃焼（約700〜900℃）させて吸う。	火で燃焼させて吸う。	電気で加熱（約30〜350℃）して吸う。
健康増進法上の扱い	たばこ	たばこ	たばこ（指定たばこ）

- 「❶、❷」と「❸」とでは、健康増進法上の規定（行うべき受動喫煙対策）が異なる。
- 本書では基本的に、❶と❷に関する説明を行う。

主流煙、副流煙、呼出煙
煙の分類

- たばこによって発生する煙は、主流煙、副流煙、呼出煙の3つに分類される。
- 受動喫煙はこのうち、副流煙と呼出煙によって生じる。

【煙の分類】

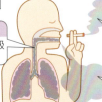

主流煙
- 喫煙者が吸いこむ煙。

副流煙
- たばこの先端（点火部）から発生する煙。

呼出煙
- 喫煙者からはき出される煙。

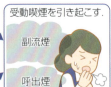

受動喫煙を引き起こす。
副流煙
呼出煙

主流煙だけでなく、副流煙と呼出煙にも多くの有害物質が含まれます。これが様々な健康障害の原因になるのです〔次項〕。

 産業医

成人から小児まで
受動喫煙による健康障害

- 受動喫煙は様々な健康障害を引き起こす。
- ここではその代表例を示す。

【「受動喫煙」による健康障害】

自ら喫煙すること（能動喫煙）による喫煙者自身への健康障害〔p.53〕と混同しないよう注意！

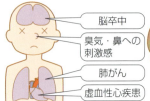

脳卒中
臭気・鼻への刺激感
肺がん
虚血性心疾患

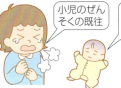

小児のぜんそくの既往
乳幼児突然死症候群

など

➡ 受動喫煙対策が重要！

法令根拠

規定法令
健康増進法がメイン

- 受動喫煙対策については主に，健康増進法で規定されている．
- また，労働安全衛生法（安衛法）では，受動喫煙対策が事業者（会社）の努力義務として規定されている．

規定法令		
●健康増進法 ●健康増進法施行令 ●健康増進法施行規則	多数の者が利用する施設（事業場を含む）の管理権原者や交通機関の管理権原者などに対し，健康増進法に基づく受動喫煙対策を実施することを規定．	やるべきことが具体的に決まっている．→特に重要な内容を本書で説明
●労働安全衛生法（安衛法）	事業者に対し，事業場の実情などに応じた受動喫煙対策を実施するよう努めることを規定．	何をやるかは事業者に任されている．

健康増進法の改正
段階的に実施

- 健康増進法のうち，受動喫煙対策に関する内容については，段階的に改正が施行される．

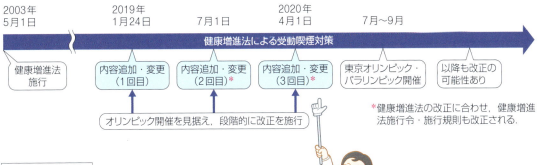

* 健康増進法の改正に合わせ，健康増進法施行令・施行規則も改正される．

本書ではこの時点で施行される法令に基づき解説します．
産業医

本書の説明方針
- 本書では，2020（令和2）年4月1日施行予定の健康増進法に則して説明を行う．
- また本書では，オフィスワークを行う職場（事務所）で必要となる受動喫煙対策を中心に説明を行う．

いつ施行の法令に則して説明するか	●2020（令和2）年4月1日施行予定の健康増進法・施行令・施行規則
対象とする施設	●オフィスワークを行う職場（事務所）

関連文書・資料
これらも参考に

- ここでは，受動喫煙対策について学ぶうえで役立つ文書や資料をいくつか紹介する．

	文書・資料	概　要
通達・通知	●令和元年7月1日基発0701第1号	●職場における受動喫煙防止のためのガイドライン，健康増進法における技術的基準など．
	●平成31年2月22日健発0222第1号	●健康増進法に基づく受動喫煙対策に関する補足・留意点．
	●平成27年5月15日基発0515第1号	●安衛法に基づく受動喫煙対策に関する補足・留意点．
WEBサイト	●厚生労働省ホームページ：受動喫煙対策	●健康増進法の改正内容の要点と解説，参考資料など．
	●厚生労働省ホームページ：職場における受動喫煙防止対策について	●各種支援事業（助成金，相談対応，たばこ煙濃度などの測定機器の貸出）の案内，参考資料など．

※ここで紹介したのは2019（令和元）年11月時点のものである．受動喫煙対策については今後も様々な文書・資料が公表される予定のため注意する．

用語

多数の者が利用する施設
特定施設

- 健康増進法における受動喫煙対策では，多数の者が利用する施設を「特定施設」という（健康増進法28四〜七）．
- 特定施設は次の❶〜❸に分けられる．

多数の者が利用する施設のこと．	特定施設		
	❶第一種施設	・受動喫煙により健康を損なうおそれの高い者（未成年者，病気の患者など）が主として利用する施設（学校，病院，児童福祉施設など）． ・国および地方公共団体の行政機関の庁舎（省庁，役所など）．	
	❷第二種施設	・❶と❸以外の施設（事務所，工場，ホテル・旅館，飲食店など）．	
	❸喫煙目的施設	・喫煙場所の提供を主たる目的とする施設（公衆喫煙所，シガーバーなど）．	

- 特定施設の種類によって必要となる受動喫煙対策が異なる．

4つに分類して理解
禁煙と分煙

- 「禁煙」と「分煙」の言葉の意味は，次の表のように分類することができる．

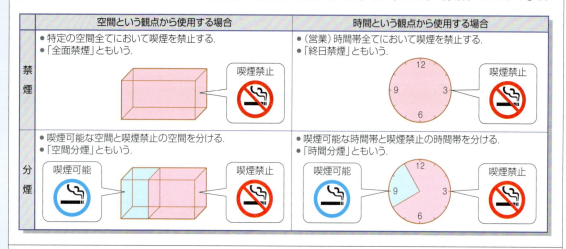

法改正に合わせた新しい用語
原則敷地内禁煙と原則屋内禁煙

- 健康増進法の改正に合わせ，現在では，「原則敷地内禁煙」と「原則屋内禁煙」という言葉が用いられるようになってきている．

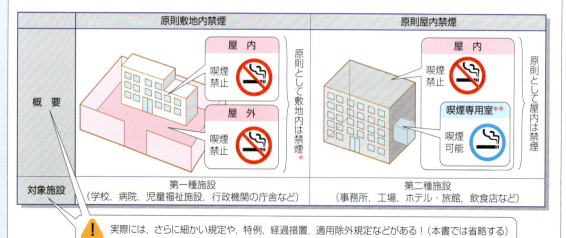

⚠ 実際には，さらに細かい規定や，特例，経過措置，適用除外規定などがある！（本書では省略する）

*法令上は，一定の要件を満たせば屋外に喫煙可能な場所（特定屋外喫煙場所）を設置することができる（健康増進法28十三，29①）．ただし，第一種施設においては，あくまで敷地内は全て禁煙とすることが健康増進法の本来の趣旨であって，特定屋外喫煙場所の設置が推奨されるわけではない（平成31年2月22日健発0222第1号）．

**一定の要件を満たした場合，施設の管理権原者が任意で設置できる（健康増進法33①〜③）．

受動喫煙対策の進め方

基本方針
環境整備＋禁煙支援

- 受動喫煙対策では，❶職場の環境整備と❷喫煙者の禁煙支援の両方を行うことが重要である．

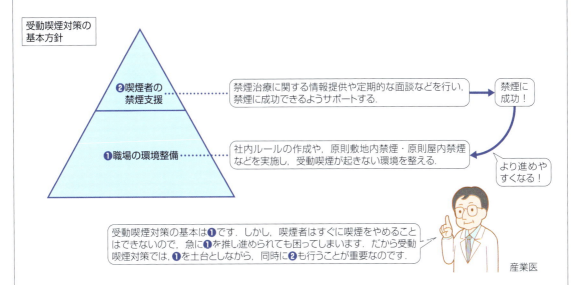

実施のながれ
計画を立てて進める

- 職場における受動喫煙対策の大まかなながれを示す．
- ここで示すのはあくまで一例であり，何をどのように行っていくかは職場の実情に応じて自由に決めてよい．

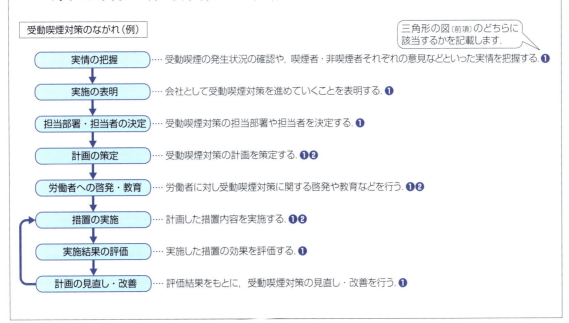

実施内容

受動喫煙の発生状況など情報を収集
実情の把握

- 受動喫煙対策は，衛生委員会〔p.101〕などの場で，受動喫煙の発生状況や，喫煙者・非喫煙者の意見などといった実情を把握するところから始まる．

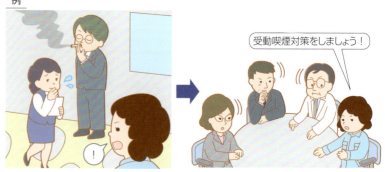

経営幹部が率先して
実施の表明

- 会社として受動喫煙対策を進めていくことを表明する．
- 実施の表明は，会社の経営幹部が率先して行うとより効果が高い．

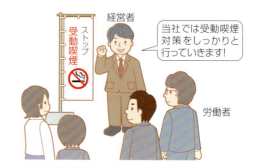

受動喫煙対策を進める
担当部署・担当者の決定

- 受動喫煙対策を円滑に進めるため，衛生委員会などの他適宜担当部署・担当者を決める．

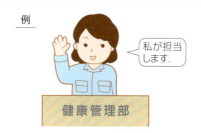

衛生委員会などで
計画の策定

- 衛生委員会などで受動喫煙対策の計画を策定する．

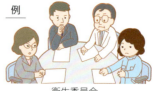

理解と協力を得るため
労働者への啓発・教育

- 職場における受動喫煙対策を成功させるためには，労働者の理解と協力が不可欠である．
- そのため会社は，受動喫煙対策に関する措置を開始する前に，労働者に対し受動喫煙対策に関する啓発や教育などを行う必要がある．

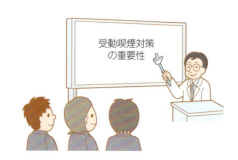

原則屋内禁煙など
措置の実施

- 受動喫煙対策として実際に行う措置の例を示す．
- 事務所の場合，少なくとも原則屋内禁煙にすることが必要であるが〔p.138〕，それ以外の措置については，何をやるかは職場の実情に応じて自由に決めてよい．

措置内容の例

❶原則屋内禁煙の実施

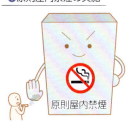

❷喫煙専用室の設置＊

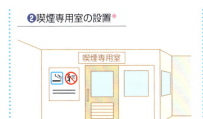

❸喫煙者の禁煙支援

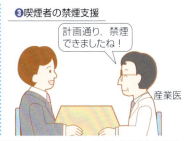

＊法令上これを行うことができるのは，その施設の管理権原者（施設における受動喫煙対策の方針の判断・決定を行う立場にあり，そのために必要な設備の改修などを適法に行うことができる権原を有する者）であるため，実施する場合は管理権原者と相談したうえで行う．
- 以降，❷と❸について詳しい説明を行う．

細かい基準・規定がある
喫煙専用室

- 喫煙専用室とは，第二種施設等＊内において，喫煙だけを行うことのできる場所として施設等の管理権原者が定める部屋のことである（健康増進法33①）．
- 喫煙専用室の設置には，法令による基準・規定がある（健康増進法33①〜⑦，健康増進法施行規則16，17）．

喫煙専用室の設置に関する基準・規定（要点のみ）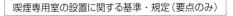

＊第二種施設，旅客運送事業鉄道等車両，旅客運送事業船舶のこと．
＊＊通知（平成31年2月22日健発0222第1号）や厚生労働省ホームページでそれぞれの標識の例が示されている．

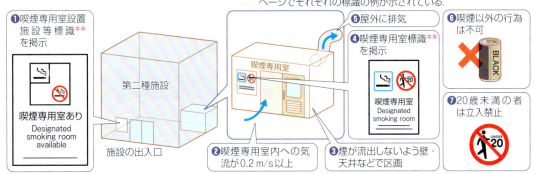

詳細　平成31年2月22日健発0222第1号，令和元年7月1日基発0701第1号

- 第二種施設等では，喫煙専用室を設置せず，単に施設等内を全面禁煙（屋内全面禁煙）とするのでもよい．

他社の事例なども参考に
喫煙者の禁煙支援

- 会社が行う喫煙者の禁煙支援の例を紹介する．
- その他，他社が実際に行っている事例などを調べ参考にしてみるとよい．

禁煙支援の例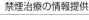

禁煙治療の情報提供

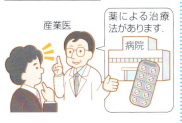

定期的な面談

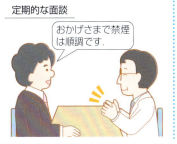

禁煙成功者の表彰

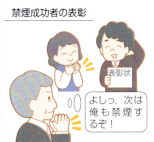

- 禁煙治療は，一定の要件を満たす場合，医療保険（健康保険）が適用となる（平成30年3月5日保医発0305第3号）．

措置の効果を確認
実施結果の評価

- 受動喫煙対策の措置の効果を確認するため，定期的に実施結果の評価を行う．
- ここでは評価方法の例を示す．

評価方法の例

喫煙率の変化

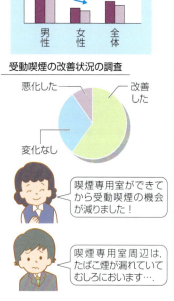

喫煙専用室の空気環境測定

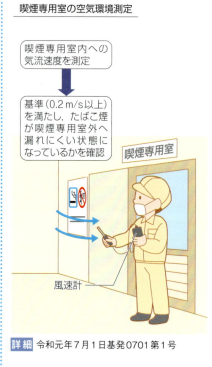

詳細 令和元年7月1日基発0701第1号

禁煙支援の満足度調査

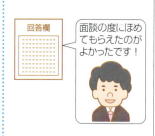

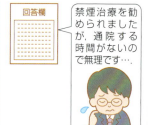

- 受動喫煙対策に関する空気環境測定は，おおむね3ヵ月以内ごとに1回以上行うとよい（厚生労働省ホームページ：「たばこ煙の流出防止措置の効果を確認するための測定方法の例」，「脱煙機能付き喫煙ブースの性能を確認するための測定方法の例」）．
- 受動喫煙対策に関する空気環境測定は誰が行ってもよい（資格などは特に必要ない）．

実施結果の評価などをもとに
計画の見直し・改善

- 職場の受動喫煙対策をより良いものにしていくため，定期的に計画の見直し・改善を行う．

計画の見直し・改善

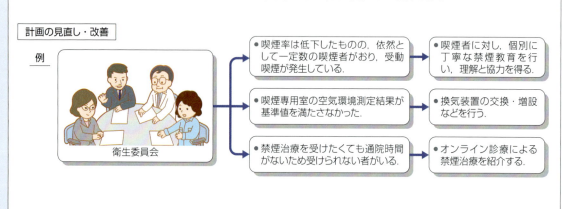

その他

労働者の募集を行う際に
受動喫煙防止措置に関する事項の明示

- 労働者の募集を行う者は，労働者になろうとする者に対し，労働条件に加え，職場で講じている受動喫煙防止措置に関する事項を明示しなければならない（職業安定法5の3①，④，職業安定法施行規則4の2③九*）．

*2020（令和2）年4月1日施行予定の職業安定法施行規則．

例

募集要項	
業務内容	…………
勤務時間	…………
給与	…………
受動喫煙防止措置に関する事項	原則屋内禁煙（喫煙専用室あり）

募集および求人の申込みの際に
- 施設の敷地内又は屋内を全面禁煙としている
- 施設の敷地内又は屋内を原則禁煙とし，特定屋外喫煙場所や喫煙専用室等を設けている
- 施設の屋内で喫煙が可能である

などといった内容を明示する．

詳細　令和元年7月1日基発0701第1号

Advanced Study
国による支援事業

- 国は，職場における受動喫煙対策を促進するため，各種支援事業を行っている．

国による支援事業	概要
受動喫煙防止対策助成金	・喫煙専用室の設置などを行う際に，その費用の一部を助成する．
受動喫煙防止対策に係る相談支援	・職場の受動喫煙対策に関する相談に専門家が応じる． ・全国で職場の受動喫煙防止対策に関する説明会を開催する． ・会社の研修や団体の会合に専門家を派遣して出前講座を行う．
受動喫煙防止対策に関する測定機器貸出	・たばこ煙濃度などの測定のための機器を無料で貸し出す． ・希望に応じ，事業場を訪問して機器の使用方法を説明する．

詳細
1) 厚生労働省ホームページ：職場における受動喫煙防止対策について．
https://www.mhlw.go.jp/stf/seisakunitsuite/bunya/koyou_roudou/roudoukijun/anzen/kitsuen/index.html
（2019年11月閲覧）
2) 厚生労働省・都道府県労働局：受動喫煙防止対策助成金の手引き．第3版，2019

作業環境管理　受動喫煙対策

MEMO

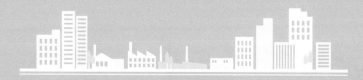

作業管理

Occupational Health * An illustrated Reference Guide

Index

	〈監 修〉
作業管理総論 ………………………………… 146	泉 博之
作業管理の具体的手法 ……………………… 148	泉 博之
	明星 敏彦

作業管理

作業管理総論

監修
泉 博之

作業管理とは
労働者の安全と作業効率を確保する

- 労働者が働く際，作業の内容や方法によって有害因子の影響を受け，疾病や障害（腰痛やじん肺，難聴など）を生じることがある．
- このような問題は，作業方法や作業時間の改善，保護具の使用などによって軽減させることができる．このような取り組みを作業管理という．
- 作業管理は労働衛生の3管理〔p.7〕の1つであり，身体への負担を適切に管理し，労働者が作業能力を十分に発揮できるよう条件を整えることを目的としている．

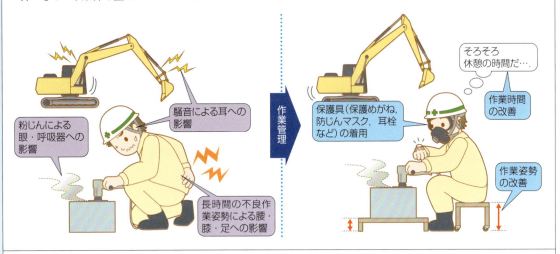

作業環境管理との違い
作業場全体に注目するか作業者個人に注目するか

- 作業管理と混同しやすいものとして，作業環境管理〔p.112〕がある．
- ここでは，作業環境管理と作業管理の比較を示す．

	作業環境管理	作業管理
概念	・作業場全体に注目する．	・作業者個人に注目する．
目的	・作業環境中の有害因子（有害物質，温度，騒音など）を管理する．	・作業負荷を軽減する． ・作業者が有害因子にさらされる量（曝露量）を管理する．

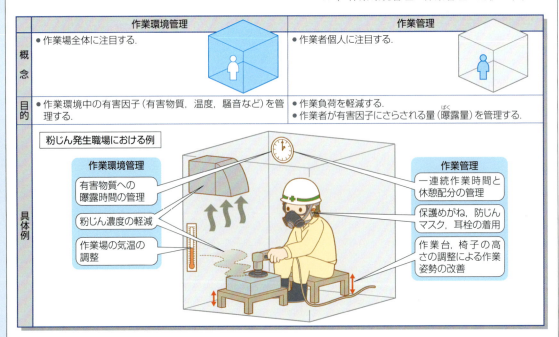

3種類に分類
作業管理の種類

- 明確な分類が定められているわけではないが，主に作業管理として取り扱われる分野として，❶作業方法の改善，❷作業時間・労働時間の適正化，❸個人保護具の適正な使用がある．
- これらを適切に管理することにより働きやすさが得られ，疲労の軽減や作業効率の向上にもつながるとともに，労働者の安全衛生を確保することができる．

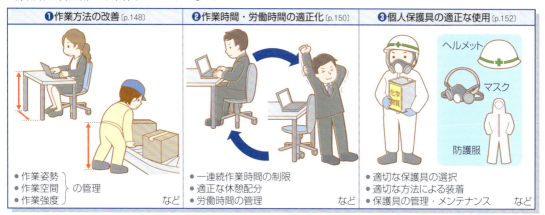

実際の作業方法などに関する詳細事項は限定的
作業管理に関する法令

- 作業管理に関する法令は，❸個人保護具の適正な使用などの環境や条件に関する内容についての規定が中心である．
- これに対し，❶作業方法の改善や❷作業時間・労働時間の適正化などの実際の作業方法に関する内容は，労働安全衛生法第65条の3により「労働者の健康に配慮して，労働者の従事する作業を適切に管理する」努力義務が事業者（会社）に課されているものの，具体的な内容は定められていない．
- そのため，実際の作業方法に関する内容については法令に基づいて管理することは難しく，各事業場の作業内容や作業者の状況に合わせ，自主的な取り組みを行う必要がある．

作業管理に関する主な法令と規定内容

- ●労働安全衛生法（安衛法）
  - 労働者の健康に配慮し，作業を適切に管理する努力義務
  - 作業に起因する健康障害の防止措置の実施義務

  - ●労働安全衛生規則（安衛則）
  - ●粉じん障害防止規則
  - ●鉛中毒予防規則
  - ●四アルキル鉛中毒予防規則
  - ●有機溶剤中毒予防規則
  - ●特定化学物質障害予防規則
  - ●高気圧作業安全衛生規則
  - ●電離放射線障害防止規則
  - ●石綿障害予防規則
  - ●酸素欠乏症等防止規則
  など

  - 作業に起因する健康障害防止措置の具体的内容

  例
  - 作業主任者の選任
  - 保護具の管理・装着
  - 有害な場所の明示・立入禁止措置
  - 有害業務の作業手順
  - 有害業務の注意事項の掲示

  など

→ 作業環境や条件に関する規定が中心

→ 実際の作業方法などに関する詳細事項は限定的

→ 実際の作業方法については各事業場の作業内容や作業者の状況に合わせ，自主的な取り組みを行う．

実際の作業方法については，法令での具体的規定はほとんどありませんが，作業によっては行政通達や国際規格がありますので参考にしましょう．

産業医

作業管理

作業管理の具体的手法

監 修
泉 博之
明星 敏彦

作業方法の改善

監 修
泉 博之

労働者が作業を行う空間や台など
作業空間・作業面とは

- 労働者が作業をしたり，必要な道具を持ってきたりするために，体を移動させる必要のある領域のことを作業空間という．
- また，作業空間のうち，主に作業を行う作業台や床，机などのことを作業面という．

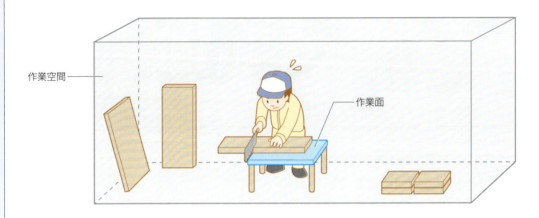

広さや高さの調節を行う
作業空間・作業面の管理

- 作業空間は，材料や道具の置き場所を工夫し，不必要な人や物の移動をできるだけ少なくしたうえで，作業をするのに十分な広さを確保するのが望ましい．
- また，作業面の高さや広さは，作業内容や，作業者の体格（身長・座高・手の到達範囲など）・筋力・視力などの要因を考慮したうえで，決定する必要がある．

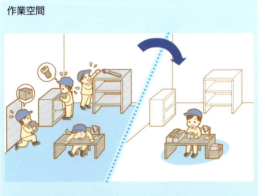

- 材料や道具を作業場に近づけて配置する．
- 人や物の移動を少なくする．

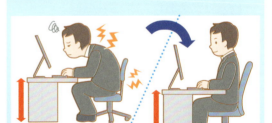

- 労働者の体格に合わせて作業面の高さや広さを調節する．

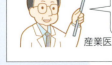
産業医

広すぎる作業空間は問題ですが，狭すぎる作業空間も作業姿勢の悪化につながります．通路など必要なスペースを確保したうえで，人の動作空間を調節する必要があります．

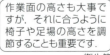
衛生管理者

作業面の高さも大事ですが，それに合うように椅子や足場の高さを調節することも重要です．

腰痛などを防ぐ
作業姿勢の管理の重要性

- 作業姿勢は基本的には立ち姿勢と座り姿勢に分けられる．どちらの場合も，背筋を伸ばした正しい姿勢のときに筋肉への負荷が最も小さくなる．
- 中腰，ひねり姿勢のような不自然な姿勢は，疲労を強め作業効率を低下させるだけでなく，腰痛などの筋骨格系の障害にもつながる．
- そのため，職場巡視や健康教育を通じて，正しい作業姿勢を教育・周知することが重要である．

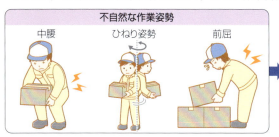

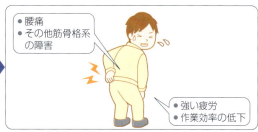

不自然な作業姿勢をとることで身体的負担が増大し，心理的ストレスが増え，生活習慣病の悪化を生じることもあります．

保健師

具体例で確認
作業姿勢の改善

- 立ち作業姿勢・座り作業姿勢それぞれの改善の例を次に示す．
- いずれの場合においても，作業姿勢を改善するためには，自然に正しい姿勢で作業できるよう作業空間・作業面のレイアウトを調節することが重要である．

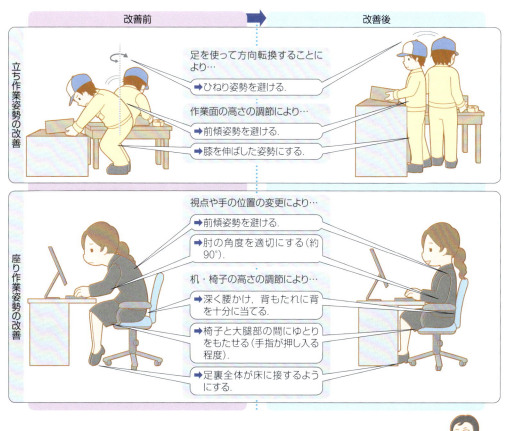

長時間同じ姿勢を続けると筋肉に負荷がかかります．休憩時にはストレッチを行い，筋疲労の回復を図ることも大切です．

産業医

作業時間・労働時間の適正化

監 修
泉 博之

作業時間と休憩配分を管理
一連続作業時間

- 休憩〔次項〕をせずに作業を続けて行う時間のことを一連続作業時間という．
- 一連続作業時間と休憩配分（作業休止時間）が適切でない場合，過度の疲労や業務上疾病を生じやすくなる．
- そのため，作業環境や作業方法，使用する道具などの要因をふまえ，適切な一連続作業時間と休憩配分を決定する必要がある．
- なお，業務によっては，作業時間の制限に関する指針が示されているものもある．

作業時間の制限が指針により示されている主な作業

作業内容	規定事項	指針名
情報機器作業（VDT作業）〔p.135〕	・一連続作業時間は1時間を超えないようにし，次の連続作業までの間に10〜15分の作業休止時間を設ける． ・一連続作業時間内において，1〜2回程度の小休止を設ける．	情報機器作業における労働衛生管理のためのガイドライン （令和元年7月12日基発0712第3号）
立ち作業	・おおむね1時間につき，1〜2回程度の小休止・休息を取らせ，下肢の屈伸運動やマッサージなどを行わせる．	職場における腰痛予防対策指針 （平成25年6月18日基発0618第1号）
自動車運転	・トラック・バス運転者は，連続運転時間が4時間以内となるようにする． ・運転開始後4時間以内または4時間経過直後に，1回10分以上かつ合計30分以上の休憩を確保する．	自動車運転者の労働時間等の改善のための基準 （平成元年2月9日労働省告示第7号，最終改正平成30年9月7日厚生労働省告示第322号）

- この他，チェーンソーなどの振動工具を使う作業や，引金付工具を使用する作業，高温多湿環境での作業は，連続した作業時間について通達などで示されている．

3種類を組み合わせる
休息の必要性

- 休息には，疲労・作業効率の回復，緊張の緩和やリフレッシュ，人間関係の保持などの効果がある．
- 休息が不十分な場合，眠気・だるさ，注意力・集中力の低下，肩こり・頭痛・腰痛などの悪影響をきたすことがある．

休息の種類と会社の配慮

- 休息は大きく，❶自発休息，❷休憩，❸私的時間に分けられる．
- これらの休息を適切に取れるよう，配慮を行う．

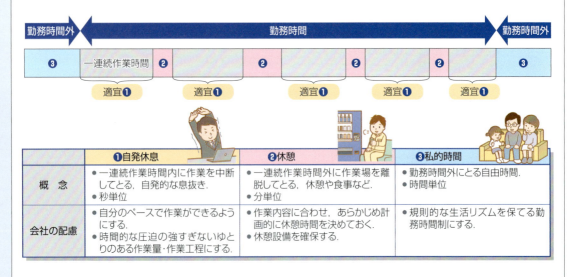

Advanced Study
危険有害業務の労働時間の制限

- 健康上特に有害な業務では，いわゆる36協定〔p.21〕により定められた残業時間の限度は適用されず，その業務については1日に2時間を超える労働時間の延長は認められていない（労働基準法36⑥一）．
- 対象となる危険有害業務は次の11項目である（労働基準法36⑥一，労働基準法施行規則18）．

危険有害業務の種類

1. 坑内労働
2. 多量の高熱物体を取り扱う業務及び著しく暑熱な場所における業務
3. 多量の低温物体を取り扱う業務及び著しく寒冷な場所における業務
4. ラジウム放射線，エックス線その他の有害放射線にさらされる業務
5. 土石，獣毛等のじんあい又は粉末を著しく飛散する場所における業務
6. 異常気圧下における業務
7. 削岩機，鋲打機等の使用によって身体に著しい振動を与える業務
8. 重量物の取扱い等重激なる業務
9. ボイラー製造等強烈な騒音を発する場所における業務
10. 鉛，水銀，クロム，砒素，黄りん，弗素，塩素，塩酸，硝酸，亜硫酸，硫酸，一酸化炭素，二硫化炭素，青酸，ベンゼン，アニリン，その他これに準ずる有害物の粉じん，蒸気又はガスを発散する場所における業務
11. 前各号のほか，厚生労働大臣の指定する業務（2019年11月現在指定なし）

衛生管理者：これらの業務については，1日に2時間を超える労働時間の延長は認められていない．ちなみにこちらの危険有害業務は，専任の衛生管理者が必要な業務〔p.81, 82〕と同じです．

Advanced Study
作業方法や作業時間に関連する疾患

- 作業方法や作業時間が適切に管理されていないと，様々な疾患が発症する．
- ここでは代表的な疾患として，職業性腰痛，頸肩腕症候群，VDT症候群を取り上げる．

作業方法	作業時間
● 不適切な作業姿勢 ● 不適切な作業空間 ● 過剰な作業強度　　など	● 長い一連続作業時間 ● 長い労働時間　　など

	職業性腰痛	頸肩腕症候群	VDT症候群
症状	災害性腰痛（急性腰痛）／非災害性腰痛（慢性腰痛） ● 捻挫や，背骨・軟骨のずれなどによる腰痛． ● 急激に腰部に負荷がかかることで発症する腰痛を災害性腰痛という． ● 数ヵ月〜10年以上にわたり腰部に負荷がかかる作業を繰り返すことで発症する腰痛を非災害性腰痛という．	だるさ／頭痛／肩こり／ピリピリしびれ／疼痛 ● 頸（首）から肩，腕にかけての凝りやだるさ，痛み． ● 手のしびれ． ● 不眠感や不安感などの精神症状． ● めまい，動悸，手指の冷え，頭痛，胸痛など．	眼の疲れ／肩こり／腰痛 ● 眼精疲労，視力低下，ドライアイなどの眼の症状． ● 頸肩腕症候群や腰痛などの筋肉や骨の症状． ● 食欲不振や不安感などの精神症状．
発症しやすい業種・職種	● 腰部に負荷がかかる業務につく業種・職種． 例 ● 製造業 ● 運送業 ● 保健衛生業	● 打鍵作業や組立作業など，長時間同じ姿勢での業務を行う業種・職種． 例 ● 事務職	● ディスプレイ画面表示の端末機を長時間同じ姿勢で使用する業種・職種． 例 ● 情報処理職　● 事務職
発症や重症化に関わる要因	● 寒さ　● 筋力　● 加齢 ● 背骨の疾患の既往 ● 精神的ストレス　　　　　　　など	● ディスプレイや手元の照度 ● 寒さ　● 筋力 ● 精神的ストレス　　　　　　　など	● ディスプレイや手元の照度 ● 筋力　● 眼の疾患の既往 ● 精神的ストレス　　　　　　　など

作業管理　作業管理の具体的手法

個人保護具の適正な使用

監修　泉 博之
監修　明星 敏彦

正しく選択・装着・管理を行う
保護具の適正な使用

- 職場における有害環境・有害作業の改善には，まず作業環境管理による対策を行うことが原則となる．しかし，その対策が完成するまでの間や環境改善が困難な場合，労働衛生保護具（保護具）が作業者を危険有害因子から守る最後の手段となる．
- 保護具は適切な方法で使用しないと十分な効果を発揮しない．そのため，作業内容に合わせて保護具を正しく選択・使用・管理する必要がある．
- 保護具を使用する際は，❶適切な保護具の選択，❷正しい方法での装着，❸保護具の管理・メンテナンスの3点に注意する．

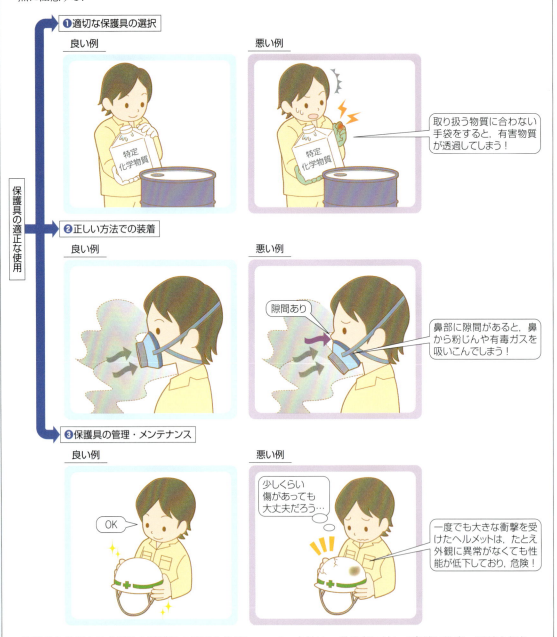

- 保護具を着用する必要性や保護具の適正な使用について，会社は，労働者に対して事前に教育・訓練を行う．

測定結果をもとに見直す
作業環境測定と保護具

- 所定の有害物質を取り扱う作業場において，事業者には作業環境測定の実施義務があり〔p.117〕，その結果によっては保護具の使用を検討する必要がある（労働安全衛生法65①，65の2①）．
- 特に，指定作業場で必要となる測定項目のうち，所定の粉じんや特定化学物質などの5項目〔p.121〕については，作業環境測定の結果，第3管理区分に区分された場所においては，事業者は，労働者に有効な呼吸用保護具を使用させなければならないと定められている（粉じん障害防止規則26の3③など）．義

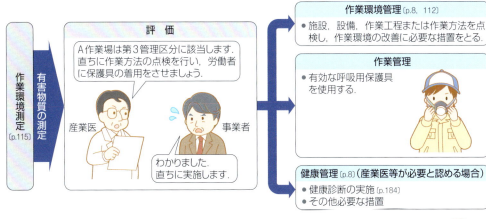

上の例のように，作業管理は問題があった場合にすぐ行える対応策としては有用です．しかし，根本的に問題を解決するには，作業環境管理を行うことが重要です．
産業医

保護具の使用は最終手段
健康障害の防止対策

- 有害物質への曝露対策としての保護具の使用は効果的であるが，健康障害のリスクを低減させる根本的な解決策ではない．
- 有害物質の使用中止や作業工程の見直しなどの作業環境管理的な対策を優先的に実施し，保護具に頼ることなく曝露のリスクを排除できることが望ましい．
- 作業環境管理的な対策を可能な限り講じたうえでも曝露のリスクが残存している場合に，最終手段として保護具を使用する．

健康障害の防止対策

防止

作業環境管理
- 危険性・有害性の高い化学物質などの製造・使用の中止．
- 生産工程，作業方法の改善による有害物質の発散防止．
- 設備の密閉・隔離，自動化，遠隔化（工学的対策）．
- 局所排気装置や全体換気装置などの設置（衛生工学的対策）．

それでも解決しない場合は

作業管理
- 作業方法に関するマニュアルの整備．
- 立入禁止措置を取る．　　　（管理的対策）
- 保護具の使用．

それでも発生する健康障害は

早期発見

健康管理
- 健康診断などによる早期発見．

保護具使用を考える前に，有害環境・有害作業の改善（作業環境管理）ができないか，という視点を常にもつことが重要です．

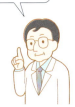

作業管理の実践

監修
泉 博之

作業方法の周知
研修やマニュアル作成など

- 各作業者が正しい作業方法を習得しなければ，作業管理は成立しない．
- そのため，事業者は各作業者に対して研修やマニュアル作成，掲示などを行い，正しい作業方法を周知させる必要がある．

周知方法の例

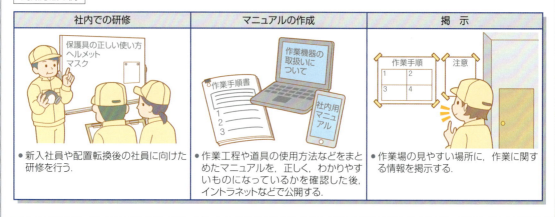

職場巡視
作業管理の観点からみる

- 作業管理を実施するにあたって，定期的な職場のチェックを行い，良い点や改善すべき点を挙げることがより快適な職場の形成につながる．これには，労働衛生の専門的な知識をもつ産業医や衛生管理者などによる職場巡視が有効である．
- ここでは，事務所での職場巡視における作業管理上の視点を紹介する．

事務所での職場巡視における作業管理上の視点

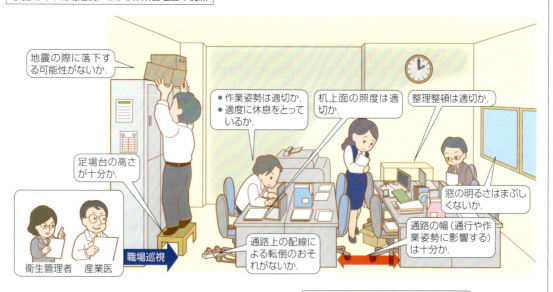

- 職場巡視は，衛生管理者以外の者（管理職，労務担当者，労働者自身など）も一緒になって行うとよい．
- 職場巡視で問題が見つかった場合は，その場で労働者に指導を行ったり，衛生委員会などで調査審議を行ったりする．

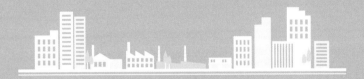

過重労働対策

Occupational Health * An illustrated Reference Guide

Index

〈監　修〉

過重労働対策総論.................................. 156　宮﨑 洋介
長時間労働者に対する面接指導 .... 164　宮﨑 洋介

過重労働対策

過重労働対策総論

監修
宮﨑 洋介

総論

長時間にわたる負荷の大きい労働
過重労働とは

- 過重労働とは，法令などで明確に定義されている言葉ではないが，「長時間にわたる労働」が代表的な例である．
- また，長時間労働だけでなく「身体的・精神的に負荷の大きい労働」も過重労働に含まれる．

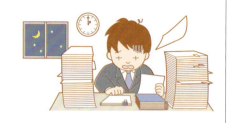

過重労働が原因の死
過労死と過労自殺

- 過重労働による疲労の蓄積は，脳・心臓疾患の発症との関連性が強いという医学的知見が得られており，最悪の場合は死に至ることもある（過労死）．
- また，過重労働はうつ病などの精神障害の原因となり，自殺に追いこまれることもある（過労自殺）．

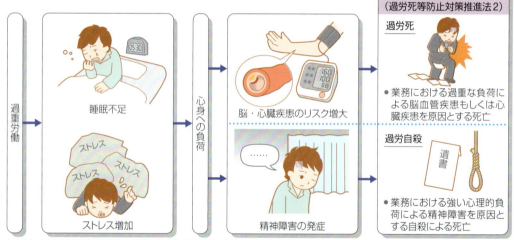

*法律上は，死亡には至らない「業務における過重な負荷による脳血管疾患もしくは心臓疾患」，「業務における強い心理的負荷による精神障害」も過労死等に含まれる（過労死等防止対策推進法2）．

- 脳・心臓疾患の認定基準〔p.173〕では，発症前1ヵ月間におおむね100時間または2～6ヵ月間にわたって1ヵ月当たりおおむね80時間を超える時間外労働は，業務と脳・心臓疾患の発症との関連性が強いとされており，「過労死ライン」とよばれることがある．

11.6%が週60時間以上働いている
長時間労働の現状

- 週間就業時間40時間以上の雇用者のうち，月末1週間の就業時間が60時間以上の雇用者の割合は11.6%である（2018〔平成30〕年）．
- 近年は緩やかな減少傾向を示している．

産業医

「1週間の就業時間が60時間以上」ということは，1週間の時間外労働時間は20時間，つまり月当たり80時間以上の時間外労働をしている計算になります．

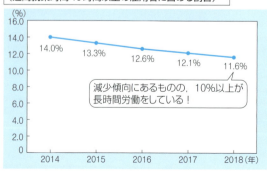

月末1週間の就業時間が60時間以上の雇用者の割合
（週間就業時間40時間以上の雇用者に占める割合）

2014: 14.0%
2015: 13.3%
2016: 12.6%
2017: 12.1%
2018: 11.6%

減少傾向にあるものの，10%以上が長時間労働をしている！

資料：総務省統計局：平成30年労働力調査．

大まかにまとめ
過重労働対策に関する主要な法律

- 過重労働対策に関する主要な法律を次に示す．

法律名	過重労働対策に関する規定
労働基準法（労基法）	● 労働時間 ● 年次有給休暇 ● 時間外及び休日の労働（36協定）　など
労働時間等の設定の改善に関する特別措置法（労働時間等設定改善法）	● 労働時間等設定改善指針 ● 労働時間等設定改善委員会 ● 勤務間インターバル　など
労働安全衛生法（安衛法）	● 長時間労働者に対する面接指導 ● 労働時間の状況の把握 ● 産業医等に対する労働者の健康管理等に必要な情報の提供　など
労働者災害補償保険法（労災保険法）	● 労働災害（過労死等を含む）に関する保険給付 ● 二次健康診断等給付　など
過労死等防止対策推進法（過労死防止法）	● 過労死等の定義 ● 国等の責務　など

主なものを解説
過重労働対策に関する告示・通達

- 過重労働対策に関する詳細事項については多くの告示・通達などで示されている．
- ここでは，主なものについて紹介する．

告示・通達の名称	文書番号	関連法令
過重労働による健康障害防止のための総合対策について	平成18年3月17日基発第0317008号，最終改正平成31年4月1日基発0401第41号	労基法 安衛法　など
労働時間の適正な把握のために使用者が講ずべき措置に関するガイドラインについて	平成29年1月20日基発0120第3号	労基法
36協定で定める時間外労働及び休日労働について留意すべき事項に関する指針	平成30年9月7日厚生労働省告示第323号	労基法
違法な長時間労働や過労死等が複数の事業場で認められた企業の経営トップに対する都道府県労働局長等による指導の実施及び企業名の公表について	平成29年1月20日基発0120第1号	労基法
労働時間等設定改善指針（労働時間等見直しガイドライン）	平成20年3月24日厚生労働省告示第108号，最終改正平成30年10月30日厚生労働省告示第375号	労働時間等設定改善法
「過労死等ゼロ」緊急対策を踏まえたメンタルヘルス対策の推進について	平成29年3月31日基発0331第78号	安衛法
地域産業保健センターにおける面接指導等の相談窓口における運用について	平成20年3月14日基安労発第0314001号，最終改正平成31年3月29日基発0329第4号	安衛法
脳血管疾患及び虚血性心疾患等（負傷に起因するものを除く．）の認定基準について	平成13年12月12日基発第1063号，最終改正平成22年5月7日基発0507第3号	労災保険法
心理的負荷による精神障害の認定基準について	平成23年12月26日基発1226第1号	労災保険法
過労死等の防止のための対策に関する大綱の変更について	平成30年7月24日基発0724第1号	過労死防止法

総合対策に基づき解説
過重労働対策

- 事業者（会社）は適切な過重労働対策を実施することで過重労働による健康障害を防ぐ必要がある．
- 事業者が行う具体的な防止対策については，「過重労働による健康障害防止のための総合対策」により示されている．

過重労働による健康障害を防止するため事業者が講ずべき措置

時間外・休日労働時間の削減 (p.158)

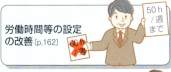
労働時間等の設定の改善 (p.162)

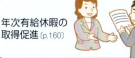
年次有給休暇の取得促進 (p.160)

労働者の健康管理に係る措置の徹底 (p.163)

時間外・休日労働時間の削減

労基法の原則を超えた労働
時間外労働と休日労働の定義

- 法定労働時間〔p.21〕を超えて働いた場合，その労働を時間外労働とよぶ．
- また，法定休日〔p.21〕に働いた場合，その労働を休日労働とよぶ．
- 時間外・休日労働は本来臨時的な場合に行うものであり，労働者の健康を確保するためには，事業者は時間外・休日労働をできるだけ削減することが重要である．

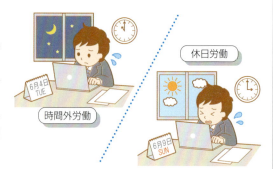

無制限に働かせることはできない
時間外労働の上限規制

- 36（サブロク）協定〔p.21〕を締結し，所轄労働基準監督署長に届け出た場合は，時間外・休日労働をさせることができる（労基法36①，労基法施行規則〔労基則〕16①）．
- ただし，36協定を締結したとしても，時間外労働は原則として限度時間（月45時間および年360時間）を超えないようにしなければならない（労基法36③，④）．
- また，通常予見することのできない業務量の大幅な増加等に伴い臨時的に限度時間を超えて労働させる必要がある場合（特別条項付きの36協定を締結している場合）であっても，時間外・休日労働は次の一定の条件を守らなければならない（労基法36⑤，⑥）*．

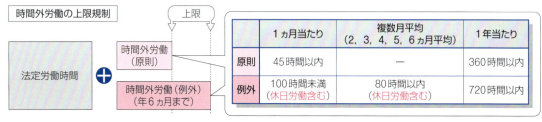

*中小事業主については，2020（令和2）年3月31日まで時間外労働の上限規制の適用が猶予される（働き方改革を推進するための関係法律の整備に関する法律附則3①）．

猶予のものと適用除外のものがある
時間外労働の上限規制の例外

- 一部の事業・業務に従事する労働者については，時間外労働の上限規制が猶予または適用除外となる．

対象となる労働者	上限規制が猶予となる事業・業務	上限規制の適用除外となる事業・業務
対象となる労働者	❶建設事業　❷自動車運転の業務　❸医師　❹鹿児島県及び沖縄県における砂糖製造業	・新たな技術，商品又は役務の研究開発の業務
適用	・2024（令和6）年3月31日まで時間外労働の上限規制が猶予される．（❹については，一部の規制のみ猶予される）	・時間外労働の上限規制の適用から除外される．
備考	・猶予期間後（2024〔令和6〕年4月1日以降）の取扱いは，それぞれ異なる．	・1週間当たり40時間を超えて労働した時間が月100時間を超えた労働者に対しては，医師の面接指導が罰則付きで義務づけられている．

詳細　厚生労働省・都道府県労働局・労働基準監督署：時間外労働の上限規制　わかりやすい解説．2019

- 上記のような事業・業務であっても，時間外労働の限度時間を勘案し，健康・福祉を確保するように努める必要がある（36協定で定める時間外労働及び休日労働について留意すべき事項に関する指針）．

労働時間と業務量に着目して効果的に
時間外・休日労働削減の取り組み例

- 時間外・休日労働を削減するための取り組みは，❶労働時間に関する制度の整備と❷業務内容・量の改善の2つの視点から進めるとよい．

❶ 制度の整備に関する

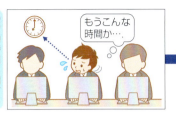
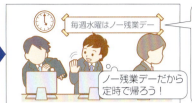

- ノー残業デー，ノー残業ウィークの設置
- 代休の付与
- 業務の繁閑に応じた営業時間・営業日・休業日の設定
- 残業を事前に申請する制度の導入

など

❷ 業務内容・量の改善

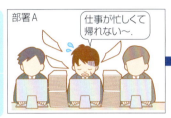
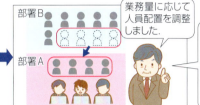

- 部署間での人員配置の調整
- ソフトウェアの導入などによる業務効率化
- 業務の一部を外部委託
- 業務の平準化
- 顧客への働きかけ

など

Advanced Study
高度プロフェッショナル制度

- 高度プロフェッショナル制度とは，高度の専門的知識等を必要とする業務に就き，一定の要件を満たす労働者を対象として，労基法の労働時間，休憩，休日および深夜の割増賃金に関する規定を適用しない制度である（労基法41の2）．
- 事業場において高度プロフェッショナル制度を導入するには，労使委員会の設置，労使委員会での所定項目の決議，所轄労働基準監督署長への届出など，各手続きを行う必要がある（労基法41の2①，労基則34の2）．

対象となる労働者および業務

対象労働者 （労基法41の2①二， 労規則34の2⑤，⑥）	❶使用者と労働者との間で書面による合意に基づき職務が明確に定められていること かつ ❷1年間当たりの賃金の額が1,075万円以上であること
対象業務 （労基法41の2①一， 労基則34の2③）	以下のうち，各事業場の労使委員会で決議されたもの ❶金融工学等の知識を用いて行う金融商品の開発の業務 ❷資産運用の業務又は有価証券の売買その他の取引の業務のうち，いわゆるファンドマネージャー，トレーダー又はディーラーの業務 ❸有価証券市場における相場等の動向又は有価証券の価値等の分析，評価又はこれに基づく投資に関する助言の業務 ❹顧客の事業の運営に関する重要な事項についての調査又は分析及びこれに基づく当該事項に関する考案又は助言の業務 ❺新たな技術，商品又は役務の研究開発の業務

健康・福祉確保措置等の強化

- 対象労働者には，以下の措置を行わなければならない．

措置	内容	根拠条文
健康管理時間*の把握	対象労働者が事業場内にいた時間を把握するために，タイムカードによる記録やパーソナルコンピュータ等の使用時間の記録等の客観的な方法による措置を講ずる．	労基法41の2①三 労基則34の2⑧
休日の確保	1年間を通じ104日以上，かつ，4週間を通じ4日以上の休日を与える．	労基法41の2①四
選択的措置	以下のいずれかの措置を講ずる． ● 勤務間インターバル[p.163]＋深夜業の回数制限 ● 健康管理時間の上限措置 ● 1年に1回以上の連続2週間の休日を与えること ● 臨時の健康診断	労基法41の2①五 労基則34の2⑨～⑬
健康管理時間の状況に応じた健康・福祉確保措置	健康管理時間の状況に応じて，有給休暇の付与，健康診断の実施など，対象労働者の健康及び福祉を確保するための措置を講ずる．	労基法41の2①六 労基則34の2⑭
一定の健康管理時間を超えて労働した対象労働者に対する，医師による面接指導の実施	1週間当たりの健康管理時間が40時間を超えた場合，その超えた時間が1ヵ月当たり100時間を超える労働者に対して，医師による面接指導を行わせる．	安衛法66の8の4① 安衛則52の7の4①

*健康管理時間とは，対象労働者が事業場内にいた時間と事業場外で労働した時間の合計のことを指す．

詳細 厚生労働省・都道府県労働局・労働基準監督署：高度プロフェッショナル制度 わかりやすい解説．2019

年次有給休暇の取得促進

心身の疲労を回復させる
有給休暇とは

- 有給休暇（年次有給休暇）とは，労基法第39条に基づき労働者に付与される，取得しても賃金が減額されない休暇のことである．
- 有給休暇は，労働者が豊かな生活を送るうえで必要な時間を確保し，心身の疲労を回復させる．そのため，過重労働による健康障害を防ぐために，取得促進を行うことが重要である．

休暇の取得は労働者の生産性を向上させるなどの効果があり，会社にもメリットがあります．
社会保険労務士

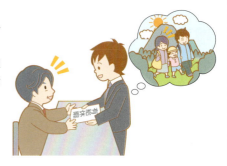

重要事項を解説
有給休暇のルール

- 法令で定められている有給休暇に関する規定のうち，特に重要なものを解説する．

有給休暇を与えなければならない者（労基法39①）

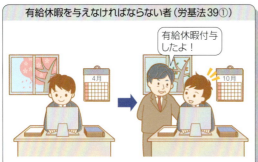

- 雇入れから6ヵ月継続勤務し，全労働日の8割以上出勤した労働者に与えなければならない．
- 全労働日とは，就業規則などによって定められた所定休日を除いた日をいい，職種の違いなどにより異なる場合がある（平成25年7月10日基発0710第3号）．

有給休暇の付与日数（労基法39②，③）

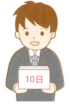 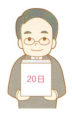 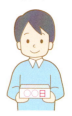

入社6ヵ月　入社6年6ヵ月以上　パートタイマー
10日　20日　○○日

- 6ヵ月経過日から1年ごとに継続勤務年数に応じた一定の日数を付与しなければならない．
- パートタイマーなど所定労働時間・日数が少ない労働者も，その時間・日数および継続勤務年数に応じた有給休暇を付与しなければならない（労基則24の3）．

有給休暇を与える時季（労基法39⑤）

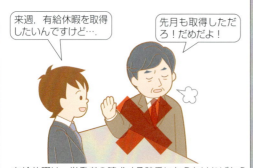

- 有給休暇は，労働者の請求する時季に与えなければならない．
- ただし，事業の正常な運営を妨げる場合は，他の時季に与えることができる．

有給休暇の時季指定義務（労基法39⑦，⑧）

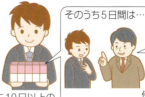
年に10日以上の有給休暇
使用者からの指定

- 1年間に10日以上有給休暇を付与する場合，このうち5日については，付与した日から1年以内に労働者ごとに時季を定めて与えなければならない．
- ただし，労働者が自ら時季指定して有給休暇を取得した場合，当該日数分については控除する．
- 時季については事前に労働者の意見を聴き，尊重するよう努めなければならない（労基則24の6）．

詳細 労基法第39条

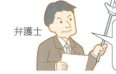
弁護士

「事業の正常な運営を妨げる場合」といえるかどうかは，その事業の規模・業務内容，その労働者の職務内容・繁忙度，代替要員確保の困難度，代替による事業への影響の程度，休暇期間の長短などの要素を総合して判断するとされています．

労働者のためらいを解消させる
有給休暇の取得促進手法

- 労働者の過半数は有給休暇の取得にためらいを感じており，理由としては，「みんなに迷惑がかかると感じるから」，「後で多忙になるから」，「職場の雰囲気で取得しづらいから」，などが多い（厚生労働省「平成30年度働き方・休み方改革の取組及び仕事と生活の調和の実現に関する調査研究労働者アンケート」結果）．
- 有給休暇の取得を促進するには，このようなためらいを解消させる施策が必要である．

有給休暇の取得促進手法例

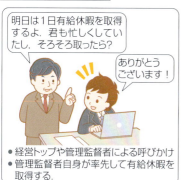
- 経営トップや管理監督者による呼びかけ
- 管理監督者自身が率先して有給休暇を取得する．

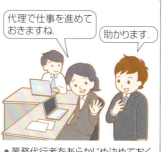
- 業務代行者をあらかじめ決めておく．
- 仕事のチーム化

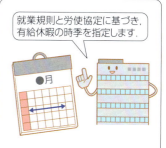
- 計画的付与制度の導入〔次項〕
- 休暇を織り込んだ業務計画の設定

Advanced Study
計画的付与制度

- 年次有給休暇の計画的付与制度とは，付与日数のうち5日を除いた残りの日数について，計画的に休暇取得日を割り振ることができる制度である（労基法39⑥）．
- 導入にあたっては，就業規則への記載および労使協定の締結が必要である（労使協定の所轄労働基準監督署長への届出は不要）〔労基法39⑥，89一〕．

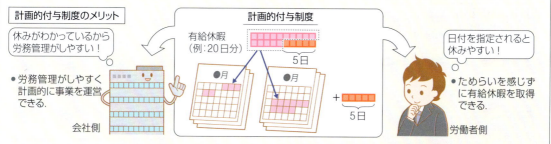

- 計画的付与制度を導入している企業は，導入していない企業よりも年次有給休暇の付与日数に対する平均取得率が8.5％高くなっており（導入なし：48.3％，導入あり：56.8％），有給休暇の取得率向上に効果的であるといえる（厚生労働省「平成30年就労条件総合調査」）．

計画的付与の方式

- 計画的付与の方式は様々であり，会社や事業場の状況に応じて，適切なものを選択する．

付与方式の例	内容
会社や事業場全体の休業による一斉付与方式	・全労働者を同一の日に一斉に休ませる． ・製造部門など，操業をストップさせて全労働者を休ませることのできる事業場で活用される．
班・グループ別での交替付与方式	・班やグループごとに交替で休ませる． ・流通・サービス業など，定休日を増やすことが難しい事業場で活用される．
年次有給休暇付与計画表による個人別付与方式	・個人ごとにどの日に休むのかを決めさせる． ・誕生日，結婚記念日といった個人的な記念日などを優先的に休みにするケースも多い．

詳細 厚生労働省・都道府県労働局・労働基準監督署：年5日の年次有給休暇の確実な取得 わかりやすい解説．2019

- 計画的付与で与えた有給休暇の日数分については，有給休暇の時季指定義務〔p.160〕の5日間から控除する（労基法39⑧）．

労働時間等の設定の改善

多様な働き方に対応できるようにする
労働時間等の設定の改善

- 労働時間等の設定の改善とは、「労働時間、休日数、年次有給休暇を与える時季その他の労働時間等に関する事項」について、「労働者の健康と生活に配慮する」とともに、「多様な働き方に対応したものへと改善する」ことをいう（労働時間等設定改善指針）．
- 単純に労働時間を短縮するというだけでなく、労働者の健康と生活に係る多様な事情をふまえつつ取り組みを行っていくことが重要である．

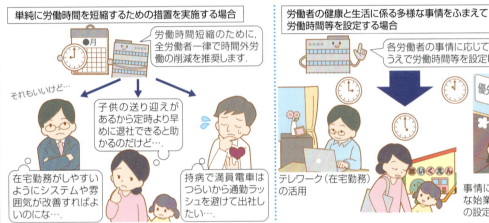
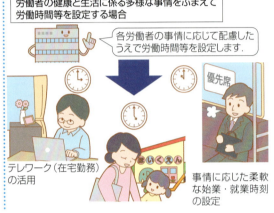

指針により示されている
労働時間等の設定改善措置の具体例

- 労働時間等設定改善指針により、事業主が労働時間等について適切に対処するために必要な事項として示されている事項は次の通りである．

労働時間等の設定改善のための具体的事項

実施体制の整備	・始業・終業時刻、年次有給休暇の取得、時間当たりの業務負担の度合い等、労働時間等の実態の適正な把握 ・労使間の話し合いの機会の整備 ・個別の要望・苦情の処理 ・業務計画の策定等による業務の見直しや要員確保 ・労働時間等の設定の改善に係る措置に関する計画の作成
労働者の抱える多様な事情及び業務の態様に対応した労働時間等の設定	・フレックスタイム制の活用 ・変形労働時間制の活用 ・裁量労働制の活用
年次有給休暇を取得しやすい環境整備	・年次有給休暇を取得しやすい環境整備の実施 [p.161]
時間外・休日労働の削減	・時間外・休日労働の削減の実施 [p.159]
労働時間の管理の適正化	・労働時間の長さに対して、業務量が過密にならないような業務の運用
多様な正社員、ワークシェアリング、テレワーク等の活用	・育児・介護等により長時間労働が困難な労働者に対して、配置転換・転勤・仕事内容・勤務時間などの範囲を限定し、多元的に働くことができるようにする制度の活用 ・ワークシェアリング（雇用機会・労働時間・賃金を、より多くの労働者の間で分かち合うこと）の活用 ・テレワーク（在宅勤務等）の活用
終業及び始業の時刻に関する措置	・深夜業の回数の制限 ・勤務間インターバルの導入 [p.163]
国の支援の活用	・労働時間等の設定の改善を促進するため国が行う支援制度を積極的に活用する．
特に配慮を必要とする労働者について事業主が講ずべき措置	・以下のような労働者に対し、各人の事情を把握し、健康と生活に配慮する． ・特に健康の保持に努める必要があると認められる労働者 ・子の養育又は家族の介護を行う労働者 ・妊娠中及び出産後の女性労働者 ・単身赴任者　　　　　　　　　　　　　　　　　など

詳細　労働時間等設定改善指針

Advanced Study
勤務間インターバル制度

- 勤務間インターバル制度とは，前日の終業時刻と翌日の始業時刻の間に一定時間の休息を確保する制度のことである．
- 働き方改革関連法に基づき労働時間等設定改善法が改正され，2019（平成31）年4月より事業主の努力義務として規定された（労働時間等設定改善法2①）．努
- 労働者が十分な生活時間や睡眠時間を確保でき，健康やワーク・ライフ・バランスの確保策として注目されている．

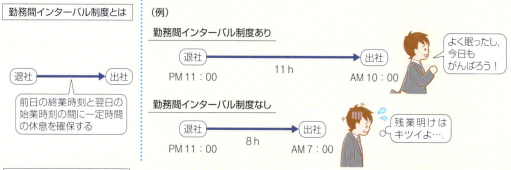

インターバル時間の設定

- 具体的に何時間のインターバルを設けるかについては，法令による規定はなく（2019〔令和元〕年11月現在），各事業場において労使で話し合ったうえで設定する必要がある（職種によって時間数を変えることも可能）．
- 厚生労働省による中小事業主向けの「時間外労働等改善助成金（勤務間インターバル導入コース）」の対象となるのは，インターバルの成果目標が9時間以上の場合である．
- また，すでにインターバル規制が進んでいるEU諸国のインターバル時間は，ドイツ・フランス・イギリスが11時間，ギリシャ・スペインが12時間とされている（厚生労働省：2018（平成30）年12月「勤務間インターバル制度普及促進のための有識者検討会」報告書）．

労働者の健康管理に係る措置の徹底

過重労働に関連する措置を紹介
健康管理に係る措置

- 過重労働による健康障害を防止するためには，時間外労働の削減や年次有給休暇の取得促進といった，労務管理だけでなく，健康障害の早期発見や再発防止といった健康管理も重要である．
- 過重労働に関する措置を次に示す．具体的な内容については，各章を参照のこと．

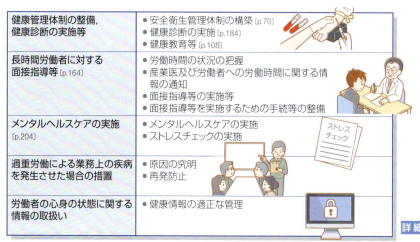

詳細 過重労働による健康障害防止のための総合対策について

過重労働対策

長時間労働者に対する面接指導

監修 宮崎 洋介

長時間労働者の疾患リスクを減少させる
面接指導の目的

- 事業者（会社）は，労働安全衛生法（安衛法）に基づき，長時間の時間外・休日労働を行った労働者に対して医師による面接指導を行わなければならない（安衛法66の8①）．【義】
- 面接指導の目的は，医師により労働者の勤務の状況や疲労の蓄積状況，心身の状況を確認し，労働者の疾患のリスクを減少させることである．

月80時間超＋疲労の蓄積がある場合は義務
面接指導の対象者

- 事業者は，時間外・休日労働が月80時間を超え，疲労の蓄積が認められる労働者から申出があった場合，医師による面接指導を行わなければならない（安衛法66の8①，安衛則52の2①，52の3①，③）．【義】
- また，上記に該当しない労働者であっても，健康への配慮が必要な者に対しては，医師による面接指導またはそれに準ずる措置を行うよう努めなければならない（安衛法66の9，安衛則52の8①）．【努】
- 面接指導の対象者の詳細については，通達により示されている．

対象者		措置内容	義務
❶時間外・休日労働が80時間/月を超え，面接指導の申出あり*		●医師による面接指導の実施	●行わなければならない
❷時間外・休日労働が80時間/月を超え，面接指導の申出なし		●医師による面接指導またはそれに準ずる措置**	●行うよう努める
❸時間外・休日労働が45時間/月を超え，健康への配慮が必要と認められる			●行うことが望ましい

*面接指導の申出があった者は「疲労の蓄積があると認められる者」として取り扱うこととされている（平成18年2月24日基発第0224003号）．
**面接指導に準ずる措置とは，保健師等による保健指導，チェックリストを用いて疲労蓄積度を把握の上必要な者に対して面接指導を行うこと，事業場の健康管理について事業者が産業医等から助言指導を受けることなどを指す（同通達）．

詳細 過重労働による健康障害防止のための総合対策について
（平成18年3月17日基発第0317008号，最終改正平成31年4月1日基発0401第41号）

- 「高度プロフェッショナル制度適用者〔p.159〕」，「新たな技術，商品又は役務の研究開発の業務に従事する労働者〔p.158〕」については上記とは異なる規定がある．
- 以降，本章では「❶時間外・休日労働が80時間/月を超え，面接指導の申出あり」の場合に行う医師による面接指導について解説する．

労働者の申出を受けて産業医に依頼する
面接指導のながれ

- 労働時間の算定・把握から面接指導の実施，それに基づく事後措置までのながれを示す．

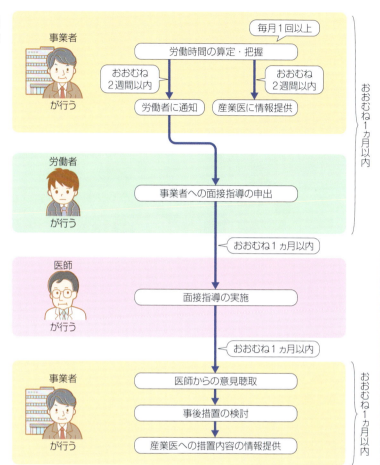

詳細　平成18年2月24日基発第0224003号，平成30年9月7日基発0907第2号，平成30年12月28日基発1228第16号

客観的な方法で把握する
労働時間の算定・把握

- 事業者は，長時間労働者に対し面接指導を実施するため，客観的な方法で労働時間の状況を把握し，3年間保存しなければならない（安衛法66の8の3，安衛則52の7の3）．義
- 労働時間の算定は，毎月1回以上，一定の期日を定めて行わなければならない（安衛則52の2②）．義

労働時間把握の客観的方法の例

- タイムカード，ICカードによって確認する．

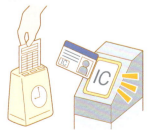

- パソコンの使用時間によって確認する．

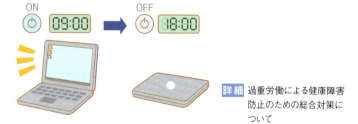

詳細　過重労働による健康障害防止のための総合対策について

- やむを得ず労働者の自己申告により労働時間を把握する場合でも，経営者や管理監督者などが定期的に実態調査を行うなどして適正な把握が行われているか確認する．

■長時間労働であることを伝える
労働者本人への通知

- 事業者は，時間外・休日労働が月80時間超の労働者に対し労働時間の状況に関する情報を通知しなければならない（安衛則52の2③）．　義

■長時間労働者のリストを提供する
産業医への情報提供

- 事業者は，産業医に対し時間外・休日労働が月80時間超の労働者の氏名や労働時間に関する情報，労働者の健康管理等を適切に行うために必要な情報を提供しなければならない（安衛法13④，安衛則14の2①二，三）．　義

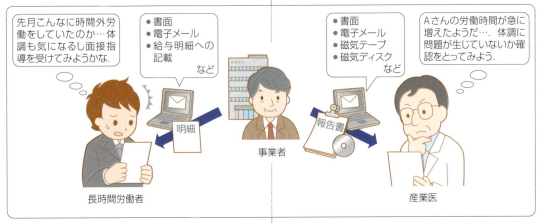

- 医師による面接指導の対象者であることを本人が認識することで，面接指導の申出を促すことができる．
- そのため，面接指導の実施方法や時期の案内をあわせて行うことが望ましい（平成30年12月28日基発1228第16号，最終改正平成31年3月29日基発0329第2号）．

- 時間外・休日労働が月80時間超の労働者がいない場合は，「該当者がいない」という情報を産業医に提供する（平成30年12月28日基発1228第16号，最終改正平成31年3月29日基発0329第2号）．
- 産業医に提供した情報は，記録・保存しておくことが望ましい（同通達）．

■産業医から労働者にはたらきかける
面接指導の勧奨

- 産業医は労働者に対し，面接指導を受けることを申し出るよう勧奨できる（安衛則52の3④）．
- また，事業者は労働者が面接指導の申出をしやすい環境づくりを行うために，申出様式の作成や窓口の設定などとその周知を事前に行っておくことが重要である．

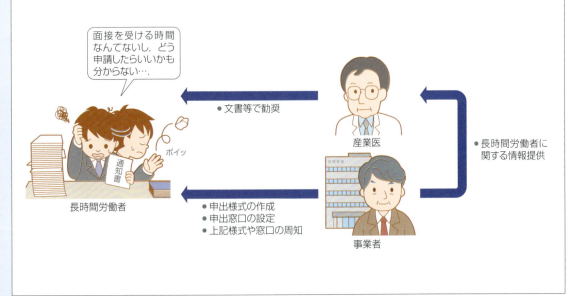

勤務の状況，疲労の蓄積の状況などを確認
面接指導の実施

- 面接指導は医師が行う（安衛法66の8①）．
- 法的には医師であれば問題ないが，産業医など，労働者の健康管理等を行うのに必要な医学に関する知識を有する医師が面接指導を行うことが望ましい（平成18年2月24日基発第0224003号）．
- 面接指導では，❶勤務の状況，❷疲労の蓄積の状況，❸その他心身の状況を確認する（安衛則52の4）．

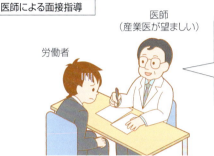

詳細 1）産業医学振興財団：長時間労働者への面接指導チェックリスト（医師用），2008
2）厚生労働省労働基準局安全衛生部労働衛生課産業保健支援室：長時間労働者，高ストレス者の面接指導に関する報告書・意見書作成マニュアル，2015（2016年6月修正）

- 派遣社員の面接指導は，派遣元事業者で実施する必要がある（平成18年2月24日基発第0224003号）．
- 産業医のいない小規模事業場などでは，地域窓口（地域産業保健センター）〔p.298〕の活用を図るとよい．

面接指導の実施後，遅滞なく行う
意見聴取と事後措置

- 意見聴取と事後措置は次のようなながれで行う．

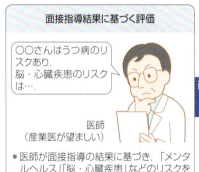

- 医師が面接指導の結果に基づき，「メンタルヘルス」「脳・心臓疾患」などのリスクを評価する．

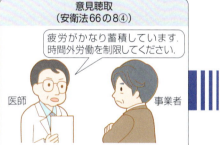

- 事業者は医師に対し意見聴取を行う（義務）．健康診断と同じく，就業区分〔p.199〕などの形で意見をもらうとよい．

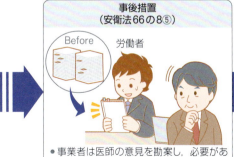

- 事業者は医師の意見を勘案し，必要があると認められた場合，事後措置を行う（義務）．

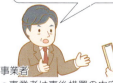

- 事業者は事後措置の内容（措置を講じない場合はその理由）についての情報を産業医に提供する（義務）．

＊事後措置の内容についての情報提供は，産業医でない医師が面接指導を行った場合であっても，事業場の産業医に対して行わなければならない点に注意する．

■ 就業場所の変更などを行う
事後措置の具体例

- 事業者は，面接指導等の実施後に，必要と認められるときは，労働者に対し事後措置を行わなければならない（安衛法66の8⑤）．義
- 意見聴取後の事後措置では，次のようなことを行う．

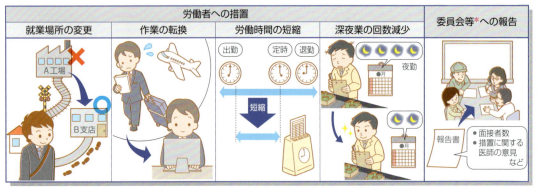

＊衛生委員会，安全衛生委員会，労働時間等設定改善委員会など

詳細 過重労働による健康障害防止のための総合対策について

- p.164の❷，❸に該当する労働者に対し，医師による面接指導またはそれに準ずる措置を行った場合についても，必要に応じ，上記の事後措置に準じた措置を講ずるよう努める（安衛法66の9，上記通達）．努

■ 事業者が5年間保存する
結果の保存

- 事業者は，面接指導の実施日，労働者の疲労の蓄積の状況などや医師の意見を記録し，5年間保存しなければならない（安衛法66の8③，安衛則52の6）．義
- 「労働者の心身の状態に関する情報の適正な取扱いのために事業者が講ずべき措置に関する指針」に基づき，プライバシーに十分配慮して保管する（安衛法104，105）．
- 労働者が，事業者の保存している面接指導の結果の開示を希望した場合は，遅滞なく当該データを開示しなければならない（個人情報の保護に関する法律28）．義

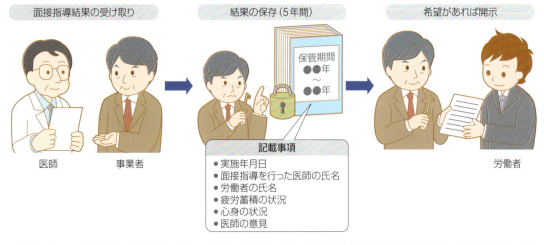

- 開示によって本人または第三者の生命，身体，財産その他の権利利益を害するおそれがある場合などは全部または一部を開示しないことができる（個人情報の保護に関する法律28②）．
- 例えば，開示することにより本人の健康状態が増悪することが合理的に予想される場合などがこれに該当する．

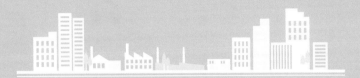

労働災害

Occupational Health * An illustrated Reference Guide

Index

〈監 修〉
労働災害の定義と認定要件 .... 170　北岡 大介
労働災害発生時の会社の対応 .... 176　北岡 大介

労働災害

労働災害の定義と認定要件

監修 北岡 大介

● 労働災害とは

労働災害の定義
2種類に分かれる

- 労働災害（労災）とは，業務に起因して労働者が負傷すること，病気にかかること，または死亡することをいう（労働安全衛生法〔安衛法〕2一）．
- 労働者災害補償保険法（労災保険法）では，業務に起因するもの（業務災害）だけでなく，通勤途中の怪我や病気（通勤災害）も保険給付の対象となっている（労災保険法1，7①一，二）．
- 以降本章において労災とは，労災保険法上の業務災害および通勤災害を指すものとする．

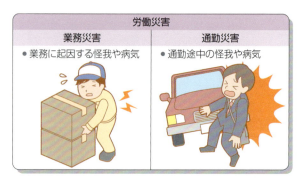

労災の現状
減少傾向だが依然発生

- 労災は1972（昭和47）年の安衛法施行以降，減少傾向にある．
- しかし，労災による死亡者数は年間約900人，休業4日以上の死傷者数は年間約12万人にのぼり，依然として多数発生している．
- したがって，会社は労災発生時にどのように対応すればよいか，知っておかなければならない．

労災による死亡者数・死傷者数の推移

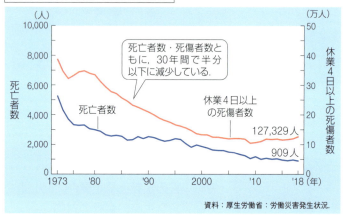

資料：厚生労働省：労働災害発生状況．

労災の認定
労災保険給付の要件

- 労災保険法上は，「業務上の事由」または「通勤」による負傷・疾病などに労災保険給付〔p.178〕が行われるとされている（労災保険法1，7①）．
- 行政解釈*1では「業務上の事由」とは，業務と負傷・疾病などとの間に因果関係があることを意味するとされる（業務起因性）．そして，業務起因性の判断の第一次基準として，業務遂行性という概念が用いられている．

労災認定の考慮要素

労災の種類	業務災害 [p.171]	通勤災害 [p.175]
考慮要素	・業務遂行性*2が認められるか． →災害が事業主の支配下にある状態*3で発生したか． ・業務起因性が認められるか． →業務と傷病等との間に相当因果関係があるか．	・就業に関し，住居と就業の場所などの間の移動であるか． ・合理的な経路及び方法で移動している途中で生じた災害といえるか．

*1 行政解釈の詳細については，「厚生労働省労働基準局労災補償部労災管理課 編：労働者災害補償保険法．七訂新版，労務行政，2008」などを参考のこと．
*2 実際は，非災害型の職業性疾病〔次項〕の事案は，業務遂行性については問題とならない場合が多い．
*3 「事業主の支配下にある状態」とは，労働者が労働契約に基づき事業主の指揮監督下にあることをいう（具体的な業務の遂行中だけでなく，休憩中や出張中なども含むことがある）．

業務災害の認定要件

業務災害の種類
災害型と非災害型

- 業務災害は，❶業務中の災害（事故や事件など）が原因（以降「災害型」と記載）の負傷・疾病と，❷業務中の災害に被災することなく発生する（以降「非災害型」と記載）職業性疾病の2種類に分けて考えられる．

- 以降，災害型と非災害型に分けて認定要件を説明する．

*ここでいう「災害」は「いつ発生したのかが特定できる事故や事件」を指しており，労災保険法第7条の業務「災害」とは異なる用語法であることに注意．

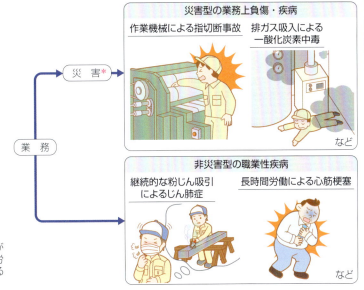

災害型の業務上負傷・疾病の認定
2つの因果関係の認定が必要

- 災害型の業務上負傷・疾病の場合，❶業務と災害，❷災害と負傷・疾病との間に，一連の因果関係が認められれば，業務災害と認められる．

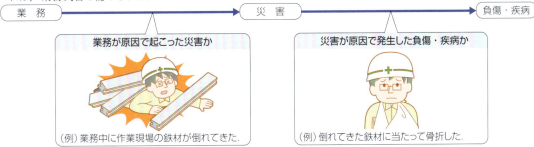

非災害型の職業性疾病の認定
業務起因性の判断は比較的難しい

- 非災害型の職業性疾病は，業務中に発症するとは限らないこと，特定の災害にあたる事象が存在しないことから，業務起因性の有無の判断が難しい．
- そこで，労働基準法（労基法）施行規則では，特定の業務との因果関係が明らかな疾病群を「業務上の疾病」として定め，具体的な判断基準は行政通達に委ねている（例示疾病）〔労基法75②，労基法施行規則35，別表第1の2〕．
- 上記例示疾病に該当しない場合であっても，「その他業務に起因することの明らかな疾病」と認められれば，業務災害と認められる．

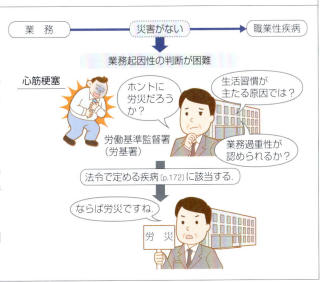

これらのいずれかに該当すれば労災
業務起因性が認められる非災害型の職業性疾病

- 法令により定められている，業務起因性が認められる疾病を表に示す（労基法75②，労基法施行規則35，別表第1の2）．

法令（労基法施行規則）で定められた業務上の疾病

業務上の疾病	具体例（一例）	
❶業務上の負傷に起因する疾病	作業中に腕を負傷し，その腕に麻痺が残った．	など
❷物理的因子による疾病	レーザー光線にさらされて，皮膚がやけどした．	など
❸身体に過度の負担のかかる作業態様に起因する疾病	重量物を取り扱う仕事をしていたら，腰痛になった．	など
❹化学物質等による疾病*	うるしに触れる仕事をしていたら，皮膚がかぶれた．	など
❺粉じんを飛散する場所における業務によるじん肺症など	トンネル建設工事を行っていたら，じん肺症になった．	など
❻細菌，ウイルス等の病原体による疾病	研究所で病原体を取り扱っていたら，伝染病にかかった．	など
❼がん原性物質もしくはがん原性因子又はがん原性工程における業務による疾病	放射線にさらされる業務で，白血病になった．	など
❽業務上の過重負荷による脳・心臓疾患	長時間労働が原因で脳梗塞を発症した．	など
❾業務上の心理的過重負荷による精神障害	ハラスメントが原因でうつ病になった．	など
❿上記❶〜❾のほか，厚生労働大臣が指定する疾病**	超硬合金の粉じんを飛散する場所で仕事をしていたら，気管支炎になった．	など
⓫その他業務に起因することの明らかな疾病	❶〜❿にあたらなくても，業務起因性が個別に立証されれば保険給付の対象となる．	

*具体的な化学物質については，平成25年9月30日厚生労働省告示第316号を参照のこと．
**疾病の一覧については，昭和56年2月2日労働省告示第7号を参照のこと．

- 以降では，業務上の疾病の中でも特に問題となることが多い，脳・心臓疾患（❽に該当）と精神障害（❾に該当）の労災認定について詳述する．

Advanced Study
精神障害の認定基準

詳細　厚生労働省：心理的負荷による精神障害の認定基準について（平成23年12月26日基発1226第1号）

- メンタルヘルスの不調（うつ病などの精神障害）は，業務上の疾病にあたる（労基法施行規則別表第1の2九〔前項の❾〕）．
- 精神障害の労災認定は，厚生労働省の「心理的負荷による精神障害の認定基準」に基づいて行われる．

精神障害の認定基準

❶認定基準の対象となる精神障害を発病しているか（次ページ参照）

❷業務による心理的負荷の強度の評価
1. 「特別な出来事」に該当する出来事がある場合*1
2. 「特別な出来事」に該当する出来事がない場合*2　具体的な出来事の心理的負荷の強度を，細かい基準に従い「強，中，弱」のいずれかに評価

→ 強 / 中 / 弱

（吹き出し：社会保険労務士）
仕事によるストレスが強くても，私生活でのストレスが著しく強かったり，就業前から重度のアルコール依存症が関係していたりする場合には，必ずしも労災認定がされるとは限りません．

❸業務以外の心理的負荷の強度を，細かい基準に従い評価*3
- 強度の心理的負荷を生じさせる出来事が認められない
- 強度の心理的負荷を生じさせる出来事が認められる

かつ／または

❹個体側要因の評価
- 個体側要因がない
- 個体側要因がある

→ 労災（業務上の疾病）にあたる／業務以外の心理的負荷や個体側要因により発病したかを慎重に判断／労災（業務上の疾病）にあたらない

*1 「特別な出来事」は上記認定基準の別表1に挙げられており，「生死に関わる，極度の苦痛を伴う，または永久労働不能となる後遺障害を残す業務上の病気や怪我をした」場合などがこれにあたる．「特別な出来事」として別表1に列挙された事項に該当する場合は，心理的負荷の強度は「強」となる．
*2 特別な出来事以外の出来事は，「具体的出来事」として別表1に挙げられており，「会社の経営に影響する重大な仕事のミスをし，事後対応にもあたった」場合，「達成困難なノルマが課された」場合などがこれにあたる．また，別表1では，それぞれの出来事の心理的負荷の大きさの評価方法も示されている．
*3 業務以外で強度の心理的負荷を生じさせる出来事は別表2に挙げられており，「離婚した」「自分が重い病気や怪我をしたまたは流産した」などがこれにあたる．

認定基準の対象となる精神障害（国際疾病分類第10回修正版〔ICD-10〕第5章参照）

- 統合失調症，統合失調症型障害および妄想性障害
- 気分（感情）障害（うつ病など）
- 神経症性障害，ストレス関連障害（急性ストレス反応など）および身体表現性障害
- 生理的障害および身体的要因に関連した行動症候群
- 成人のパーソナリティおよび行動の障害
- 精神遅滞（知的障害）
- 心理的発達の障害
- 小児期および青年期に通常発症する行動および情緒の障害，詳細不明の精神障害

Advanced Study
脳・心臓疾患の認定基準

- 過重負荷による脳・心臓疾患は，業務上の疾病にあたる（労基法施行規則別表第1の2八〔p.172の❽〕）．
- しかし，脳・心臓疾患は不規則な日常生活や遺伝による原因により徐々に進行して，あるとき突然発症するものであり，過重負荷が原因であると言い切ることが難しい．
- そのため，「脳血管疾患及び虚血性心疾患等（負傷に起因するものを除く．）の認定基準」に従って，その人に起きた脳・心臓疾患が過重負荷を原因とするものか判断する．
- 認定基準の対象となる脳・心臓疾患は，脳内出血（脳出血），くも膜下出血，脳梗塞，高血圧性脳症，心筋梗塞，狭心症，心停止（心臓性突然死を含む），解離性大動脈瘤である．

脳・心臓疾患の認定基準

「業務による明らかな過重負荷」を受けたことにより発症した脳・心臓疾患か

異常な出来事	短期間の過重業務	長期間の過重業務
発症直前から前日までの間において，発生状態を時間的および場所的に明確にしうる異常な出来事に遭遇したことが原因か	発症に近接した時期（発症前おおむね1週間）において，特に過重な業務に就労したことが原因か	発症前の長期間（発症前おおむね6ヵ月間）にわたって著しい疲労の蓄積をもたらす特に過重な業務に就労したことが原因か

検討事項

・強度の精神的負荷を引き起こす突発的または予測困難な異常な事態が起こったか ・緊急に強度の身体的負荷を強いられる突発的または予測困難な異常な事態が起こったか ・急激で著しい作業環境の変化があったか	・労働時間が長時間に及んでいたか以下の❶～❸などにより評価する． ❶発症直前から前日までの間に特に過度の長時間労働が認められるか ❷発症前おおむね1週間以内に継続した長時間労働が認められるか ❸休日が確保されていたか	・労働時間が長時間に及んでいたか以下の❶～❸に留意して判断する． ❶発症前1～6ヵ月平均でおおむね月45時間以内の時間外労働は，発症との関連性は弱い ❷おおむね月45時間を超えて長くなるほど，発症との関連性は強まる ❸発症前1ヵ月間におおむね100時間または2～6ヵ月平均でおおむね月80時間を超える時間外労働は，発症との関連性が強い

- 不規則な勤務，拘束時間の長い勤務，出張の多い業務などがあったか
- 作業環境（温度，騒音など）はどうか
- 精神的緊張を伴う業務だったか　　など

総合判断

これらの出来事がどれほどまれなものだったか，程度が大きかったかなどを検討して，身体的・精神的負荷が著しいと認められるかという観点から，客観的かつ総合的に判断する．	以上の事情を考慮して，同種労働者・同僚労働者にとっても特に過重な身体的・精神的負荷と認められるかという観点から，客観的かつ総合的に判断する．

↓
「業務による明らかな過重負荷」を受けたことにより発症した脳・心臓疾患といえる．
→ 労災（業務上の疾病）にあたる

「業務による明らかな過重負荷」を受けたことにより発症した脳・心臓疾患といえない．
→ 労災（業務上の疾病）にあたらない

詳細　厚生労働省：脳血管疾患及び虚血性心疾患等（負傷に起因するものを除く．）の認定基準について（平成13年12月12日基発第1063号，最終改正平成22年5月7日基発0507第3号）

脳・心臓疾患の労災認定に関する有名判例

❶ Aさんは，保険会社支店長付きの運転手．支店長の業務の都合により，不規則な運転業務が続いており，事件前6ヵ月の時間外労働は1ヵ月平均約150時間であった．

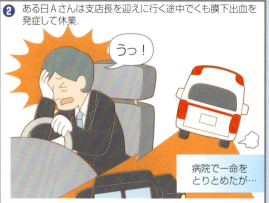

❷ ある日Aさんは支店長を迎えに行く途中でくも膜下出血を発症して休業．

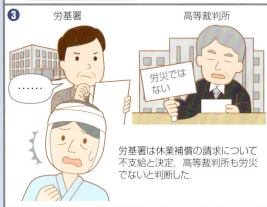

❸ 労基署は休業補償の請求について不支給と決定．高等裁判所も労災でないと判断した．

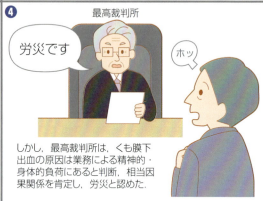

❹ しかし，最高裁判所は，くも膜下出血の原因は業務による精神的・身体的負荷にあると判断，相当因果関係を肯定し，労災と認めた．

横浜南労基署長事件（最判平成12年7月17日）をもとに作成

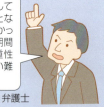

❸で労災と認められなかった理由としては，Aさんにはくも膜下出血の原因となる脳動脈瘤を有していた可能性が高かったこと，また，当時の認定基準は長期間にわたる疲労やストレスが業務の過重性判断において考慮されているとは言い難いものだったことが挙げられます．

弁護士

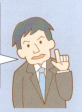

これに対し最高裁は，発症前の業務による負荷がAさんの基礎疾患（脳動脈瘤）を自然の経過を超えて増悪させたとし，労災と認めました．この判決は，長期間にわたる長時間労働を過重性判断の重要な要素として位置づけたという点で画期的なものでした．

- この事件がきっかけとなり，長期間の過重業務による疲労などが考慮された認定基準〔p.173〕が2001（平成13）年に作成され，現在に至っている．

通勤災害の認定要件

通勤による負傷・疾病が対象
通勤災害の認定要件

- 通勤災害が認められるためには，その災害（怪我，病気）が「通勤」に内在する危険が現実化したといえなければならない（労災保険法7①二）．
- 「通勤」とは，❶就業に関し，❷住居と就業の場所などの間の移動を，❸合理的な経路および方法で行うことをいう（労災保険法7②）．

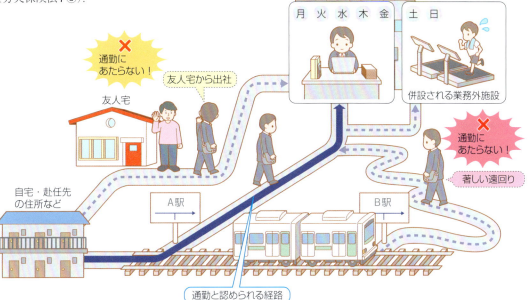

「通勤」の認定要件

詳細 昭和48年11月22日基発第644号，最終改正平成28年12月28日基発1228第1号

要件	解説	「通勤」と認められる例	「通勤」と認められない例
❶就業に関し	移動行為が業務に就くため，または業務を終えたことにより行われるものであることをいう．	・いつも通り出勤する場合 ・全員参加の会社行事に参加する場合	・休日に会社の運動施設を利用しに行く場合
❷住居と就業の場所などの間の移動	住居と就業場所間の移動だけでなく，兼業労働者の就業場所間の移動や，単身赴任者などの住居間の移動も含まれる．	・家族の住む場所とは別に，会社の近くに単身でアパートを借りている場合	・友人宅でマージャンをし，翌朝そこから直接出勤する場合
❸合理的な経路および方法	その移動をするとき，一般に労働者が用いるものと認められる経路および手段をいう．	・会社に届け出ている合理的な経路・方法で出勤する場合 ・会社に届け出ていない経路・方法でも，社会通念上合理的なものと認められる場合（労基署に要相談）	・著しく遠回りとなるような経路や，不適切な方法で出勤する場合

- この他，帰り道で映画館に入るなど移動経路からの逸脱・移動の中断があった場合は，それ以降は「通勤」とは認められない（労災保険法7③）．
- また，会社の送迎バスで事故に遭った場合など，その移動自体が業務の性質を有する場合は業務災害にあたるため，「通勤」ではない（労災保険法7②）．

社会保険労務士：通勤災害は，使用者の緊急呼び出しに応じた出勤途上の災害など業務災害に該当するものを除き，労基法上の災害補償の対象ではありませんが，労災保険法改正（昭和48年）により，保険給付の対象となりました．

労働災害

労働災害発生時の会社の対応

監修 北岡 大介

総論

労働者の安全と健康のために
労働災害の防止と発生時の対応

- 労働安全衛生法（安衛法）は、職場における労働者の安全と健康を確保することを事業者（会社）の責務として定めており（安衛法3）、事業者は安全衛生管理体制[p.70]の構築をするなどして労働災害（労災）を最大限防止しなければならない．
- また、万が一労災が発生した場合に備えて、事業者は、労災発生時の適切な対応についても理解しておく必要がある．

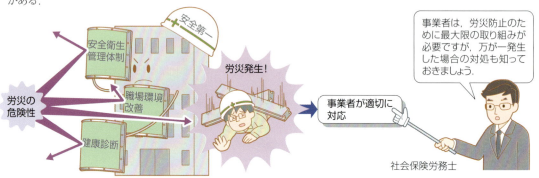

具体的に何を行うのか
防止策と発生時の対応の例

- 労災の防止策、発生時の対応として、事業者は以下を行う．

労災の防止策
- 安全衛生管理体制の構築 [p.70]
- 安全衛生教育の実施 [p.108]
- 健康診断の実施 [p.184]
- 健康の保持増進のための措置（トータル・ヘルスプロモーション・プラン）の実施 [p.201]
- 快適な職場環境の形成のための措置の実施 [p.134]

など

労災発生時の対応（本章で解説）
- 現場対応 [p.177]
- 労働者災害補償保険（労災保険）給付の手続き [p.179]
- 報告書の提出 [p.181]
- 再発防止策の検討と実施 [p.182]

など

以降本章では、労災が発生した場合に事業者が取るべき対応を詳しく解説します．

労災が起こったら
労災発生時の対応のながれ

- ここでは、労災が発生した場合に事業者が取るべき対応のながれを示す．

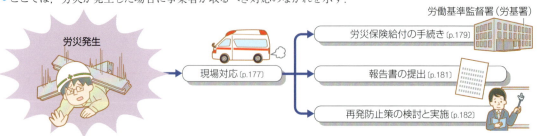

現場対応

特に怪我をした場合に重要となる
会社が取るべき現場の対応

- 労働者が業務中・通勤中に怪我（または病気）をした場合，まずは被災労働者の治療を最優先したうえで，事業者は以下の行動を取ることが望ましい．

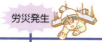

被災労働者を病院へ搬送
- 緊急を要する場合は救急車で病院へ搬送する．
- 労災指定病院〔次項〕で治療を受ければ，自己負担なく治療が受けられる*．

事実関係の把握
- 事故の場所，状況，事故の目撃者の有無などを詳しく確認する．

家族，労基署，警察署への連絡
- 必要に応じて被災労働者の家族に連絡する．
- 重大な事故の場合は労基署，警察署へ連絡する．

*労災指定病院（または労災指定を受けている診療所）以外を受診した場合は，一時的に治療費を全額立て替えたうえで，後日請求手続きを行って費用を返還してもらうことになる．

労災発生時に自己負担なく治療が受けられる
労災指定病院

- 労災指定病院とは，労災が発生した場合，原則として自己負担なく治療が受けられる病院のことである（労災保険法施行規則11①）．
- 労災指定病院以外でも労災に起因する怪我や病気の治療を受けることはできるが，一時的に治療費を全額立て替える必要があり，療養（補償）給付の請求の手順も異なる〔p.180〕．

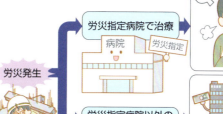

*会社立替えが一般的．

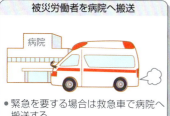

産業医：病院名に「労災病院」と付くものだけではなく，総合病院などの大きな病院は労災指定病院となっていることが多いです．また，診療所や薬局など病院以外の医療機関でも労災保険の指定を受けている機関が多くあり，自己負担なくサービスを受けることができます．

その後の手続きのために必要
労基署・警察署への連絡と事実関係の把握

- 重大な労災が発生した場合，直ちに労基署・警察署に連絡し，災害発生状況の保全などについて指示を仰ぐ（所轄労基署等への連絡先を事前に確認・周知しておく）．
- また，労災の重大さに関わらず，会社の担当スタッフは事故の場所，状況，事故の目撃者の有無を，写真や録音により詳しく記録しておくことが望ましい．
- 上記のような記録は，その後に必要となる手続きや再発防止策の検討に役立つ．

事実関係把握のながれ

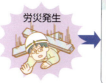

記載方法
- 録音する
- 写真を撮る
- メモする
- 図面化する　など

主な把握事項
- 誰が被災労働者か
- いつ，どこで，なぜ事故が発生したのか
- 事故の目撃者は誰か
- 労災現場の状況

→
- 労災請求手続書類のための資料として活用
- 具体的な再発防止策〔p.182〕を考えるための資料として活用

社会保険労務士：重大な事故の場合は，労基署が安衛法違反事件として，警察署が業務上過失致死傷事件として捜査することがあります．その場合，会社は労働基準監督官および警察官による事情聴取に応じなければなりません．

労災保険制度と労災保険給付

確実に労災補償が行われるための保険
労災保険制度と労災保険給付

- 労災保険とは，労災が起こったときに，被災労働者に対し，事業主（会社）が支払うべき補償を，政府が代わりに支払う制度のことである（労働基準法84，労災保険法第1章）．
- 労災が発生すると，労災保険から被災労働者に対して治療や休業補償などの給付がなされる．これを労災保険給付という．
- パートタイマー・アルバイトなどの雇用形態を問わず，労働者であれば労災保険給付の対象である．

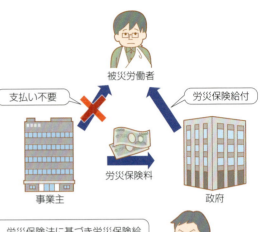

労基法では，業務上の災害補償を義務づけていますが，労災保険法に基づき労災保険給付が行われると，事業主は労基法上の災害補償責任を免れます（労基法84）．しかし，労災保険給付は慰謝料までカバーしたものではないため，被災労働者から事業主に対し，別途慰謝料などの損害賠償が請求される可能性はあります（民法709など）．

弁護士

労災の治療には労災保険を使う
労災保険と医療保険の違い

- 労災の治療には医療保険（健康保険，国民健康保険など）ではなく，労災保険を用いる（健康保険法55①，国民健康保険法56①など）．
- ここでは労災保険と健康保険の違いを比較して説明する．

	労災保険	健康保険*
主な目的	業務災害・通勤災害（負傷，疾病，障害，死亡等）に関する保険給付を行う	業務災害**以外の疾病，負傷，死亡，出産に関する保険給付を行う
保険者	政府	協会けんぽ，各種健康保険組合など
保険料	会社が全額負担	会社と本人の折半負担
労災に対する給付	あり	なし
治療を受ける際に病院に提出するもの	労災保険用の書類 [p.179, 180]	健康保険被保険者証（健康保険証）
治療費の自己負担額	原則なし	原則3割
給付のながれ	（被災労働者→病院：給付請求書／治療；病院→政府：請求／支払い；事業主→政府：保険料）	（患者→病院：自己負担額／治療；病院→健保：請求／支払い；事業主→健康保険組合など：保険料）

*自営業，アルバイトなどが加入する国民健康保険も，保険料が会社と折半でないことなどを除けば，医療費支給の基本的な仕組みは健康保険と同じである．
**健康保険法に基づく給付は，業務災害以外の負傷などを対象としており，条文上は給付対象に通勤災害による負傷などが含まれるように見える（健康保険法1）．ただし，実際には労災保険法に基づき保険給付が行われる（労災保険法7①二）ことから，健康保険法に基づき通勤災害についての保険給付が行われることはない（健康保険法55①）．

労災発生時に支払われる
労災保険給付の種類

- 労災保険給付には以下の種類がある（業務災害については労災保険法12の8①，通勤災害については労災保険法21）．

療養（補償）給付のみ，現金給付ではなく現物給付なので，請求手続きが異なります〔次項〕．

名　称[*1]	支払われる場面	内　容
療養（補償）給付	被災労働者に治療行為が必要な場合	診察，薬剤，手術，看護などが現物給付される（被災労働者が費用を立て替えた場合はその費用）．
休業（補償）給付	被災労働者が療養するために会社を休み，賃金を得ることができない場合	4日以上休業した場合，4日目以降の平均賃金の80％にあたる金額が支給される（特別支給金含む）．
障害（補償）給付	怪我や病気が治った後に一定の障害[*2]が残った場合	障害の程度に応じて年金または一時金の形で支給される．
遺族（補償）給付	被災労働者が亡くなった場合	遺族に対して年金または一時金の形で支給される．
葬祭料・葬祭給付	被災労働者が亡くなった場合	葬祭に通常要する費用を考慮した金額が支給される．
傷病（補償）年金	被災労働者が療養を始めてから1年6ヵ月が経過しても怪我や病気（傷病）が治らず，その傷病による障害の程度が所定の傷病等級[*3]に達している場合	1年6ヵ月が経過した日から休業（補償）給付に代わって支給される．
介護（補償）給付	障害（補償）年金または傷病（補償）年金を受ける権利を有する被災労働者が，その障害のため自宅等で介護を受ける場合	常時または随時介護を受ける場合に通常要する費用を考慮した金額が支給される．

[*1] 業務災害の場合は，各給付名に「補償」という言葉が入り，通勤災害の場合は入らない（ただし，葬祭に関する給付は，業務災害の場合「葬祭料」，通勤災害の場合「葬祭給付」となる）．
[*2] 一定の障害の具体的な内容については障害等級表を参照（労災保険法施行規則別表第1）．
[*3] 所定の傷病等級の具体的な内容については傷病等級表を参照（労災保険法施行規則別表第2）．

- 業務災害・通勤災害に関する給付以外の保険給付に，二次健康診断等給付がある（労災保険法7①三）〔p.195〕．

診察・薬剤などの現物給付
療養（補償）給付の請求

- 療養（補償）給付では，病気や怪我に対する治療行為の現物給付（被災労働者が費用を立て替えた場合はその費用の給付）が行われる．
- これにより，被災労働者は結果として自己負担なく必要な治療を受けることができる．
- 療養（補償）給付は，基本的に現物給付であるため，請求手続きは労災指定病院を経由して行う．他の労災保険給付とは手続きが異なるため，注意が必要である．

療養（補償）給付の請求　他の給付とは提出先が異なるので注意

給　付	提出先	提出書類（請求書の種類）	必要な記載事項・添付書類	請求期限
療養（補償）給付	労災指定病院	・療養（補償）給付たる療養の給付請求書	・請求書に事業主の証明を記載	・治療を受けるときに提出

療養（補償）給付請求のながれ

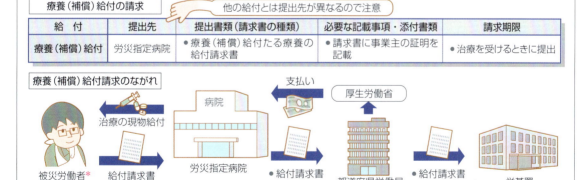

[*]法律上の給付請求者は被災労働者だが，労災認定に争いがない場合，会社が請求書の作成を代行するのが一般的である（その他の給付の請求〔p.180〕も同様）．

労災指定病院で診療を受けなかった場合は，診療費の全額を一時的に被災労働者が自己負担する（会社立替えが一般的）ことになります．被災労働者が費用の返還を受ける（回収する）ためには別の手続きが必要となりますので注意してください〔p.180〕．
　　　　　　　　　　　　　　　　　　　　　　　　　　　　　　　　　　社会保険労務士

- 現物給付：保険給付方法の一つで，お金ではなく医療行為そのもの（診察や検査，投薬，入院など）を給付（提供）する方法のことをいう．
- 現金給付：治療にかかった費用（お金）を給付する方法のことをいう．

Advanced Study
労災指定病院以外を受診した場合の療養（補償）給付の請求

- 労災指定病院以外で受診した場合でも，労災の認定は受けることができる．
- 労災指定病院以外の病院または診療所で受診した場合，治療費は一時的に全額被災労働者が負担し（会社立替えが一般的），後に請求書を労基署長に提出することにより，費用の償還を受けることになる（療養の費用の請求）．
- 提出書類は，「療養（補償）給付たる療養の費用請求書」であり，請求書に事業主の証明〔p.181〕および受診した医療機関の証明が必要となる．

労災指定病院以外を受診したときの療養（補償）給付請求のながれ

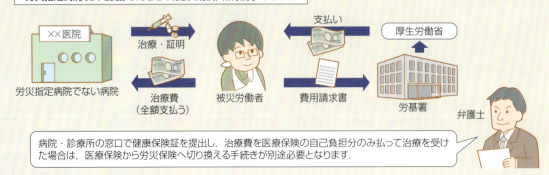

病院・診療所の窓口で健康保険証を提出し，治療費を医療保険の自己負担分のみ払って治療を受けた場合は，医療保険から労災保険へ切り換える手続きが別途必要となります．

療養（補償）給付とは手続きが異なる
その他の給付の請求

- 休業（補償）給付，障害（補償）給付，遺族（補償）給付，葬祭料・葬祭給付，介護（補償）給付は，療養（補償）給付と異なり，全て労基署長に請求することによって支給される．
- それぞれの給付について，請求書に記載する事項や添付する書類が異なる．

療養（補償）給付以外の給付の請求

給付	提出先	提出書類（請求書の種類）	必要な記載事項・添付書類	請求期限（時効）
休業（補償）給付	労基署長	●休業（補償）給付支給請求書	●請求書に事業主の証明と診療担当者の証明を記載	●労働不能となった日ごとにその翌日から2年以内
障害（補償）給付		●障害（補償）給付支給請求書	●請求書に事業主の証明を記載 ●医師または歯科医師の診断書・レントゲン写真などの資料	●傷病が治った（安定した）日の翌日から5年以内
遺族（補償）給付		●遺族（補償）年金支給請求書	●請求書に事業主の証明を記載 ●死亡診断書などについての市町村長の証明書，戸籍謄本，死亡労働者の収入によって生計を維持していたことを証明しうる書類	●死亡した日の翌日から5年以内
葬祭料・葬祭給付		●葬祭料（葬祭給付）請求書	●請求書に事業主の証明を記載 ●死亡診断書などについての市町村長の証明書	●死亡した日の翌日から2年以内
介護（補償）給付		●介護補償給付・介護給付支給請求書	●医師または歯科医師の診断書 ●費用を支出して介護を受けた日数と，費用の額を証明する書類	●介護を受けた月の翌月の初日から2年以内

療養（補償）給付以外の給付の請求のながれ

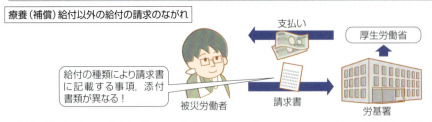

給付の種類により請求書に記載する事項，添付書類が異なる！

- 療養開始後1年6ヵ月を経過しても傷病が治っていないときは，その後1ヵ月以内に「傷病の状態に関する届」を所轄の労基署長に提出しなければならない（労災保険法施行規則18の2②，18の13②）．
- 傷病（補償）年金の支給・不支給の決定は，この届出に基づき所轄の労基署長の職権によって行われるので，「請求手続き」とはよばれない．

■介護（補償）給付以外の給付請求で必要
事業主の証明

- 被災労働者は，労災保険給付を受け取るために，所轄労基署長に対して請求書を提出しなければならない（労災保険法施行規則12①など）．
- この請求書には事業主の署名欄があり，ここに事業主が署名すると，負傷・発病・死亡の日時，原因・発生状況などの記載について，事業主側が「その通りである」と認めることになる（事業主の証明）．
- 会社側が事業主証明を行わない場合については，被災労働者本人（または遺族）が労基署に対して労災補償請求を行う．

事業主の証明（療養補償給付の場合）

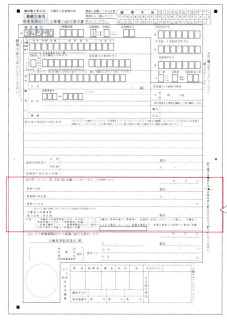

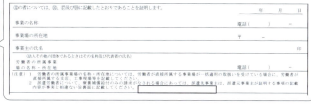

事業主の証明欄に記載すべき事項
- 事業の名称
- 事業場の所在地
- 事業主の氏名（法人の場合は法人名および代表者氏名）

詳細　厚生労働省ホームページ：労災保険給付関係請求書等ダウンロード
https://www.mhlw.go.jp/stf/seisakunitsuite/bunya/koyou_roudou/roudoukijun/rousai/rousaihoken06/index.html（2019年11月閲覧）

報告書の提出

■労災が起こったら提出
労働者死傷病報告

- 労働者が労災により負傷，死亡または休業した場合，当該事業場の事業主は，労基署長に対して「労働者死傷病報告」を提出しなければならない（安衛法100，労働安全衛生規則97，98）．

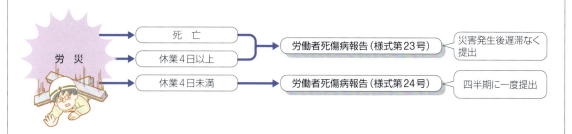

- この他，重大な労災が発生した場合に，特別安全衛生改善計画を作成し，厚生労働大臣に提出すべきことを指示されることがある（安衛法78）．

労働災害の再発防止

法令の遵守と自主的な活動
再発防止策

- 労災が発生してしまった場合，同種・類似の災害を繰り返さないようにするための対策（再発防止策）を講じることが重要である．
- 以下では，主な再発防止策（労災防止策）を紹介する．

主な再発防止策		概要
安衛法関係の法令の遵守	危険防止の措置	機械設備を使用する場合は，機械に身体が巻き込まれないように，柵や覆いを設ける．
	健康管理の措置	年に1回の定期健康診断，6ヵ月に1回の特殊健康診断を確実に行う．
	安全衛生管理体制[p.70]の整備	法令に基づき，安全管理者の選任，安全衛生委員会の設置・運営などを行う．
	安全衛生教育[p.108]の実施	従業員を雇入れたときなどに安全衛生のための教育を行う．
自主的な安全衛生活動（例）	ヒヤリ・ハット活動	作業中にヒヤリとした，ハッとしたが幸い災害にならなかった事例を報告・提案する制度を設けるなど．
	危険予知活動（KY活動）	作業前に現場や作業に潜む危険因子などについて話し合い，作業者の危険意識を高める活動を行う．
	安全当番制度	職場の安全パトロールなどを当番制で全従業員に担当させる．
	4S活動	4S（整理，整頓，清潔，清掃）を行うことによって安全な職場づくりを目指す．
リスクアセスメント[p.107]に基づく取り組み		作業に伴う危険性または有害性を見つけ出し，これを除去，低減する手法（リスクアセスメント）を実施して，確実に効果的に災害を防止する．

> **詳細** 厚生労働省・都道府県労働局・労働基準監督署：労働災害防止のために〜従業員の安全と健康の確保は事業者の責務です〜．2011

- 労基署によっては，「労働災害再発防止対策書」の提出を義務づけているところもある．

Supplement

労災隠し

- 労災隠しとは，労働者死傷病報告[p.181]を故意に提出しないこと，虚偽の内容を記載して提出することをいう．

労災隠しの例

- 本来は労災保険で治療を受けるべきところを，被災者に健康保険で治療を受けるよう指示して報告書を提出しなかった．

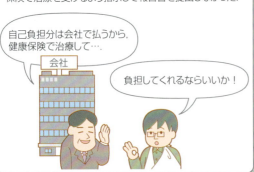

- 本来は元請会社の労災保険を使うべきところを，下請会社が独断で，下請会社の労災であると虚偽の報告をした．

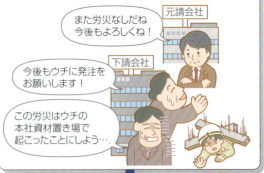

- 労災であるにもかかわらずその報告をしないことは労災隠しにあたる．
- 労災発生後，治療・休業が長期化した場合，労災隠しによって被災労働者に重大な不利益が生じる場合がある．

- 建設業の場合は，下請会社で起こった労災も元請会社の労災保険で補償するため，元請会社からの仕事ではない下請会社内での労災として報告することは労災隠しにあたる．

- 労災隠しをした場合，行為者・法人に対して，50万円以下の罰金が科される（安衛法120五，122）．

> **詳細** 厚生労働省ホームページ：「労災かくし」は犯罪です．
> https://www.mhlw.go.jp/general/seido/roudou/rousai/（2019年11月閲覧）

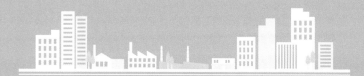

健康診断

Occupational Health ✳ An illustrated Reference Guide

Index

		〈監修〉
健康診断総論	184	大久保 靖司
一般健康診断	194	大久保 靖司
特殊健康診断	196	大久保 靖司
事後措置	198	大久保 靖司
その他の健康診断	200	大久保 靖司

健康診断

健康診断総論

監修
大久保 靖司

健康診断とは

健康管理の一部
健康診断とは

- 健康診断（健診）とは，体や心の異常（健康障害）を早期に発見するため，医師による問診や医学的検査を行うことである．
- 労働者の健康診断は，健康管理〔p.8〕の一部として行われる．
- 事業者（会社）は各種法令に基づき，労働者に対し必要な健康診断を実施しなければならない（労働安全衛生法〔安衛法〕66①〜③，じん肺法7〜9の2など）．義

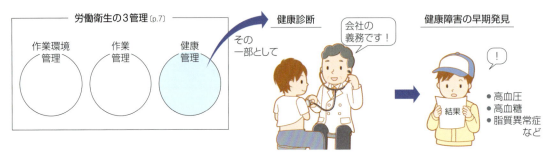

- 労働者は事業者が行う健康診断（一般健康診断〔p.194〕，特殊健康診断〔p.196〕）を受けなければならない（安衛法66⑤，じん肺法11）．義

大きく4つ
目的

- 健康診断の目的は，健康障害（❶一般的な健康障害と❷業務に起因する健康障害）を早期に発見し，その結果をもとに，❸業務を遂行するうえで必要な就業上の措置を行うことである．
- また，❹労働者の健康への関心を高めるという目的もある．

目的	❶一般的な健康障害の早期発見	❷業務に起因する健康障害の早期発見	❸業務を遂行するうえで必要な就業上の措置を行う	❹労働者の健康への関心を高める
説明	・高血圧，高血糖，脂質異常症など，一般的な健康障害を早期に発見する．	・有機溶剤中毒など，業務に起因する健康障害を早期に発見する．	・健康障害に応じ，作業内容の変更や勤務管理などを行う．	・健康への関心を高め，健康障害の予防につなげる．

健康診断で異常所見がある人の割合
有所見率

- 有所見率とは，健康診断で何かしらの異常所見がある人の割合のことである．
- ここでは例として，労働者の多くが1年に1回受ける「定期健康診断〔p.194〕」の有所見率を示す．

定期健康診断の検査項目別の有所見率

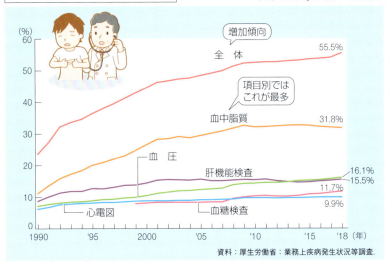

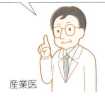

全体の有所見率が55.5%ということは，2人に1人以上は何かしらの異常所見があるということです．特に血中脂質や血圧といった，生活習慣病に関わる項目の有所見率が高くなっています．

産業医

資料：厚生労働省：業務上疾病発生状況等調査．

安衛法がメイン
法令根拠

- 事業者が行う健康診断を規定している法律は主に，労働安全衛生法（安衛法）とじん肺法である．
- また，それぞれの法律の細かい内容を規定するために，様々な省令（規則）・告示・指針・通達などがある．

ここでは「安衛法とじん肺法の2つがあり，メインは安衛法」ということがわかればOKです！

事業者が行う健康診断の法令根拠

安衛法
- 労働安全衛生規則（安衛則）
- 四アルキル鉛中毒予防規則
- 特定化学物質障害予防規則
- 電離放射線障害防止規則
- 石綿障害予防規則
- 鉛中毒予防規則
- 有機溶剤中毒予防規則
- 高気圧作業安全衛生規則
- 除染電離則*
- 各種告示・指針・通達　など

じん肺法
- じん肺法施行規則　など

＊正式名称は「東日本大震災により生じた放射性物質により汚染された土壌等を除染するための業務等に係る電離放射線障害防止規則」．

大きく2つのグループがある
一般健康診断と特殊健康診断

- 事業者が行う健康診断には様々な種類のものがある．
- これらは大きく，❶一般健康診断，❷特殊健康診断という2つのグループに分類することができる．

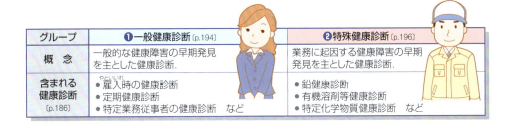

グループ	❶一般健康診断〔p.194〕	❷特殊健康診断〔p.196〕
概念	一般的な健康障害の早期発見を主とした健康診断．	業務に起因する健康障害の早期発見を主とした健康診断．
含まれる健康診断〔p.186〕	・雇入時の健康診断 ・定期健康診断 ・特定業務従事者の健康診断　など	・鉛健康診断 ・有機溶剤等健康診断 ・特定化学物質健康診断　など

事業者が行う 健康診断の種類

- ここではまず，事業者が行う健康診断の種類と概要を示す．
- 事業者は労働者の使用状況や業務内容に応じ，必要となる健康診断を実施する（必要となる健康診断は労働者によって異なる）．

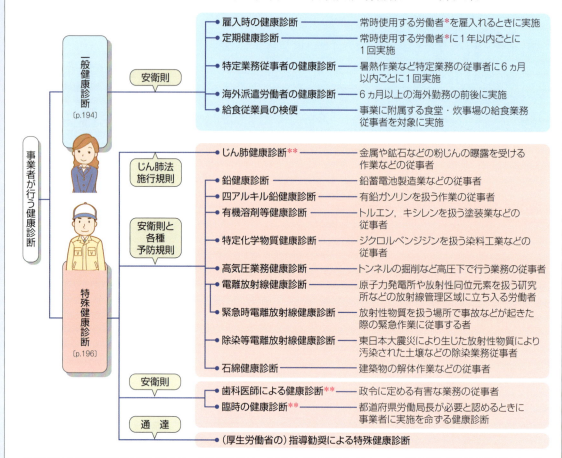

- *ここでいう「常時使用する労働者」とは，大まかにいうと，1年以上の雇用契約があり，かつ週の労働時間が30時間以上の労働者のこと．詳細はp.34を参照のこと．
- **法令上は特殊健康診断（安衛法66②）には含まれないが，性質的には特殊健康診断と似たものであるため，本書では特殊健康診断の中に含めて記載した．

詳細 厚生労働省・都道府県労働局・労働基準監督署：健康診断を実施しましょう．2013

- 事業者が関わりうる健康診断としては他に，深夜業に従事する労働者の自発的健康診断〔p.187〕，健康管理手帳による健康診断〔p.196〕，医療保険者が行う特定健康診査〔p.200〕，労働者自身が任意で追加する検査（オプションで行う検査）〔p.201〕がある．
- 特殊健康診断の対象者は，一般健康診断の対象にも該当する場合，その両方の健康診断を受ける必要がある．

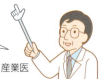

派遣労働者の健康診断

- 派遣労働者の健康診断は，一般健康診断は派遣元の事業者が，特殊健康診断は基本的に派遣先の事業者が行わなければならない（労働者派遣法45③，46①，安衛法66②）．
- 派遣労働者の健康診断に関しては，他にも様々な規定がある（わからないことがある場合は，会社の産業医や労働基準監督署などに問い合わせるとよい）．

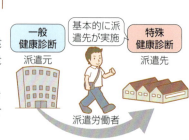

1年以内ごとまたは6ヵ月以内ごとが多い
実施頻度

- 事業者が行う健康診断〔p.186〕はそれぞれ，実施頻度（実施サイクル）が法令で定められている．
- 実施サイクルはそれぞれの健康診断によって異なるが，1年以内ごとや6ヵ月以内ごとに1回のものが多い〔p.194, 197〕．

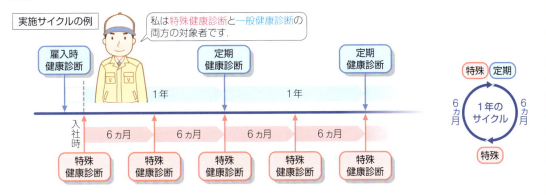

- 同時期に複数の健康診断があるからといって，いずれかの健康診断を省略するということはできない．ただし，同時期の健康診断で重複する健康診断項目（例えば胸部エックス線撮影）については，1回だけ検査しその結果を同時期の健康診断で共有するということができる．

Advanced Study
自発的健康診断

- 自発的健康診断とは，深夜業に従事し，かつ深夜業に従事した回数などの一定の要件を満たす労働者が，自分の健康状態に不安を抱いた際に自発的に医療機関に行って受ける健康診断のことである．
- 自発的健康診断の目的は，その健康診断の結果に異常があった場合，業務上必要となる措置を事業者に取ってもらうことである．

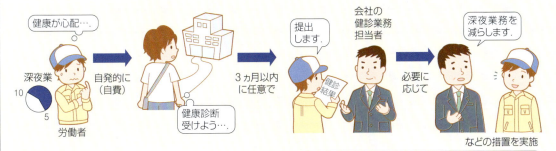

| 自発的健康診断の結果を事業者に提出することのできる労働者の条件 | これら全てを満たす | ・深夜業（午後10時～午前5時の間における業務）に従事している．
※厚生労働大臣が必要であると認める場合は午後11時～午前6時．
・事業者に常時使用されている労働者〔p.34〕である．
・自発的健康診断を受けた日の前6ヵ月間を平均して，1ヵ月当たり4回以上深夜業に従事している．
・自発的健康診断を受けた日から3ヵ月以内に事業者にその結果を提出する． |

自発的健康診断を受けても，この条件を満たさないと，必ずしも事業者に提出を受け入れてもらえない！

詳細 安衛法66の2，安衛則50の2～4

事業者がやるべきこと

- 提出された健康診断結果に異常の所見があった場合，提出日から2ヵ月以内に医師への意見聴取〔p.191〕を行い，必要に応じ事後措置〔p.198〕を行う（安衛法66の4，66の5①，安衛則51の2②一）．義
- 提出された健康診断結果は5年間保存する（安衛則51）．義
- 提出された健康診断結果から，医師または保健師による保健指導〔p.191〕が必要と考えられる労働者に対し，保健指導を行うよう努める（安衛法66の7①）．努

健康診断の実務

一般／特殊健康診断の
実務のながれ

- 事業者が行う健康診断の実務のながれを示す．

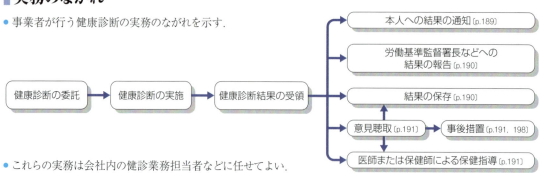

- これらの実務は会社内の健診業務担当者などに任せてよい．

医療機関に実施を依頼
健康診断の委託

- 一般／特殊健康診断の実施責任があるのは事業者である〔p.194，196〕．
- しかし，事業者自身が実際に健康診断（問診や血液検査など）を行うのは難しい．
- したがって，事業者は健康診断を実施している医療機関に健康診断の実施を委託する必要がある．

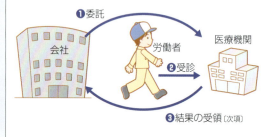

- 医療機関の人や機材を会社に呼び，会社の敷地内で健康診断を実施してもよい（巡回健診）．

基本的に本人の同意は不要
健康診断結果の受領

- 健康診断の結果は個人情報である〔p.192〕．
- しかし，事業者が一般／特殊健康診断を実施すること，その結果を保存すること，結果を確認し業務上必要な措置を取ることは，法令に基づく行為である．
- そのため，事業者は労働者本人の同意がなくても医療機関から健康診断の結果を受領することができる（個人情報保護法23①一）．

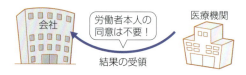

- ただし，健康診断として実施義務のない項目（例えばHIVの検査）の結果を事業者が受領する場合は，健康診断を実施した医療機関が本人の同意を得る必要がある（同法23①）．

事業者が負担
費用

- 事業者には，一般／特殊健康診断の実施義務がある．
- したがって，一般／特殊健康診断の費用は事業者が負担する（昭和47年9月18日基発第602号）．
- また，健康診断の受診に要した時間の賃金については，特殊健康診断の場合は支払わなければならない（同通達）．

	一般健康診断〔p.194〕	特殊健康診断〔p.196〕
健康診断の費用	事業者が負担する	
健康診断の受診に要した時間の賃金	支払うことが望ましい	支払う

詳細 昭和47年9月18日基発第602号

産業医：特殊健康診断は業務に起因する健康障害を調べるためにやるのだからその間の賃金は支払う．しかし一般健康診断はあくまで一般的な健康障害を調べるためにやるのだからその間の賃金までは支払わなくてもよい，ということです．

- 一般／特殊健康診断の受診にかかる交通費を誰が負担すべきかについての規定は特にない．そのため，交通費をどうするかについては事業者と労働者（または労働組合）で協議して決める（実際には労使交渉や委員会〔衛生委員会または安全衛生委員会〕で検討することになる）．

本人への
結果の通知

- 事業者は，一般／特殊健康診断の結果を受領後，遅滞なく労働者本人に健康診断の結果を通知しなければならない（安衛法66の6，安衛則51の4）．義

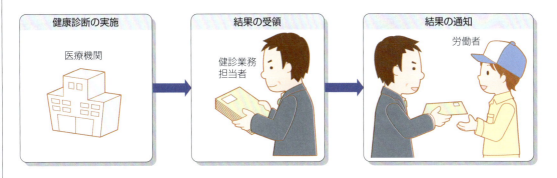

詳細 平成8年9月13日基発第566号，平成18年2月24日基発第0224003号

労働基準監督署長などへの
結果の報告

- 一般／特殊健康診断〔p.194，196〕のうち一部のものについては，事業者は健康診断の結果を，事業場（職場）の所在地を管轄する労働基準監督署長（所轄労働基準監督署長）などに報告しなければならない（安衛則52など）．義
- ここではまず，報告の対象となる健康診断の種類，事業者，報告先を示す．

	一般健康診断		特殊健康診断	
結果報告の対象となる健康診断	●定期健康診断 ●特定業務従事者の健康診断[*1]	●歯科医師による健康診断[*1]	●鉛健康診断[*1] ●四アルキル鉛健康診断[*1] ●有機溶剤等健康診断[*1] ●特定化学物質健康診断[*1] ●高気圧業務健康診断[*1] ●電離放射線健康診断[*1] ／緊急時電離放射線健康診断 ●除染等電離放射線健康診断[*1] ●石綿健康診断[*1] ●指導勧奨による特殊健康診断[*1]	●じん肺健康診断
結果報告の対象となる事業者	常時50人以上の労働者を使用する[*2]事業者		全ての事業者	
報告先	所轄労働基準監督署長			所轄労働基準監督署長を経由して所轄都道府県労働局長[*3]

[*1] 雇入れの際や配置替えの際に行うものではなく，定期に実施する健康診断のみが対象．
[*2] 臨時的にではなく，普段から働かせている労働者の数が50人以上であるということ（アルバイトやパートタイマーも，普段から働かせている人であれば数に含める）〔昭和47年9月18日基発第602号〕．p.186の「常時使用する労働者」とは意味が異なるので注意する．
[*3] 実務上は所轄労働基準監督署に報告すればよい．

- じん肺健康診断では，毎年12月31日における状況を翌年2月末日までに報告しなければならない（じん肺法施行規則37）．それ以外の健康診断では，医療機関などから結果を受領後遅滞なく報告しなければならない（安衛則52など）．義
- なお，じん肺健康診断以外の健康診断で，健康診断を全労働者が同じ時期でなく一定期間内（1年間，6ヵ月間など）で分散して受けている場合は，一人一人の結果受領後でなく，その期間ごとにまとめて結果報告を行えばよい．

所定の様式がある
結果の報告方法

- 一般／特殊健康診断の結果の報告〔p.189〕には，厚生労働省の所定の様式を用いる．
- 報告する内容は，個々の労働者の健康診断結果ではなく，受診した労働者全員の健康診断結果を集計したデータ（各検査項目で異常のあった人は何人かなど）である．

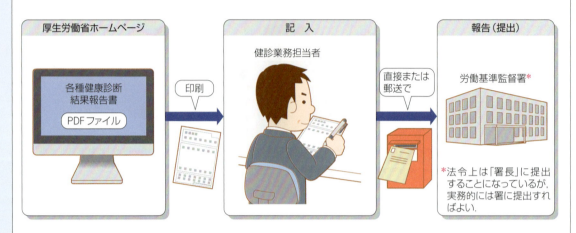

- 緊急時電離放射線健康診断以外は政府の電子申請システム（e-Gov）を用いてオンラインで報告することもできる．

個人票を作成して保存
結果の保存

- 事業者は一般／特殊健康診断〔p.194，196〕の結果を受領後，それぞれの労働者の個人票を作成し，これを一定年数保存しなければならない（安衛法66の3，安衛則51など）．義
- また，労働者が自発的健康診断〔p.187〕の結果を提出した場合も同様にしなければならない（安衛法66の3）．義
- 個人票の作成には厚生労働省の所定の様式，またはその様式の項目を網羅した独自の様式を用いる（それぞれの労働者の検査データなどを記入する）．
- 個人票は実際には，健康診断を委託した医療機関〔p.188〕に作成を委託することが多い（保存は会社が行う）．

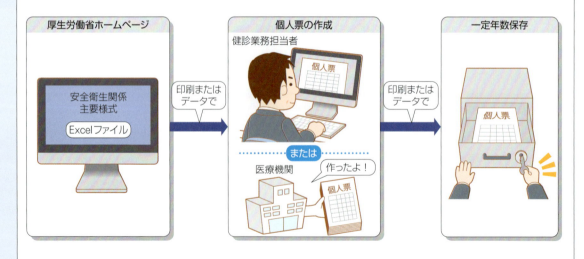

- 保存すべき年数は健康診断の種類ごとに法令で定められている〔p.194，197〕．
- 医師または歯科医師に意見聴取〔p.191〕を行った場合は，その意見内容も個人票に記入する．

異常所見があったら
意見聴取と事後措置

- 事業者は一般／特殊健康診断〔p.194，196〕の結果，異常の所見のある労働者がいた場合，その人の健康を保持するために必要な措置について，医師（歯または歯の支持組織〔歯ぐきなど〕に関することは歯科医師）の意見を聴かなければならない（安衛法66の4）．義
- また，労働者が自発的健康診断〔p.187〕の結果を提出し，その結果に異常の所見があった場合は，同様に意見を聴かなければならない（安衛法66の4）．義
- 意見聴取後には必要に応じて事後措置を行わなければならない〔p.198〕．義

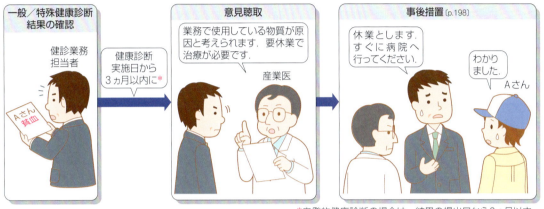

*自発的健康診断の場合は，結果の提出日から2ヵ月以内．

詳細 健康診断結果に基づき事業者が講ずべき措置に関する指針

- 意見聴取では，就業区分〔p.199〕などの形で意見をもらう．
- 聴取した内容は個人票〔p.190〕に記入しなければならない（医師・歯科医師自身に記入してもらうことが望ましい）〔安衛則51の2①二など〕．義
- 事後措置は労働者に健康を保持しながら業務を遂行させるための措置であり，事業者に実施義務がある．ただし，実施の際には事前に労働者の同意を得ることが望ましい．

必要に応じて
医師または保健師による保健指導

- 事業者は一般健康診断〔p.194〕の結果，特に健康の保持に努める必要があると認める労働者に対し，医師または保健師による指導（保健指導）を行うように努めなければならない（安衛法66の7①）．努
- また，労働者が自発的健康診断〔p.187〕の結果を提出した場合，特に健康の保持に努める必要があると認める労働者には，同様に努めなければならない（安衛法66の7①）．努

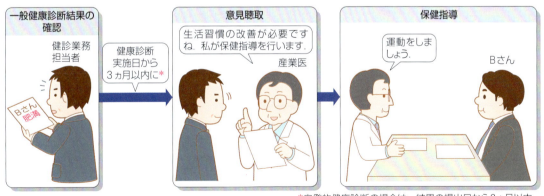

*自発的健康診断の場合は，結果の提出日から2ヵ月以内．

詳細 健康診断結果に基づき事業者が講ずべき措置に関する指針

- 保健指導は就業上の措置ではなく，あくまで労働者の生活習慣などに対する助言である．そのため，労働者に保健指導内容の実行を強制することまではできない．

困ったときの
相談窓口

- 健康診断に関して困ったことがある場合は、まず会社の産業医に相談するとよい.
- 会社に産業医がいない場合は次の場所に相談するとよい.

相談窓口
- 地域窓口（地域産業保健センター）
- 産業保健総合支援センター
- 都道府県労働局
- 労働基準監督署　　　　　など

健診業務担当者

個人情報の取扱い

健康診断の結果も該当
個人情報

- 健康診断を受けた人の病歴、健康診断の結果、事後措置に関する情報で、特定の個人を識別することができる情報は全て個人情報である（個人情報保護法2①）.
- 事業者はこれらの情報を適切な方法で管理しなければならない（個人情報保護法第4章）.

個人情報
- 健康診断を受けた人の病歴
- 健康診断の結果
- 事後措置〔p.198〕に関する情報　など

健康診断個人票／事後措置に関する情報 → 事業者は適切な方法で管理が必要！〔次項〕

詳細　平成29年5月29日個情第749号

管理責任者を決めるなど
個人情報の管理方法

管理方法
- 健康診断の個人情報〔前項〕の管理責任者を決める.
- 業務のため健康診断の個人情報を閲覧できる人を決める.
- 紙媒体の場合は、鍵のかかる丈夫な棚などに保管する.
- 電子データの場合は、暗号化してパスワードをかける.
- 閲覧日時、閲覧者、閲覧目的、閲覧した情報箇所を記録する.　など

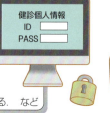
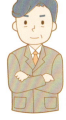
責任者

詳細　個人情報保護委員会：個人情報の保護に関する法律についてのガイドライン（通則編）. 2016（2019年1月一部改正）

労働者が不安を抱かないよう
取扱規程の策定・運用

- 健康診断やその後の対応時には、労働者の心身の状態に関する情報が事業者に渡ることになる.
- 事業者がこの情報を適切に取り扱っていない可能性があると、労働者は安心して健康診断を受けたり健康に関する相談を行ったりすることができない.
- そのため、事業者はこのような情報を適切に取り扱うための規程を策定し、運用しなければならない（安衛法104①〜③、じん肺法35の3①〜③）.

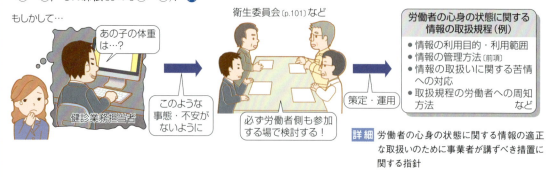

労働者の心身の状態に関する情報の取扱規程（例）
- 情報の利用目的・利用範囲
- 情報の管理方法〔前項〕
- 情報の取扱いに関する苦情への対応
- 取扱規程の労働者への周知方法　など

詳細　労働者の心身の状態に関する情報の適正な取扱いのために事業者が講ずべき措置に関する指針

情報提供時に注意
本人の同意の必要性

- 健康診断に関する個人情報を第三者とやりとりする際には，本人の同意が必要な場合と不要な場合がある．
- 本人の同意が必要になるかは原則として，その情報提供が，法令で義務づけられた行為を遂行するために必要なものかどうかによって決まる（個人情報保護法23①）．

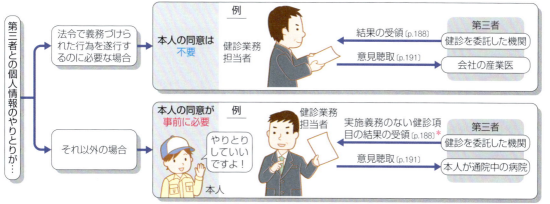

*この場合に本人の同意を得る義務があるのは「健診を委託した機関」側であるが，事業者（会社）側も自主的に本人の同意を得ておくことが望ましい．

秘密を漏らさない
守秘義務

- 健康診断に関わる業務に従事する者または従事したことのある者（医師，保健師，健診業務担当者など）は，法令で義務づけられた行為を遂行するのに必要な場合や本人の同意がある場合を除き，その業務で知り得た労働者の秘密や情報を漏らしてはならない（刑法134①，保健師助産師看護師法42の2，安衛法105など）．

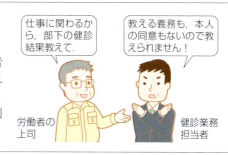

比較

各種健康診断の比較

- ここでは，❶一般健康診断，❷特殊健康診断に加え，❸特定健康診査，❹オプションで行う検査，❺トータル・ヘルスプロモーション・プラン（THP）を比較して説明する．
- 厳密には❸～❺は「健康診断」とはいわないが，健康診断と同様に医師による問診や医学的検査を行うという点から，本書では「その他の健康診断」として説明を行う．

	❶一般健康診断 (p.194)	❷特殊健康診断 (p.196)	❸特定健康診査 (p.200)	❹オプションで行う検査 (p.201)	❺THP (p.201)
対象者	労働者	労働者	40～74歳の医療保険加入者	全ての人	労働者
主な目的	一般的な健康障害の早期発見	業務に起因する健康障害の早期発見	生活習慣病の早期発見・予防	様々な病気の早期発見	心身両面の健康の保持増進
主な法令根拠	労働安全衛生法	労働安全衛生法	高齢者の医療の確保に関する法律	なし（任意で実施）	労働安全衛生法
実施義務者	事業者（義務）	事業者（義務）	医療保険者（義務）	―	事業者（努力義務）
主な実施時期	1年に1回	6ヵ月に1回	1年に1回	❶, ❷の受診時	随時
費用負担者	事業者	事業者	医療保険者	本人	事業者
事後措置	必要に応じて	必要に応じて	―	―	―
保健指導／特定保健指導	必要に応じて 保健指導	―	必要に応じて 特定保健指導	―	必要に応じて 保健指導

健康診断

一般健康診断

監 修
大久保 靖司

一般的な健康障害を調べる
一般健康診断とは

- 一般健康診断とは，主に労働者の一般的な健康障害を調べるために行う健康診断のことである．
- 事業者（会社）は対象となる労働者に一般健康診断を実施しなければならない（労働安全衛生法〔安衛法〕66①）．義

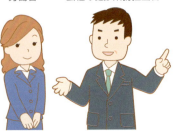

労働者　　会社の健診業務担当者

一般健康診断	
対象者	労働安全衛生規則第43～47条で定められた労働者（対象に応じて5種類の健康診断がある）〔次項〕
目的	一般的な健康障害の早期発見，就業上の措置
法令根拠	安衛法第66条第1項　など
実施義務者	事業者
実施時期・診断項目	一般健康診断の種類によって異なる

5種類ある
一般健康診断の概要

- 一般健康診断には次の❶～❺がある．
- 事業者は労働者ごとに，❶～❺の中で該当するものを全て行う必要がある．

法令根拠	健康診断名	主な実施時期	記録の保存年数
労働安全衛生法・労働安全衛生規則	❶雇入時の健康診断	● 常時使用する労働者〔p.34〕を雇入れるとき	5年
	❷定期健康診断	● 常時使用する労働者〔p.34〕に1年以内ごとに1回	
	❸特定業務*1従事者の健康診断	● 当該業務への配置替えの際 ● 6ヵ月以内ごとに1回*2	
	❹海外派遣労働者の健康診断	● 6ヵ月以上の海外勤務に派遣する前 ● 6ヵ月以上の海外勤務後に日本で業務に就かせるとき	
	❺給食従業員*3の検便	● 雇入れの際又は当該業務への配置替えの際	

この2つが基本！

特殊健康診断〔p.196〕とは別物！

*1 労働安全衛生規則第13条第1項第3号に記載されている業務〔p.92〕．
*2 検査（診断項目）自体は❷定期健康診断と同じであるため，実質的には1年以内ごとに2回定期健康診断を行うことになる．そのため，❸特定業務従事者の健康診断を行う場合は，それとは別に❷定期健康診断を行う必要はない．
*3 事業（会社）に附属する食堂または炊事場における給食の業務に従事する者．

一般的なオフィスワーカーであれば，雇入時に❶を行い，その後1年に1回❷を行っていくことになります．

産業医

一般健康診断で行う
診断項目

- 一般健康診断で行う検査（診断項目）は法令で定められている．

> 産業医：健康診断の種類や項目によっては，医師の判断で省略や変更が可能なものがあります．

健康診断名	診断項目を規定する主な法令・告示	基本診断項目
雇入時の健康診断	・労働安全衛生規則第43条	❶既往歴および業務歴の調査 ❷自覚症状および他覚症状の有無の検査 ❸身長，体重，腹囲，視力，および聴力（1,000ヘルツと4,000ヘルツの音）の検査 ❹胸部エックス線検査および喀痰検査*2 ❺血圧の測定 ❻貧血検査（血色素量および赤血球数） ❼肝機能検査（AST〔GOT〕，ALT〔GPT〕およびγ-GTP） ❽血中脂質検査（LDLコレステロール，HDLコレステロールおよびトリグリセライド） ❾血糖検査（空腹時血糖または随時血糖） ❿尿検査（尿中の糖および蛋白の有無の検査） ⓫心電図検査
定期健康診断	・労働安全衛生規則第44条 ・平成10年6月24日労働省告示第88号（最終改正平成22年1月25日厚生労働省告示第25号）	
特定業務従事者の健康診断	・労働安全衛生規則第45条 ・平成22年1月25日厚生労働省告示第26号	
海外派遣労働者の健康診断*1	・労働安全衛生規則第45条の2 ・平成元年労働省告示第47号（最終改正平成12年12月25日労働省告示第120号） ・平成元年労働省告示第46号（最終改正平成22年1月25日厚生労働省告示第27号）	
給食従業員の検便	・労働安全衛生規則第47条	検便*3

*1 派遣先の衛生状況，感染症の発生状況，医療水準などを考慮し医師が必要であると認める場合は，表に記載した基本診断項目に加え，腹部画像検査，血中尿酸値検査，B型肝炎ウイルス抗体検査，血液型検査（派遣前に行う健康診断に限る），糞便塗抹検査（派遣後に行う健康診断に限る）を行う〔p.262, 268〕．
*2 雇入時の健康診断では喀痰検査は不要．
*3 何の検便を行うかについては法令上特に規定はないが，一般に，赤痢菌，サルモネラ菌，腸管出血性大腸菌（O-157など），ノロウイルスなどの検便を行う．

- 診断項目の省略や変更が可能かどうかは，医師（産業医または健康診断を行う医師）が個々の労働者ごとに判断する．
- 事業者は，労働者本人の同意があれば，任意で他の検査（オプションで行う検査）を追加してもよい（その分の費用は本人負担でよい）〔p.201〕．

Advanced Study
二次健康診断

- 一般健康診断で脳や心臓の病気に関連する一定の項目全てに異常があった労働者は，二次健康診断と，（二次健康診断後の）特定保健指導を無料で受けることができる（労働者災害補償保険法〔労災保険法〕26①，②）．
- 二次健康診断と特定保健指導の目的は，脳卒中や心筋梗塞などの病気を予防することである．
- 二次健康診断の受診は労働者本人の任意の希望による（事業者の義務ではない）．

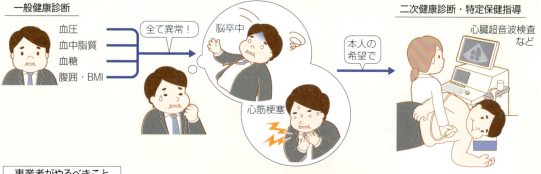

事業者がやるべきこと

- 本人が二次健康診断実施医療機関に提出する「二次健康診断等給付請求書」の事業主証明欄に記入を行う．
- 二次健康診断実施後3ヵ月以内に本人が事業者にその結果を任意で提出し，かつその結果に異常の所見がある場合，事業者は提出日から2ヵ月以内に医師への意見聴取〔p.191〕を行い，必要に応じ適切な事後措置〔p.198〕を行う（労災保険法27，労災保険法施行規則18の17〜18）．義

詳細　厚生労働省・都道府県労働局・労働基準監督署：二次健康診断等給付の請求手続．2019

健康診断

特殊健康診断

監修
大久保 靖司

有害な業務の労働者が対象
特殊健康診断とは

- 特殊健康診断とは，法令で定められた有害な業務に従事する労働者に，業務に起因する健康障害がないか調べるために行う健康診断のことである．
- 事業者（会社）はこれに該当する労働者に特殊健康診断を実施しなければならない（労働安全衛生法〔安衛法〕66②）. 義

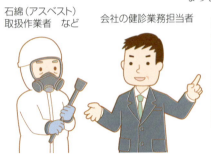

石綿（アスベスト）取扱作業者 など
会社の健診業務担当者

特殊健康診断*	
対象者	法令で定められた有害な業務に従事する労働者（業務の種類に応じて別々の健康診断がある）
目的	業務に起因する健康障害の早期発見，就業上の措置
法令根拠	安衛法第66条第2項 など
実施義務者	事業者
実施時期・診断項目	業務ごとの健康診断によって異なる

＊本書ではじん肺健康診断を含めて説明を行う．

特殊健康診断には，業務の種類に応じて大きく10種類のものがあります [p.197]．

産業医

特殊健康診断が必要な業務から別の業務に配置転換した場合の対応

- 事業者は，労働者を特殊健康診断が必要な業務から別の業務に配置転換した場合，元々の業務の内容や使用した物質，その人のじん肺管理区分によっては，配置転換後もその労働者の特殊健康診断を継続しなければならない（本書では詳細は省略する）〔安衛法66②，安衛令22②，特化則39②，石綿則40②，じん肺法8①三，四〕. 義

Advanced Study
健康管理手帳による健康診断

- がんなど重度の健康障害を生じるおそれのある業務に従事した労働者は，その業務の離職時または離職後に本人の申請により健康管理手帳を受け取ることができる（安衛法67①，安衛則53②）．
- 健康管理手帳を持っている人は，在職時に受けていた特殊健康診断に引き続く健康診断として，特殊健康診断に準じた国による健康診断を離職後に無料で受けることができる（安衛法67②）．

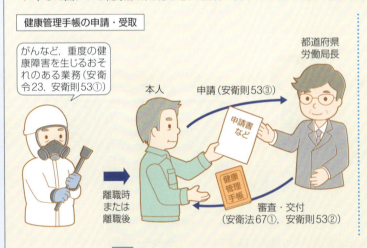

＊じん肺の健康管理手帳では年1回．

詳細 平成25年9月26日基発第0926第3号，平成25年9月26日基発第0926第4号，
厚生労働省ホームページ：「石綿に関する健康管理手帳」の交付について
https://www.mhlw.go.jp/new-info/kobetu/roudou/sekimen/techo/index.html（2019年11月閲覧）

大きなものは10種類
特殊健康診断の概要

*1 粉じん（細かいこな）を吸いこむことによって起こる肺の病気.
*2 エックス線, ガンマ線, アルファ線, ベータ線, 中性子線などの放射線.
*3 正式名称は「東日本大震災により生じた放射性物質により汚染された土壌等を除染するための業務等に係る電離放射線障害防止規則」.

法令根拠		健康診断名	主な実施時期	記録の保存年数
じん肺法	じん肺法施行規則	❶じん肺*1健康診断	・新たに常時粉じん作業に従事することとなった際 ・法令に基づく, 労働者1人1人の状況に応じて1年または3年以内ごとに1回　など	7年
労働安全衛生法	鉛中毒予防規則	❷鉛健康診断	・雇入れの際 ・当該業務への配置替えの際 ・6ヵ月以内ごとに1回（一部の業務に従事する労働者に対しては1年以内ごとに1回）	5年
	四アルキル鉛中毒予防規則	❸四アルキル鉛健康診断	・雇入れの際 ・当該業務への配置替えの際 ・3ヵ月以内ごとに1回	5年
	有機溶剤中毒予防規則	❹有機溶剤等健康診断	・雇入れの際 ・当該業務への配置替えの際 ・6ヵ月以内ごとに1回	5年
	特定化学物質障害予防規則	❺特定化学物質健康診断	・雇入れまたは当該業務への配置替えの際 ・6ヵ月以内ごとに1回（一部の物質の胸部エックス線直接撮影は1年以内ごとに1回）	5年 （物質によっては30年）
	高気圧作業安全衛生規則	❻高気圧業務健康診断	・雇入れの際 ・当該業務への配置替えの際 ・6ヵ月以内ごとに1回	5年
	電離放射線障害防止規則	❼電離放射線*2健康診断	・雇入れまたは当該業務に配置替えの際 ・6ヵ月以内ごとに1回	30年
		❽緊急時電離放射線健康診断	・当該業務（放射線事故発生時などの緊急作業に関わる業務）に配置替えの後1ヵ月以内ごとに1回 ・当該業務から他の業務に配置替えの際または当該労働者が離職する際	30年
	除染電離則*3	❾除染等電離放射線健康診断	・雇入れまたは当該業務に配置替えの際 ・6ヵ月以内ごとに1回	30年
	石綿障害予防規則	❿石綿健康診断	・雇入れまたは当該業務への配置替えの際 ・6ヵ月以内ごとに1回	当該労働者が当該事業場で常時当該業務に従事しないこととなった日から40年

- 特殊健康診断には他に, 歯科医師による健康診断, 臨時の健康診断, 指導勧奨による特殊健康診断がある〔p.186〕.

一般健康診断との関係

- 特殊健康診断の対象者は, 一般健康診断〔p.194〕の対象にも該当する場合は, その両方の健康診断を受ける必要がある.

例: 高気圧業務を行う労働者を雇入れ, 常時使用する場合
→ 雇入れの際: 雇入時の健康診断／高気圧業務健康診断
→ その後6ヵ月以内ごとに1回: 特定業務従事者の健康診断／高気圧業務健康診断

健康診断

事後措置

監 修
大久保 靖司

健康診断後の事業者の対応
事後措置とは

- 一般／特殊健康診断〔p.194, 196〕または自発的健康診断〔p.187〕の結果，異常の所見があると診断された労働者には，事業者（会社）は医師（歯または歯の支持組織に関することは歯科医師）の意見を聴いたうえで，必要に応じて適切な措置を行わなければならない．これを「健康診断の事後措置」という（労働安全衛生法〔安衛法〕66の5）．

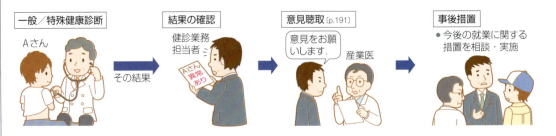

他にやるべきこともあわせて
事後措置までのながれ

- ここでは，労働者への健康診断結果の通知など，健康診断後に事業者が行うべきことも併記しつつ事後措置までのながれを示す．

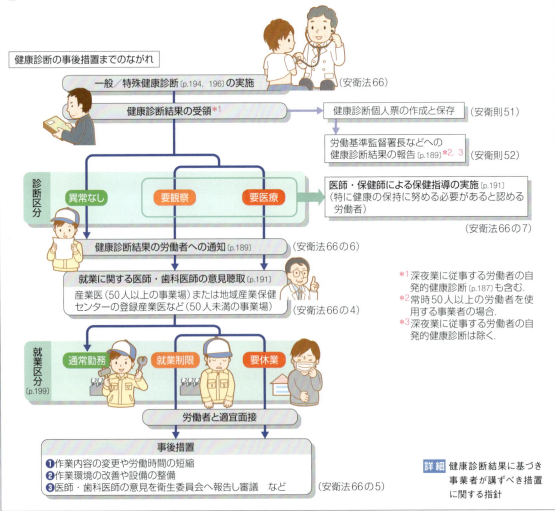

*1 深夜業に従事する労働者の自発的健康診断〔p.187〕も含む．
*2 常時50人以上の労働者を使用する事業者の場合．
*3 深夜業に従事する労働者の自発的健康診断は除く．

詳細 健康診断結果に基づき事業者が講ずべき措置に関する指針

意見聴取に利用
就業区分

- 事業者は医師・歯科医師への意見聴取〔p.191〕の際，次に示す就業区分の例に沿って意見してもらうとよい．
- まずその労働者がどの区分に属するか判定してもらい，そのうえで必要な事後措置について助言してもらう．

就業区分の例

就業区分	通常勤務	就業制限	要休業
対象者	●特に就業上の措置は必要なく，通常の勤務でよい者	●健康の確保のため勤務に制限を加え，勤務による負荷を軽減する必要のある者	●療養のため，勤務を休む必要のある者
必要な事後措置	—	❶作業内容の変更や労働時間の短縮 ❷作業環境の改善や設備の整備 ❸衛生委員会へ報告し審議　など　〔次項〕	●休業 ●医療機関の受診・治療の勧奨　など

健康診断結果に基づき事業者が講ずべき措置に関する指針より改変

労働者の状況に応じて
事後措置の例

- 事業者は労働者の健康状態や就業区分〔前項〕に応じて適切な事後措置を行う．
- 事後措置内容の最終決定を行うのは事業者である（医師・歯科医師が行うのはあくまで意見，勧告である）．

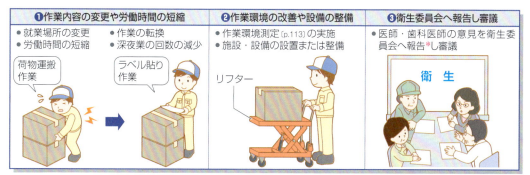

*その労働者個人が特定されないよう，適宜情報の集約・加工などをしたうえで報告する．

詳細　健康診断結果に基づき事業者が講ずべき措置に関する指針

- 事後措置の実施後，または実施しようとする事後措置内容が決定したら，事業者はその内容に関する情報を産業医に提供しなければならない〔p.93〕．義

やってはいけない
事後措置の不適切な例

- 事後措置では，その労働者の健康の確保に必要な範囲を超えて，その労働者に不利益（不合理）な取扱いをしてはならない．

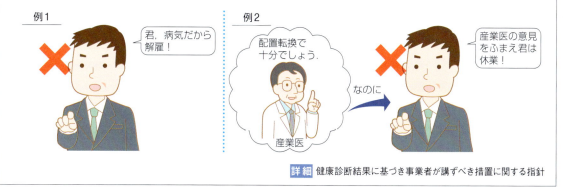

詳細　健康診断結果に基づき事業者が講ずべき措置に関する指針

健康診断

その他の健康診断

監修　大久保 靖司

会社と関わりのある その他の健康診断

- ここでは，事業者（会社）と関わりのある健康診断として，❶特定健康診査，❷オプションで行う検査，❸トータル・ヘルスプロモーション・プラン（THP）について説明する．
- 厳密にはこれらは「健康診断」とはいわないが，健康診断と同様に医師による問診や医学的検査を行うという点から，本書では「その他の健康診断」として取り扱う．

その他の健康診断

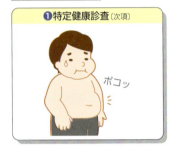

❶特定健康診査〔次項〕

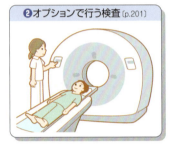

❷オプションで行う検査〔p.201〕

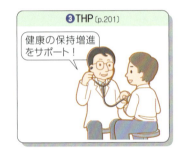

❸THP〔p.201〕
健康の保持増進をサポート！

生活習慣病の早期発見・予防 特定健康診査（メタボ健診）

- 特定健康診査（特定健診）とは，生活習慣病の早期発見・予防を目的として行う健康診断のことである．
- 内臓脂肪型肥満は生活習慣病を合併しやすい（メタボリックシンドローム）．特定健診はこれに着目して行う健診であることから，「メタボ健診」ともよばれる．

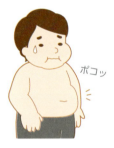

特定健康診査（メタボ健診）	
対象者	医療保険（公的医療保険）に加入している40～74歳の人
目的	生活習慣病（高血圧，高血糖，脂質異常症など）の早期発見・予防
法令根拠	高齢者の医療の確保に関する法律（高齢者医療確保法）第20条　など
実施義務者	医療保険者（健康保険組合など）　会社ではない！
実施時期	毎年度
健診項目	①質問票記入　②身体測定　③尿検査　④血液検査　⑤診察　など

- 医療保険者は特定健診の結果，健康の保持に努める必要がある者に対し，生活習慣を改善するための指導（保健指導）を行う．特定健診後に行うこの保健指導を「特定保健指導」という．

事業者が行うこと

- 特定健診では，一般／特殊健康診断〔p.194, 196〕ですでに結果が得られている健診項目については通常，その結果をそのまま用いる（新たに検査などはしない）〔高齢者医療確保法21①〕．
- そのため，事業者は医療保険者から求められた場合，その項目の結果を医療保険者に提供する（提供について労働者本人の同意は得なくてもよい）〔高齢者医療確保法27③，特定健康診査及び特定保健指導の実施に関する基準14①〕．義

詳細　厚生労働省保険局医療介護連携政策課データヘルス・医療費適正化対策推進室：特定健康診査・特定保健指導の円滑な実施に向けた手引き（第3版）．2018

本人が任意で追加
オプションで行う検査

- 事業者が法令に基づき行う健康診断（一般／特殊健康診断）は，検査する項目が限られているため，必ずしも全ての病気を発見できるわけではない．
- そこで会社の医療保険者（健康保険組合など）は，本人が任意で追加できる検査（オプションで行う検査）として，人間ドック，がん検診，婦人科検診，眼科検診，脳ドックなどを実施していることがある．

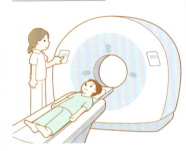

人間ドックの例

オプションで行う検査	
対象者	全ての人
目的	様々な病気の早期発見
法令根拠 実施義務者	特になし（事業者や医療保険者に実施義務はなく，実施するかは事業者や医療保険者の自由）
実施時期	●一般／特殊健康診断を受診するとき ●本人の好きなとき
種類	●人間ドック　●がん検診　●婦人科検診　●眼科検診　●脳ドック ●胃内視鏡検査（胃カメラ）　●腹部超音波検査（腹部エコー）　など
検査項目	検査の種類や本人の希望によって異なる．

- オプションで行う検査の費用は基本的に全額自己負担である．ただし，医療保険者や事業者によっては費用の一部または全部を負担しているところもある．
- 市町村が，がん検診，骨粗しょう症検診，肝炎ウイルス検診，歯周疾患検診などを実施していることがある．

「健診」と「検診」

- 「健診（健康診断）」とは，何かしらの病気がないか全身をまんべんなく調べて診断することである．
- 「検診」とは，特定の病気（例えば，胃がん，子宮頸がん，目の緑内障）がないかその部位（胃，子宮，目）を詳しく調べて診断することである．

総合的な健康増進計画
トータル・ヘルスプロモーション・プラン（THP）

- トータル・ヘルスプロモーション・プラン（THP）とは，全ての労働者を対象とした，総合的な「心とからだの健康づくり運動」のことである．
- 事業者は，厚生労働省が策定した「事業場における労働者の健康保持増進のための指針」に基づき，労働者の心身両面の健康の保持増進に努める必要がある（労働安全衛生法69①，70の2①）．

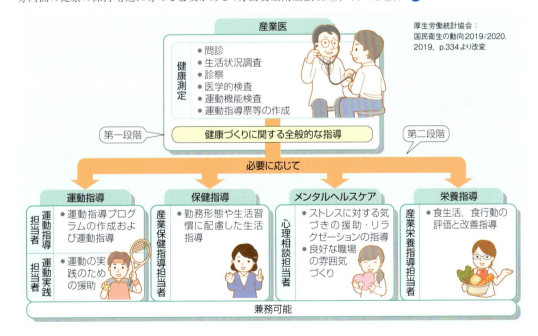

厚生労働統計協会：国民衛生の動向2019/2020．2019, p.334より改変

MEMO

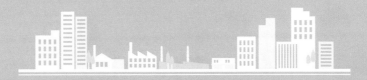

メンタルヘルスケア

Occupational Health * An illustrated Reference Guide

Index

		〈監　修〉
メンタルヘルスケア総論	204	川上 憲人
職場復帰支援	212	廣 尚典
ハラスメント対策	218	津野 香奈美
ストレスチェック制度	226	川上 憲人

メンタルヘルスケア

メンタルヘルスケア総論

監 修

川上 憲人

メンタルヘルスケアの概要

全ての労働者が対象
メンタルヘルスケアとは

- メンタルヘルスとは,「心の健康」のことである.
- メンタルヘルス不調とは,精神障害や自殺のみならず,ストレスや強い悩み,不安など精神的および行動上の問題を幅広く含むものをいう.
- メンタルヘルスケアとは,「事業場(職場)において,事業者(会社)が講ずる労働者の心の健康の保持増進のための措置」のことである.

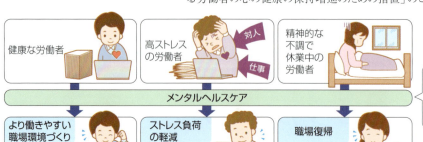

ストレス負荷の大きい(高ストレス)人や,すでに病気の人だけでなく,健康な人を含めた全ての労働者を対象としている.

- 労働安全衛生法第70条の2第1項の規定に基づき,厚生労働省により「労働者の心の健康の保持増進のための指針」(以降は「メンタルヘルス指針」と記載,平成18年3月策定,平成27年11月30日改正)が定められている.
- メンタルヘルス指針では事業場におけるメンタルヘルスケアの原則的な実施方法について示されている.

約6割の労働者が強いストレスを感じている
労働者の心の健康に関する現状

- 近年,経済・産業構造が変化する中,約6割の労働者が仕事や職業生活に関する強い不安,悩み,ストレスを感じている.
- また,仕事による心理的負荷を原因として精神障害等を発症し,労災認定が行われる事案が近年増加している.

仕事や職業生活で強いストレスを感じている労働者の割合

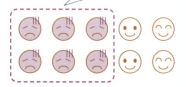

約6割(58.0%)が仕事や職業生活に関する強いストレスを感じている!

資料:
厚生労働省:平成30年労働安全衛生調査(実態調査).

精神障害等による労災保険給付支給決定件数

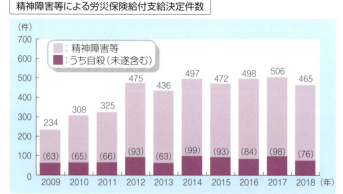

資料:厚生労働省:平成30年度過労死等の労災補償状況.

このような背景から事業場において,心の健康の保持増進を目的とするメンタルヘルスケアが重要な課題となっています.

産業医

メンタルヘルスケアの基本的な考え方

一次予防から三次予防まで

- メンタルヘルスケアの実施にあたり，メンタルヘルス不調を未然に防止する「一次予防」，メンタルヘルス不調を早期に発見し適切な措置を行う「二次予防」，メンタル不調となった労働者の職場復帰支援などを行う「三次予防」が円滑に行われる必要がある（メンタルヘルス指針）．
- これらの取り組みにおいては「4つのケア」〔次項〕を効果的に推進し，職場環境の改善，メンタルヘルス不調者への対応，休業者の職場復帰と就労継続のための支援などが円滑に行われるようにする．

一次予防	二次予防	三次予防
● メンタルヘルスケアの教育研修・情報提供 ● 職場環境等の把握と改善 ● ストレスチェック制度 (p.226)	● メンタルヘルス不調の早期発見 ● メンタルヘルス不調者への適切な対応	● 休業者の職場復帰と就労継続のための支援

4つのケア

継続的に行う

- メンタルヘルスケアを効果的に進めるには，次に示す4つのケアが継続的かつ計画的に行われるようにする．
- 4つのケアが円滑に行われるために，事業者は労働者，管理監督者，産業保健スタッフに対して，適切な教育研修や情報提供を行う必要がある．

	❶セルフケア (p.206)	❷ライン（管理監督者*）によるケア (p.206)	❸事業場内産業保健スタッフ等によるケア (p.207)	❹事業場外資源によるケア (p.207)
ケアを行う人	● 労働者自身	● 管理監督者	● 産業医・保健師等 ● 衛生管理者 など	● 産業保健総合支援センターなどの公的機関 ● 医療機関 など
ケアの内容	● ストレスやメンタルヘルスに対する正しい理解 ● ストレスへの気づき ● ストレスへの対処	● 職場環境等の把握と改善 ● 労働者からの相談対応 ● 職場復帰の支援	● 心の健康づくり計画 (p.208) の実施 ● 事業場外資源との連携やその窓口 ● 職場復帰の支援 ● 健康情報の取扱い	● 相談内容を事業場に知られたくない労働者のケア ● 専門的知識・情報の提供 ● 職場復帰の支援
事業者が行う支援	● ストレス対処法についての研修 ● 相談窓口の設置 ● 事業場外資源に関する情報提供 など	● 管理監督者研修 など	● 職務に応じた専門的な知識の修得機会の提供 ● 事業場内メンタルヘルス推進担当者 (p.16) の選任 など	● 事業場外資源を活用するための体制づくり など

*メンタルヘルスケアにおける「管理監督者」とは，職場の上司や，労働者を指揮命令する者のことである．労働基準法上の「管理監督者（監督もしくは管理の地位にある者）」とは異なる場合がある．

詳細 メンタルヘルス指針

4つのケア（1）
セルフケア

- 心の健康づくりを推進するためには，労働者自らがストレスに気づき，これに対処するための知識，方法を身につけ，実施することが重要である．
- それができるよう，事業者は，労働者に対してセルフケアに関する教育研修，情報提供を行う．
- また事業者は，労働者が自発的に相談しやすいように，相談体制の整備などの環境を整える．

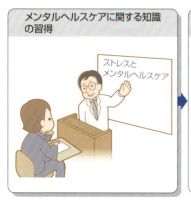
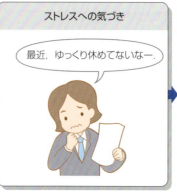
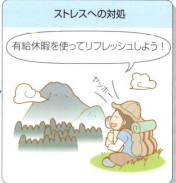

- ストレスへの気づきを促すためにはストレスチェック〔p.226〕の実施が重要であり，特別な理由がない限り，全ての労働者がストレスチェックを受けることが望ましい．
- セルフケアの具体例についてはp.237を参照のこと．

4つのケア（2）
ライン（管理監督者）によるケア

- メンタルヘルスケアにおける「ライン」とは，職場の上司や，労働者を指揮命令する人のことを指す（メンタルヘルス指針ではこれらの人を「管理監督者」とよぶ）．
- 管理監督者は，部下である労働者の状況を日常的に把握している．また，労働者にとって職場で一番身近な存在である．
- そのため管理監督者は，日頃から部下に関心をもって接し，「いつもと違う」部下に早く気づくことが重要である．

ラインによるケアの取り組み

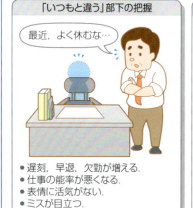
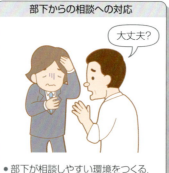

- 事業者は，管理監督者が適切なケアを行えるよう，管理監督者に対して，ラインによるケアについての教育研修，情報提供を行う．

4つのケア(3)
事業場内産業保健スタッフ等によるケア

- 事業場内産業保健スタッフ等は，企画・立案など，メンタルヘルスケアの実施において中心的な役割を担う．
- そのため事業者は，事業場内産業保健スタッフ等への教育研修の機会の提供や，事業場内産業保健スタッフ等が労働者からの相談を受けることができる体制の整備などを行わなければならない．
- また事業者は，産業医などと連携し事業場のメンタルヘルスケア推進の実務を担当する「事業場内メンタルヘルス推進担当者」を，事業場内産業保健スタッフ等の中から選任することが望ましい．

事業場内産業保健スタッフ等の役割　　　　　　　　　　　　　　詳細 メンタルヘルス指針

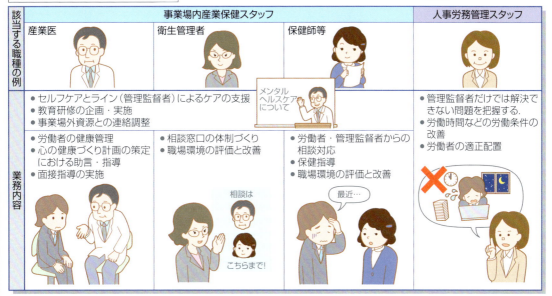

- なお，メンタルヘルス指針で示されている「心の健康づくり専門スタッフ〔p.16〕」(精神科・心療内科などの医師，精神保健福祉士，心理職など)が事業場内にいる場合は，産業医，保健師などと協力し労働者への支援を行う．

4つのケア(4)
事業場外資源によるケア

- 事業場外資源とは，事業場外でメンタルヘルスケアの支援を行う機関や専門家のことである．
- 事業場が抱える問題や求めるサービスに応じて，メンタルヘルスケアに関し専門的な知識を有する各種の事業場外資源を活用することが有用である．
- 事業者は事業場内メンタルヘルス推進担当者を窓口にするなど，事業場外資源を有効に活用できる体制づくりを行う．

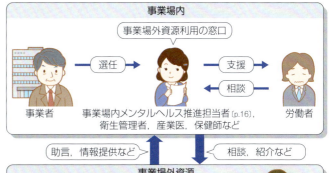

常時使用する労働者が50人未満の小規模事業場では，必要な事業場内産業保健スタッフを確保できないことがあります．このような事業場では，地域窓口(地域産業保健センター)などの事業場外資源の提供する支援を積極的に活用しましょう．

メンタルヘルスケアの具体的な進め方

心の健康づくり計画に沿って行う
メンタルヘルスケアの進め方

- 4つのケア〔p.205〕が適切に実施されるよう，事業場内の各スタッフが連携し次の取り組みを行う．

メンタルヘルスケアの進め方の例

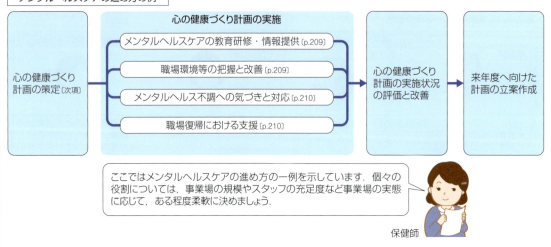

ここではメンタルヘルスケアの進め方の一例を示しています．個々の役割については，事業場の規模やスタッフの充足度など事業場の実態に応じて，ある程度柔軟に決めましょう．

保健師

衛生委員会で調査審議する
心の健康づくり計画の策定

- メンタルヘルスケアの推進のためには，事業者が労働者の意見を聞きつつ事業場の実態に即した取り組みを行うことが必要である．
- そのため，衛生委員会など〔p.101〕で十分な調査審議を行い，メンタルヘルスケアを効果的に推進するための計画(心の健康づくり計画)を策定する．

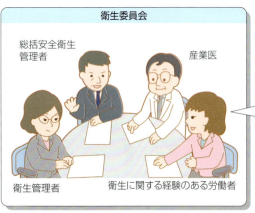

心の健康づくり計画で定めるべき事項

① 事業者がメンタルヘルスケアを積極的に推進する旨の表明に関すること
② 事業場における心の健康づくりの体制の整備に関すること
③ 事業場における問題点の把握及びメンタルヘルスケアの実施に関すること
④ メンタルヘルスケアを行うために必要な人材の確保及び事業場外資源の活用に関すること
⑤ 労働者の健康情報の保護に関すること
⑥ 心の健康づくり計画の実施状況の評価及び計画の見直しに関すること
⑦ その他労働者の心の健康づくりに必要な措置に関すること

詳細 メンタルヘルス指針

- また，ストレスチェック制度〔p.226〕をメンタルヘルスケアの取り組みの中に位置づけることが重要である．そのため，心の健康づくり計画において，ストレスチェック制度の位置づけを明確にする．
- 衛生委員会のない小規模事業場においても，労働安全衛生規則第23条の2に基づく安全または衛生に関する事項について労働者の意見を聞く機会などを通じて，心の健康づくり計画に労働者の意見が反映されるようにする．

正しい知識を身につける
メンタルヘルスケアの教育研修・情報提供

- 事業者は，4つのケア〔p.205〕が適切に実施されるように，それぞれの職務に応じた教育研修・情報提供を行う．

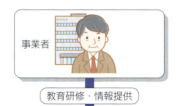

事業者

↓ 教育研修・情報提供

対象	労働者	管理監督者	事業場内産業保健スタッフ等
教育研修の内容	●メンタルヘルスケアに関する事業場の方針　●ストレス及びメンタルヘルスケアに関する基礎知識		
	・セルフケアの方法と重要性 ・ストレスへの気づき方・対処法 ・自発的な相談の有用性 ・事業場内の相談先や事業場外資源に関する情報 など	・管理監督者の役割 ・職場環境等の評価・改善の方法 ・労働者からの相談対応方法 ・職場復帰支援方法 ・健康情報を含む個人情報の保護 など	・事業場内産業保健スタッフ等の役割 ・事業場外資源とのネットワーク形成方法 ・教育研修の方法 ・心の健康づくり計画策定及び実施体制づくりの方法 など

詳細 メンタルヘルス指針

> 労働者や管理監督者に対する教育研修を円滑に実施するため，事業場内にメンタルヘルス教育研修担当者を計画的に育成しましょう．また，外部資源などを利用して，産業保健スタッフの専門知識修得の機会を提供することも重要です．
>
> ― 産業医

定期的に行う
職場環境等の把握と改善

- 労働者の心の健康には，仕事を行う環境や，仕事のやり方，労働時間，仕事量，職場内の人間関係などが影響を与える．
- そのため職場環境等の改善は，労働者の心の健康の保持増進に効果的であると考えられている．
- 事業者は，職場環境等を評価し問題点を把握したうえで，勤務形態や職場組織の見直しなどの様々な観点から職場環境の改善を行う．

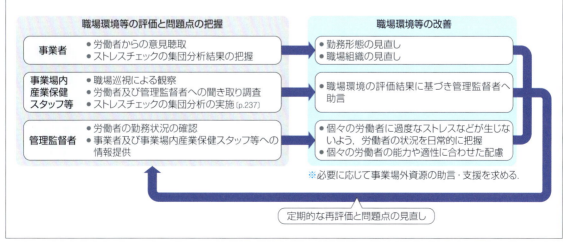

適切な相談体制を構築する
メンタルヘルス不調への気づきと対応

- 職場でメンタルヘルスケアに取り組んでいても，メンタルヘルス不調になる労働者が発生する場合がある．
- メンタルヘルス不調になる労働者が発生した場合は，早期発見と適切な対応が重要である．
- 事業者は，メンタルヘルス不調者を早期発見できるよう，労働者，管理監督者などからの相談に対して適切に対応できる体制を整備する．

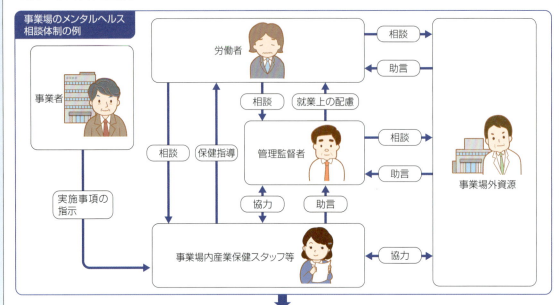

※メンタルヘルスに関する情報の取扱いの際は，個人情報の保護に十分配慮する．

労働者に日常的に接している家族が，最初に労働者のメンタルヘルス不調に気づく場合も少なくありません．事業者は労働者の家族に対して，メンタルヘルスケアに関する基礎知識を提供したり，家族からの労働者に関する相談に対応する窓口を整備したりすることもメンタルヘルス不調者の早期発見に重要です．

産業医

復帰までのながれを明確にする
職場復帰における支援

- 職場でメンタルヘルスケアの取り組みを行っても，メンタルヘルス不調により労働者が長期休業をする場合がある．
- メンタルヘルス不調により休業している労働者が，円滑に職場に復帰し仕事が継続できるようにするためには，休業の開始から通常業務への復帰までのながれをあらかじめ明確にしておく必要がある．
- 職場復帰支援の詳細についてはp.212に記載する．

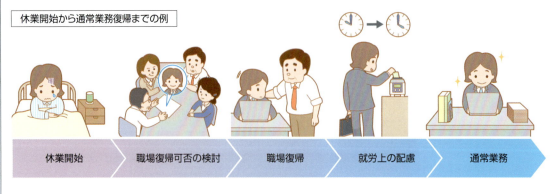

実施時に注意
メンタルヘルスケアの留意事項

- 事業者はメンタルヘルスケアを推進するにあたって，❶心の健康問題の特性，❷労働者の個人情報の保護への配慮，❸人事労務管理との関係，❹家庭・個人生活等の職場以外の問題の4つに留意する．

❶心の健康問題の特性
- 心の健康状態を測定する客観的な指標が確立されていないため，当事者以外の把握が難しい．

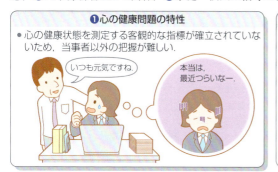

❷労働者の個人情報の保護への配慮
- 個人情報の保護を徹底し，労働者が安心して相談できる体制をつくる必要がある．

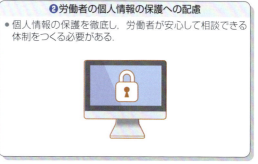

❸人事労務管理との関係
- 心の健康問題は，職場配置などの人事労務管理と密接に関係しており，人事労務管理スタッフと産業保健スタッフとの連携が重要である．

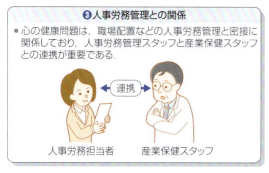

❹家庭・個人生活等の職場以外の問題
- 心の健康問題は，職場の要因だけでなく家庭・個人生活などの職場外の要因の影響も受ける．

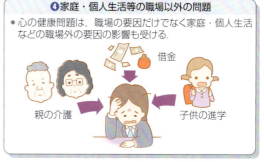

詳細 メンタルヘルス指針

- メンタルヘルスケアに関する個人情報は，健康診断の結果などと同様に適切に取り扱わなければならない．詳細はp.192を参照のこと．

メンタルヘルスケア

職場復帰支援

監修　廣 尚典

総論

メンタルヘルスケアとして特に重要
職場復帰支援

- 労働者が，メンタルヘルス不調が原因で長期休業した場合，休業したからといって状態が完全に戻るとは限らず，再燃・再発率も高い．
- そのため，適切な職場復帰支援体制を構築することは，メンタルヘルスケアとして特に重要である．

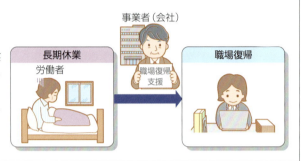

1割の事業所が経験
メンタルヘルス不調者による休業・退職

- 過去1年間にメンタルヘルス不調により連続1ヵ月以上休業または退職した労働者がいた事業所は10.0%であり，事業所規模が大きいほど高率である（2013〔平成25〕年）．
- このことから，心の健康問題により休業する労働者への対応は，多くの事業所にとって課題となっているといえる．
- このような背景から事業場向けガイドラインとして，厚生労働省より「心の健康問題により休業した労働者の職場復帰支援の手引き」が公表されている．

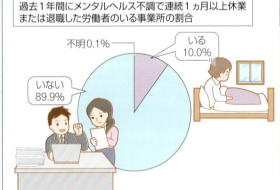

過去1年間にメンタルヘルス不調で連続1ヵ月以上休業または退職した労働者のいる事業所の割合

- 不明 0.1%
- いる 10.0%
- いない 89.9%

事業所規模ごとの割合

事業所規模	休業または退職した労働者のいる事業所の割合
1,000人以上	88.4%
500〜999人	81.2%
300〜499人	64.6%
100〜299人	39.2%
50〜99人	15.3%
30〜49人	11.3%
10〜29人	5.9%

一定以上の規模では，大部分の事業所で休業者・退職者がいる．
→ 職場復帰支援体制の構築が重要

資料：厚生労働省：平成25年労働安全衛生調査（実態調査）．

全体の約11%にとどまる
職場復帰支援の取り組み状況

- メンタルヘルス対策に取り組んでいる事業所の割合は58.4%である（2017〔平成29〕年）．
- このうち職場復帰における支援を行っている事業所は18.9%（事業所全体の11.0%）にとどまっている．

メンタルヘルス対策への取り組みをしている事業所

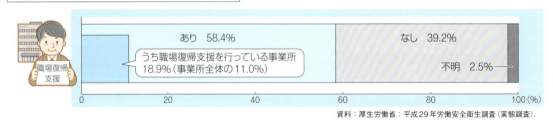

- あり 58.4%
- うち職場復帰支援を行っている事業所 18.9%（事業所全体の11.0%）
- なし 39.2%
- 不明 2.5%

資料：厚生労働省：平成29年労働安全衛生調査（実態調査）．

職場復帰支援の具体的な進め方

段階ごとに進める
職場復帰支援のながれ

- メンタルヘルス不調で休業している労働者が円滑に職場復帰するためには，休業から通常業務への復帰までのながれを明確にすることが必要である．
- そのため，衛生委員会などにおいて必要な事項を調査審議し，個々の事業場の実態に適した職場復帰支援の計画（職場復帰支援プログラム）を策定し取り組むことが重要である．
- 以下に「心の健康問題により休業した労働者の職場復帰支援の手引き」に示されている職場復帰支援の各ステップを示す．

職場復帰までの5ステップ

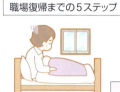

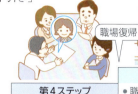

第1ステップ
- 病気休業開始〔次項〕
- 休業中のケア〔p.214〕

第2ステップ
- 主治医による職場復帰可能の判断〔p.214〕

第3ステップ
- 職場復帰の可否の判断〔p.215〕
- 職場復帰支援プランの作成〔p.215〕

第4ステップ
- 最終的な職場復帰の決定〔p.217〕

第5ステップ
- 職場復帰後のフォローアップ〔p.217〕

→ 職場復帰支援プログラム

詳細 厚生労働省・独立行政法人労働者健康安全機構：心の健康問題により休業した労働者の職場復帰支援の手引き．改訂版，2019

職場復帰支援プログラムと職場復帰支援プラン

- 職場復帰支援プログラムは，職場復帰支援についてあらかじめ定めた事業場全体でのルールを指す．
- 職場復帰支援プラン〔p.215〕は，休業していた労働者が職場復帰するにあたり，復帰日，就業上の配慮など，その労働者について個別に具体的な支援内容を定めたものを指す．

第1ステップ（1）
休業開始

- 労働者が主治医による診断書（病気休業診断書）を会社に提出することにより，休業が始まる．
- 診断書には❶病気休業の必要性，❷必要な療養期間の見込みについて明記してもらうことが望ましい．

休業開始のながれの例

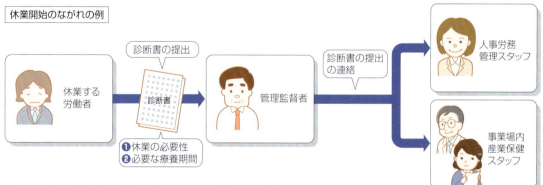

※上記はあくまで一例である．常勤の医療職（産業医や保健師）がいる場合は，まず医療職に診断書を提出し，必要に応じ管理監督者などと情報共有を行う方法が望ましいという考え方もある．

> 労働者が業務上の理由で負傷する，または病気にかかり療養のため休業する場合，使用者（会社）が休業中の労働者を解雇することは原則禁止されています（労働基準法19①）．一方で，私傷病（仕事以外の理由で生じた負傷や病気）の場合，休業中の解雇について法律上の規定はありません．そのため私傷病による休業の最長期間や，最長期間を満了して休業した場合の取扱いなどを，労使の十分な協議によって決定するとともに，就業規則などで定め周知しましょう．

社会保険労務士

第1ステップ（2）
休業中のケア

- 管理監督者と事業場内産業保健スタッフは，休業する労働者が病気休業期間中に安心して療養に専念できるよう，必要な情報を休業する労働者に提供する．
- また，休業中においても不安や悩みなどを相談できる場を設けたり，事業場内の相談体制や事業場外の相談機関などについて情報を提供する．
- さらに，主治医との連携のために，休業する労働者本人の同意を得たうえで情報共有を行う．

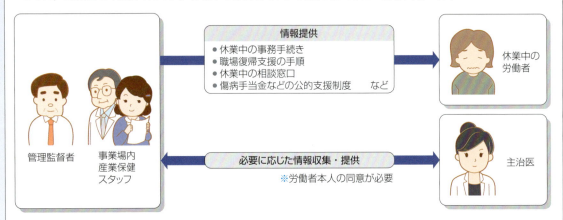

- 休業中の労働者への連絡のタイミングや連絡する担当者については，あらかじめ職場復帰支援プログラムの策定の際に検討しておくことが望ましい．

第2ステップ
主治医による職場復帰可能の判断

- 休業中の労働者が職場復帰の意欲をもち，主治医が職場復帰可能と判断した場合，労働者は事業者に対して職場復帰の申請を行い，主治医による職場復帰可能の意見書（診断書）を提出する．

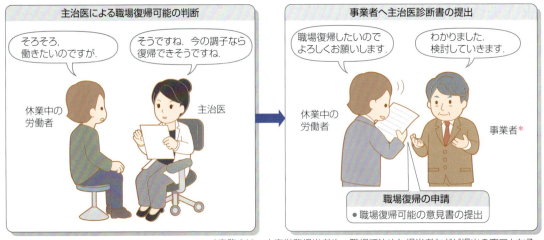

＊実務上は，人事労務担当者や，職場で決めた担当者などが提出の窓口となる．

主治医による診断書の内容は，病状の回復程度により勤務が可能かどうかを判断していることが多く，その職場で求められる業務が行える状態まで回復しているか否かの判断とは限りません．そのため，あらかじめ，人事労務担当者や産業医などが主治医に対して職場で必要とされる業務遂行能力に関する情報を提供し，労働者が職場で求められる業務が行える状態まで回復していることを主治医の意見として提出してもらうようにしましょう．

産業医

第3ステップ（1）
職場復帰の可否の判断

- 事業者は，必要な情報の収集と評価を行ったうえで，休業中の労働者の職場復帰の可否を適切に判断する．
- 職場復帰の可否の判断は，産業医などの事業場内産業保健スタッフを中心に行うが，職場環境などに関する事項については管理監督者などの意見を十分に考慮する．

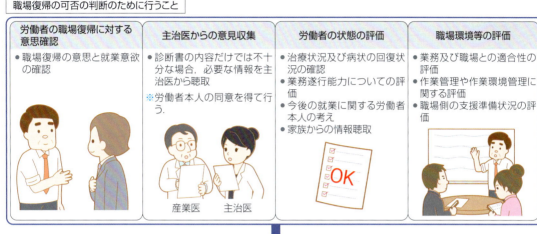

職場復帰の可否の判断のために行うこと

- 職場復帰が可能と判断された場合は，職場復帰を具体的に支援するための「職場復帰支援プラン」を作成〔次項〕する．

第3ステップ（2）
職場復帰支援プランの作成

- 職場復帰が可能と判断された場合には，事業者は職場復帰支援プランを作成する．
- いきなり休業前と同じ業務内容に戻るのではなく，元の就業状態に戻るまでに，いくつかの段階を設定した方がよいことが多い．
- 具体的には，最初は単純・定型業務への従事や残業の制限など業務の質と量を調整し，その後通常業務とすることなどが挙げられる．

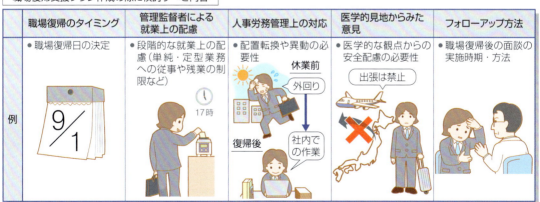

職場復帰支援プラン作成の際に検討すべき内容

詳細　厚生労働省・独立行政法人労働者健康安全機構：心の健康問題により休業した労働者の職場復帰支援の手引き．改訂版，2019

- 労働者本人の希望ばかりを優先させた職場復帰プランを作成することは，必ずしも円滑な職場復帰につながるとは限らない．
- そのため，主治医や産業医などの医学的な意見をふまえたうえで，総合的に判断してプランを作成することが望ましい．

Advanced Study
職場復帰支援プランの具体例

- 職場復帰支援プランの具体例とそのポイントを示す.

職場復帰支援プラン

従業員氏名	青山　太郎		生年月日・年齢	1990年4月5日　30歳
職務歴	2013年4月1日から営業部		職場復帰予定日	2021年6月1日(火)
休業状況	2020年9月14日から2020年11月11日病気欠勤 2020年11月12日から2021年5月31日休職 2021年4月9日職場復帰申出書の提出			
職場復帰に関する支援	所　属	営業部		
	役　職	役職はそのままとする.		
	勤務時間	定時勤務とする.時間外勤務は当分の間禁止する.		
	時間外勤務	職場復帰後3ヵ月目より必要に応じて段階的に開始可能とする.		
	深夜勤務	当分の間,禁止する.		
	休日出勤	当分の間,禁止する.		
	出　張	職場復帰後3ヵ月目より日帰り出張は可能とする.		
	業務の転換	必要あり.		
	給　与	通常業務への復帰までは,時給制とする. 基本給　2,500円/時間　※通勤手当は従来通り支給する.		
その他	● 通院,服薬は主治医の指示に従う. ● 2週間ごとに,本人・産業医・管理監督者・人事労務管理スタッフで面談を行い,必要に応じてプランの見直しを行う.			

具体的な計画

	期　間	勤務時間	業務内容
1ヵ月目	2021年6月1日から 2021年6月30日	9時から17時の定時勤務 (時間外勤務なし)	他の社員の補助業務を行う.原則,内勤とする.出張は禁止する.
2ヵ月目	2021年7月1日から 2021年7月31日	9時から17時の定時勤務 (時間外勤務なし)	他の社員に同行し,営業の補助を行う.出張は禁止する.
3,4ヵ月目	2021年8月1日から 2021年9月30日	9時から17時の定時勤務 (時間外勤務は月15時間まで)	少しずつ元の職務(営業職)に戻す.日帰り出張は可能とする.
5ヵ月目以降	2021年10月1日以降	9時から17時の定時勤務 (時間外勤務の制限解除)	営業職の通常業務に戻る.

補足説明:
- 原則,元の職場に復帰する.
- 所定時間以外の労働は段階的に開始する.
- 給与を変更する場合は,労働契約などに違反していないか注意する.
- 面談の頻度や出席者をあらかじめ決めておく.
- 復帰直後は負担の少ない業務とし,段階を踏みながら休業前の業務に戻す.休業前の業務に戻った場合も,以前よりも軽い業務から始め,徐々に休業前の業務に戻すのが望ましい.
- 休業前の業務,仕事量に戻った後も,しばらくは定期的な面談などのフォローを行い(p.217),病気の再燃に注意する.

- 職場復帰後に,計画に無理があると判断された場合は,適宜計画の見直し,変更を行う.
- 職場復帰支援プランを記入した書類には個人情報が多く含まれているため,開示者を限定するなど,適切な取扱いのルールを決めておく.

Column　試し出勤制度

　長期休業中の労働者の正式な職場復帰を決定する前に,出勤の練習などを行う「試し出勤制度」を導入している会社もあります.「心の健康問題により休業した労働者の職場復帰支援の手引き」では,試し出勤制度の例として,以下の3つを挙げています.
　❶模擬出勤：勤務時間と同様の時間帯に模擬的な軽作業を行ったり,図書館に行ったりする.
　❷通勤訓練：自宅から職場近くまで通勤経路で移動し,職場付近で一定時間過ごした後に帰宅する.
　❸試し出勤：本来の職場などに一定期間,試験的に出勤する.
　いずれも休業していた労働者の不安を和らげ,職場復帰の準備がスムーズになる可能性がありますが,事故が起きたときに労働災害となるのか,出勤する場合は給与はどうするかなどトラブルも起こりえます.導入にあたっては,あらかじめ労使間でルールの検討を行っておきましょう.

医療情報科学研究所

第4ステップ
最終的な職場復帰の決定

- 第3ステップ（職場復帰の可否の判断と職場復帰支援プランの作成）〔p.215〕を経て，事業者による最終的な職場復帰の決定を行う．

最終的な職場復帰の決定までのながれ

労働者の状態の最終確認	就業上の配慮などの必要性の確認	事業者による最終的な職場復帰の決定
●疾患（病気）の再燃・再発の有無，回復過程における症状の動揺の様子などについて最終的な確認を行う．	●産業医は，職場復帰可能かどうか，可能な場合に就業上の配慮が必要かどうかなどをとりまとめて，「職場復帰に関する意見書」を作成し，関係者で情報を共有する． ●産業医がいない事業場は，地域窓口（地域産業保健センター）の利用などを通して，主治医と連携して就業上の配慮などが必要かを決定する．	●事業者は産業医などの意見に基づき，最終的な職場復帰の決定を行い，労働者に対して通知する． ※実務上は人事担当の責任者などが行うことが多い．

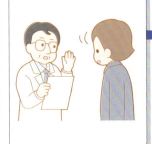
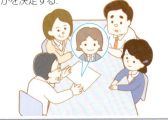
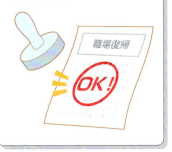

産業医

詳細 厚生労働省・独立行政法人労働者健康安全機構：心の健康問題により休業した労働者の職場復帰支援の手引き．改訂版，2019

復帰先に関しては，まずは元の職場を原則としましょう．新しい環境への適応は，心理的負担がかかるため，病気の再発に結びつく可能性があります．ただし，元の職場の人間関係や業務内容が明らかに長期休業の原因となっている場合は，最初から配置転換を行うことを検討しましょう．

第5ステップ
職場復帰後のフォローアップ

- 職場復帰支援プランの計画通りに職場復帰が進まないこともあるため，職場復帰後の経過観察が必要である．
- 具体的には，管理監督者による観察と支援の他，事業場内産業保健スタッフなどによる定期的な面談などを実施する．
- 面談では，勤務状況や職場環境について労働者自身や管理監督者から話を聞き，その後必要に応じて職場復帰支援プランの見直しを行う．

管理監督者による観察と支援	事業場内産業保健スタッフなどによる面談	関係者の連携・情報共有
●勤務状況と業務遂行能力の評価 ※産業医などと連携し情報を共有する．	●疾患の再燃・再発，新しい問題が生じていないかの確認 ●治療状況の確認（必要に応じて主治医と連携） ※事業場内産業保健スタッフだけでなく，必要に応じて管理監督者や人事労務管理スタッフとの面談も行う．	●職場復帰支援プラン実施状況の確認 ●職場環境などの改善の必要性 ●主治医との連携の継続

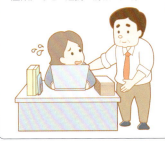
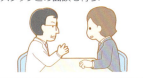
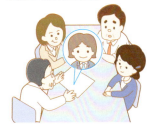

このサイクルを労働者が通常業務に復帰し，安定するまで繰り返す．

職場復帰支援プランの見直し

事業者は職場復帰する労働者に対する支援だけでなく，復帰する職場の管理監督者や同僚などに過度の負担がかかることがないように配慮することも大切です．

労働衛生コンサルタント

メンタルヘルスケア

ハラスメント対策

監修　津野 香奈美

ハラスメントの概要

誰でも加害者になりうる
ハラスメントとは

- ハラスメントとは「嫌がらせ」のことである.
- 具体的には相手を不快にさせたり，不利益を与えたり，職場環境を悪化させたりする，他者に対する発言や行動を指す.
- 職場でよく問題となるハラスメントとして，「パワーハラスメント（パワハラ）」,「セクシュアルハラスメント（セクハラ）」,「マタニティハラスメント（マタハラ）」の3つが挙げられる.

職場でよく問題となるハラスメント

パワーハラスメント (p.219)
- 職場での地位などを利用して，業務の適正な範囲を超えて苦痛を与える.

セクシュアルハラスメント (p.221)
- 性的な冗談を言う.
- 食事やデートへしつこく誘う.
- 身体へ不必要に接触する.

マタニティハラスメント (p.222)
- 妊娠・出産を理由として，嫌がらせやいじめをする.

約6％が受けている
ハラスメントの現状

- 日本においてハラスメントを受けている労働者の割合は全体の約6％という報告がある.
- また，都道府県労働局などへの労働相談では，「いじめ・嫌がらせ」が最も多く，増加傾向にある（厚生労働省「平成30年度個別労働紛争解決制度の施行状況」）.

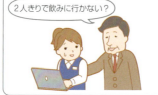

過去30日間にハラスメントを受けた人の割合
（調査期間：2010年11月～2011年2月）

ハラスメントを受けた人　6.1％
ハラスメントを見た人　14.8％

資料：津野香奈美他「Socioeconomic Determinants of Bullying in the Workplace: A National Representative Sample in Japan」2015

労災補償状況からみる
ハラスメントによるメンタルヘルス不調

- 精神障害に関する事案の労災補償の支給決定件数465件（2018〔平成30〕年度）のうち，「（ひどい）嫌がらせ，いじめ，又は暴行を受けた」（パワーハラスメント）と「セクシュアルハラスメント」とで約22％を占める.
- このように，職場におけるハラスメントは，しばしば労働者のメンタルヘルス不調の原因となる.
- 労働者のメンタルヘルス不調を未然に防ぐために，職場のハラスメント防止体制を整備することが重要である.

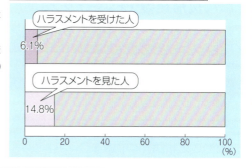

精神障害による労災補償の出来事別支給決定件数

（ひどい）嫌がらせ，いじめ，又は暴行を受けた（パワーハラスメント）69件（14.8％）
セクシュアルハラスメント 33件（7.1％）
その他 363件（78.1％）
精神障害による労災補償の支給決定件数合計 465件

精神障害による補償全体の約22％を占める.

資料：厚生労働省：過労死等の労災補償状況．平成30年度

パワーハラスメント

職場のパワーハラスメントとは
典型例として6種類

詳細 厚生労働省ポータルサイト「あかるい職場応援団」
https://www.no-harassment.mhlw.go.jp/index.html（2019年11月閲覧）

- 職場のパワーハラスメント（パワハラ）とは，同じ職場で働く者に対して，職務上の地位や人間関係などの職場内での優位性を背景に，業務の適正な範囲を超えて精神的・身体的苦痛を与えるまたは職場環境を悪化させる行為をいう．
- 職場のパワハラは，典型例として6種類に分類される．

❶身体的な攻撃
- 叩く，殴る，蹴るなどの暴行を行う．など

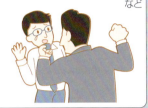

❷精神的な攻撃
- 同僚の目の前で叱責する．
- 必要以上に執拗に叱る．など

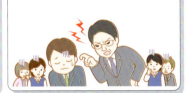

❸人間関係からの切り離し
- 対象者（被害者）だけ別室に席をうつす．
- 仕事に関する情報を与えない．など

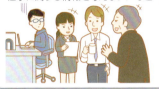

❹過大な要求
- 時間内に終わらない量の業務を命じる．など

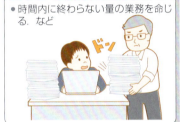

❺過小な要求
- 営業職に部屋の清掃だけをやらせ続ける．など

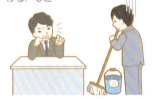

❻個の侵害
- プライベート（交際相手など）について執拗に聞く．
- 携帯電話などを勝手に見る．など

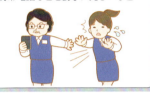

- これらの6種類はあくまで典型例であり，パワハラに該当しうる全ての行為を網羅したものではない．

パワハラの判断基準
3要素を全て満たすと該当する

- 次の❶～❸の全ての要素を満たす場合にパワハラに該当すると整理されている．

要素	意　味	当てはまる行為の主な例
❶優越的な地位に基づいて（優位性を背景に）行われること	被害者が抵抗や拒絶することが困難な関係に基づいて行われること	・職務上の地位が上位の者による行為 ・業務上必要な知識や豊富な経験を有している同僚または部下による行為で，それらの者の協力がなければ業務の円滑な遂行を行うことができない場合 ・同僚または部下からの集団による行為で，抵抗または拒絶することが困難であるもの
❷業務の適正な範囲を超えて行われること	社会通念に照らし，明らかに業務上の必要性がない，または行為の態様が相当でないものであること	・業務上明らかに必要性のない行為 ・業務の目的を大きく逸脱した行為 ・業務を遂行するための手段として不適当な行為 ・行為の回数，行為者の数など，その態様や手段が社会通念に照らして許容される範囲を超える行為
❸身体的もしくは精神的な苦痛を与えること，または就業環境を害すること*	被害者が身体的・精神的に圧力を加えられ負担を感じること，またはその行為により被害者の職場環境が不快なものとなり，本来の能力を発揮できないなど，被害者が働く上で，見過ごすことができないほどの支障が生じること	・暴力により傷害を負わせる行為 ・著しい暴言を吐く等により，人格を否定する行為 ・何度も大声で怒鳴る，厳しい叱責を執拗に繰り返す等により，恐怖を感じさせる行為 ・長期にわたる無視や能力に見合わない仕事の付与等により，就業意欲を低下させる行為

*❸の判断にあたっては，「平均的な労働者の感じ方」を基準とする．

厚生労働省雇用環境・均等局：パワーハラスメントの定義について，2018.10.17より作成

2019（令和元）年に新たに公布
パワハラ対策の法制化

- 2012（平成24）年に厚生労働省より「職場のパワーハラスメントの予防・解決に向けた提言」が公表されたが，これには法的拘束力はなく，パワハラ防止についての法制化はこれまでされてこなかった．
- しかし，2019（令和元）年6月に公布された改正法により，「労働施策の総合的な推進並びに労働者の雇用の安定及び職業生活の充実等に関する法律（労働施策総合推進法）」にパワハラ対策を内容とする規定が追加された．
- 施行は，公布の日から起算して1年を超えない範囲内において政令で定める日とされている．

パワハラ対策法制化の要点

実施主体	項目	概要	義務の内容	改正労働施策総合推進法
事業主	パワハラ対策の実施義務	●職場でパワハラがないよう，被害者相談など，必要な措置の実施	義務*	30の2①
事業主	不利益取扱いの禁止	●被害を相談した労働者および相談対応に協力した労働者に対する解雇などの不利益取扱いの禁止	義務	30の2②
事業主	対策の周知・労働者の教育・国の措置への協力	●労働者にパワハラ研修やその他の必要な配慮をする． ●国のパワハラ対策への協力	努力義務	30の3②
事業主（法人の場合は，その役員）	パワハラについての理解・自らの言動への注意	●自らパワハラについての関心と理解を深める． ●自身の労働者に対する言動への注意	努力義務	30の3③
労働者	パワハラについての理解・自らの言動への注意・事業主のパワハラ対策への協力	●パワハラについての関心と理解を深める． ●他の労働者に対する自身の言動への注意 ●事業主が行うパワハラ対策への協力	努力義務	30の3④

＊中小事業主については，公布の日から起算して3年を超えない範囲内において政令で定める日までの間は，努力義務（それ以降は義務）の予定．

- 事業主（会社）のパワハラ対策の実施や不利益取扱いに関して事業主と労働者の間で生じた紛争については，当事者の求めや申請により，都道府県労働局長は助言・指導・勧告をしたり調停を受けさせたりすることができる（改正労働施策総合推進法30の5①，30の6①）．
- 厚生労働大臣は，同法の施行に関して必要があると認めるときは，事業主に対して，助言，指導または勧告を行うことができる．なお，違反により勧告を受けた事業主がその勧告に従わなかったときは，その旨を公表することができる（同法33条）．
- なお，本改正に関する内容については，指針が今後公表される見通しである．

> この改正にあわせて，セクハラ，マタハラに関しても，国・事業主・労働者の責務が明確化される予定です．
>
> ― 社会保険労務士

セクシュアルハラスメント

気づかずにしていませんか
職場のセクシュアルハラスメントとは

- 職場のセクシュアルハラスメント（セクハラ）とは，職場で性的な冗談やからかい，食事やデートへの執拗な誘い，身体への不必要な接触など，相手（被害者）が不快に思う性的な言動によって，職場環境が不快なものとなったり，そういった言動を拒否したことで不利益を受けたりすることをいう．
- セクハラは，❶「男性から女性」だけでなく，❷「女性から男性」，❸「同性から同性」に対するものも該当する．

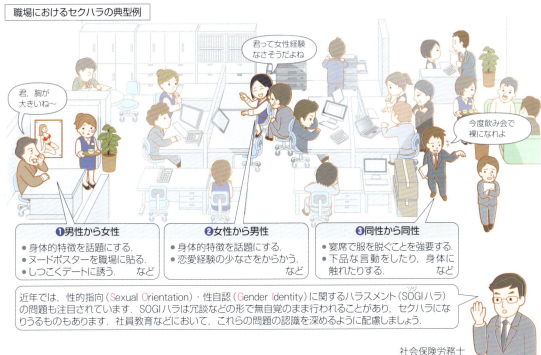

職場におけるセクハラの典型例

❶男性から女性
- 身体的特徴を話題にする．
- ヌードポスターを職場に貼る．
- しつこくデートに誘う． など

❷女性から男性
- 身体的特徴を話題にする．
- 恋愛経験の少なさをからかう． など

❸同性から同性
- 宴席で服を脱ぐことを強要する．
- 下品な言動をしたり，身体に触れたりする． など

近年では，性的指向（Sexual Orientation）・性自認（Gender Identity）に関するハラスメント（SOGIハラ）の問題も注目されています．SOGIハラは冗談などの形で無自覚のまま行われることがあり，セクハラになりうるものもあります．社員教育などにおいて，これらの問題の認識を深めるように配慮しましょう．

社会保険労務士

対価型と環境型に分かれる
セクハラの分類

- 職場におけるセクハラには対価型と環境型がある．
- 対価型のセクハラとは，労働者の意に反する性的な言動を労働者が拒否したことなどにより，その労働者が，解雇，降格，減給などの不利益を受けることである．
- 環境型のセクハラとは，労働者の意に反する性的な言動により職場環境が不快なものとなり，本来の能力を発揮できないなど，その労働者が働くうえで，見過ごすことができない程度の支障が生じることである．

対価型セクハラ
- 上司が性的な関係を要求したが，拒否されたためその労働者を解雇する． など

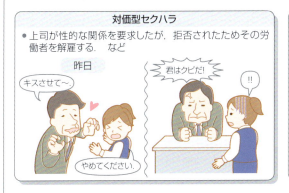

環境型セクハラ
- 同僚が職場内に「性的にふしだらである」などの噂を流したため，仕事が手につかない． など

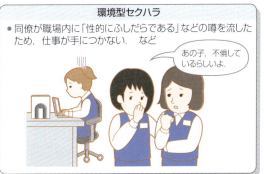

メンタルヘルスケア　ハラスメント対策

適切なセクハラ対策の実施
セクハラの法的責任

- 「雇用の分野における男女の均等な機会及び待遇の確保等に関する法律（男女雇用機会均等法）」では，事業主（会社）に対し職場におけるセクハラ防止のための雇用管理上必要な措置の実施を義務づけている（男女雇用機会均等法11①）．義
- また，厚生労働省から「事業主が職場における性的な言動に起因する問題に関して雇用管理上講ずべき措置についての指針」（セクハラ指針）が定められている（平成18年10月11日厚生労働省告示第615号）．
- セクハラ指針において，業種や規模にかかわらず全ての事業主が行うべき措置について次のように示している．

事業主が行うべき措置	具体的な内容
事業主の方針等の明確化及び周知・啓発	・セクハラに該当する行為の内容や，セクハラがあってはならない旨の方針を就業規則などに規定したり，パンフレットなどに記載し配布したりする． ・セクハラ行為を行った者には厳正に対処する旨の方針を就業規則などで定める．
相談（苦情を含む）に対応するために必要な体制の整備	・セクハラに該当するか否かが微妙な場合であっても広く相談に対応できるような相談窓口をあらかじめ設置する． ・相談窓口は，マタハラなど他のハラスメントと複合的に生じたセクハラにも一元的に対応できる体制を整備することが望ましい．
職場におけるセクハラに係る事後の迅速かつ適切な対応	・セクハラの相談があった場合，迅速かつ正確な事実確認をし，被害者への配慮，行為者への処分などを行い，改めて職場全体に対して再発防止のための措置を行う．
その他，併せて講ずべき措置	・相談者・行為者などのプライバシーの保護のための措置を行うとともに，その旨を労働者に周知する． ・相談したことや，事実関係の確認に協力したことなどを理由として不利益な取扱いを行わない旨を定め，労働者に周知・啓発する．

詳細 セクハラ指針

- 事業主がこれらの措置を行わず，厚生労働大臣による勧告にも従わない場合には，事業主名などが公表の対象となることがある（男女雇用機会均等法30）．

マタニティハラスメント

妊娠・出産・育児休業などに関連する嫌がらせ行為
職場のマタニティハラスメントとは

- 職場におけるマタニティハラスメント（マタハラ）とは，妊娠・出産，産前・産後休業[p.254]・育児休業[p.255]などの制度の利用に関した嫌がらせや，妊娠・出産を理由に労働者を解雇したり不利益に扱ったりすることを指す．
- マタハラについては，「男女雇用機会均等法」や「育児休業，介護休業等育児又は家族介護を行う労働者の福祉に関する法律（育児・介護休業法）」により規定されている．

マタハラの例

制度の利用に対する不利益取扱い	妊娠・出産などを理由とする嫌がらせ
・妊婦健診のための休暇を申請した労働者に，会社の休みの日に行くように言う． ・産前・産後休業や育児休業を申し出た労働者に，退職するように言う．　など	・つわりで体調の悪い労働者に，妊娠は病気ではないため甘えないように言う． ・「繁忙期に妊娠するなんて迷惑だ」と繰り返し言う．　など

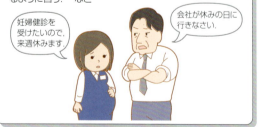
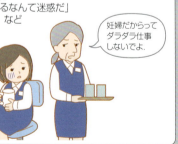

マタハラに加えて，「パタニティハラスメント（パタハラ）」も近年，問題となっています．パタニティとは英語で「父性」を意味し，パタハラは男性社員が育児休業をとったり，育児支援目的の短時間勤務を活用したりすることへの妨害や嫌がらせ行為などを指します．このような場合，男性労働者も育児・介護休業法におけるハラスメントの対象となります．

社会保険労務士

適切なマタハラ対策の実施
マタハラの法的責任

- 男女雇用機会均等法と育児・介護休業法の改正に伴い，2017（平成29）年より事業主に対して，妊娠・出産・育児休業などに関するハラスメント（マタハラ）防止のための雇用管理上必要な措置の実施が義務づけられた（男女雇用機会均等法11の2①，育児・介護休業法25）．【義】
- また，厚生労働省から「事業主が職場における妊娠，出産等に関する言動に起因する問題に関して雇用管理上講ずべき措置についての指針」と「子の養育又は家族の介護を行い，又は行うこととなる労働者の職業生活と家庭生活との両立が図られるようにするために事業主が講ずべき措置に関する指針」が定められている（平成28年8月2日厚生労働省告示第312号，平成21年12月28日厚生労働省告示第509号）．
- これらの指針において，業種や規模に関わらず全ての事業主が行うべき措置について次のように示している．

事業主が行うべき措置	具体的な内容
事業主の方針等の明確化及び周知・啓発	・マタハラに該当する行為の内容や，マタハラがあってはならない旨の方針を就業規則などに規定したり，パンフレットなどに記載し配布したりする． ・マタハラ行為を行った者には厳正に対処する旨の方針を就業規則などで定める．
相談（苦情を含む）に対応するために必要な体制の整備	・マタハラに該当するか否かが微妙な場合であっても広く相談に対応できるような相談窓口をあらかじめ設置する． ・相談窓口は，セクハラなど他のハラスメントと複合的に生じたマタハラにも一元的に対応できる体制を整備することが望ましい．
職場におけるマタハラに係る事後の迅速かつ適切な対応	・マタハラについての相談があった場合，迅速かつ正確な事実確認をし，被害者への配慮，行為者への処分などを行い，改めて職場全体に対して再発防止のための措置を行う．
マタハラに関する要因を解消するための措置	・マタハラの原因や背景となる要因を解消するため，業務体制の整備などの必要な措置を行う． ・労働者が，制度利用ができるという知識をもつことや，周囲と円滑なコミュニケーションを図りながら自身の体調などに応じて適切に業務を遂行していくという意識をもつことなどを，周知・啓発することが望ましい．
その他，併せて講ずべき措置	・相談者・行為者などのプライバシーの保護のための措置を行うとともに，その旨を労働者に周知する． ・相談したことや，事実関係の確認に協力したことなどを理由として不利益な取扱いを行わない旨を定め，労働者に周知・啓発する．

【詳細】平成28年8月2日厚生労働省告示第312号，平成21年12月28日厚生労働省告示第509号

- 事業主がこれらの措置を行わず，厚生労働大臣による勧告にも従わない場合には事業主名などが公表の対象となることがある（男女雇用機会均等法30，育児・介護休業法56の2）．

職場におけるハラスメントの防止と対応

ハラスメントの防止
事業主が取り組む

- 事業主が職場におけるハラスメント防止に取り組むためには，職場全体で問題の重要性を認識し，職場の現状をふまえたうえで具体的な対策を行うことが重要である．

事業主の方針の明確化
- 組織のトップが，職場のハラスメントをなくすべきであることを明確に示す．

ルールづくりと周知
- 予防・解決についての方針やガイドラインを作成する．
- 就業規則などにハラスメントについての規定を設け，周知する．
- 罰則規定の適用条件や処分内容，相談者の不利益な取扱いの禁止などを明確に定める．

社員への教育
- 教育研修は，可能な限り全員が受講し，かつ定期的に実施する．
- 研修内容には，トップのメッセージ内容を含めるとともに，会社のルールや取り組みの内容などの具体的な事例を加えると効果的である．

相談窓口の設置〔次項〕
- ハラスメント相談窓口を設置する．
- ハラスメント相談担当者を選任する（男女とも含めた複数人の担当者の選任が望ましい）．

相談窓口の設置
相談しやすい環境を提供

- 事業主は労働者が安心して相談できるようなハラスメント相談窓口を設置する．
- 外部機関へ相談窓口を委託することも可能だが，実際に相談があった際の連携についてあらかじめ検討しておく必要がある．

労働者が相談しやすいハラスメント相談窓口体制づくりのポイント

相談担当者と窓口
- ハラスメント相談担当者は，複数人選任し，男女とも含める．
- 労働者が相談しやすいよう名前と相談窓口を周知する．

相談担当者

個人情報の保護
- プライバシーが確保できる部屋を準備する．
- 相談内容の秘密は守られることを明確化する．

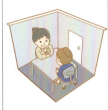

不利益な取扱いの禁止
- 相談によって社内で不利益な取扱いを受けないことを明確化する．

ハラスメントの相談なんかして，君は降格だ．
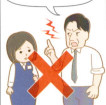

相談のながれの明確化
- 相談対応の全体のながれ（相談から解決まで）を明らかにしておく．

相談
↓
事実調査
↓
解決

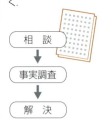

相談方法
- 相談方法は，面談に限定せず，電話や手紙・電子メールなどでも可能な体制をつくる．

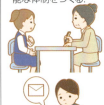

- 相談窓口の担当者が相談者に対して理解を示さなかったり，逆に攻め立てたりすることなどにより，相談者をさらに追い詰めてしまうことがある（二次ハラスメント）．
- そのため，相談窓口の担当者に対する研修機会を提供し，資質の向上を図ることが重要である．

> 相談窓口が守秘義務を負うことは重要ですが，「解決のために必要な関係者には，相談者本人と協議のうえで情報を開示することもある」旨を説明し，本人の同意を得ておきましょう．同意が得られない場合，会社としてはその後の対応（行為者への指導や処分など）ができない可能性を説明し，本人の意向を尊重して対応しましょう．
> また，匿名で相談を受け付ける場合は，事実確認ができないため解決にまで至らない可能性があることもあらかじめ周知しておきましょう．
>
> 社会保険労務士

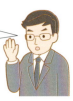

ハラスメントが生じた場合
ハラスメントの解決

● ハラスメントが生じた場合の解決のながれの例とポイントをチャートに示す．

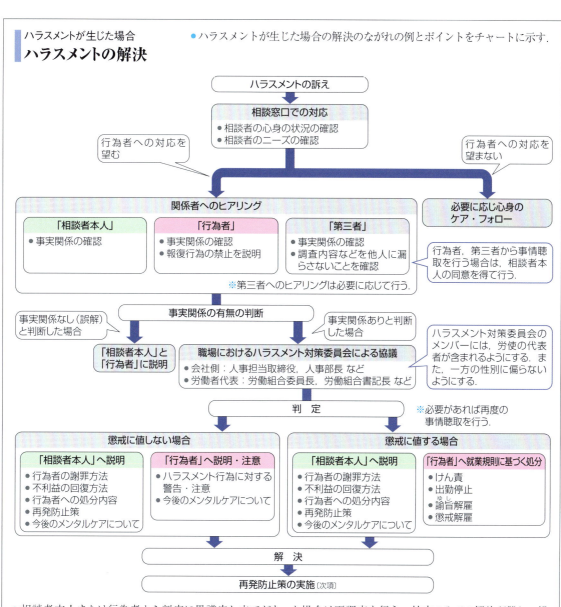

● 相談者本人または行為者から判定に異議申し立てがあった場合は再調査を行う．社内のみでの解決が難しい場合は，外部機関（都道府県労働局の総合労働相談コーナーや弁護士など）を利用する．

職場全体で取り組む
ハラスメントの再発防止

● ハラスメントの解決にあたり，行為者を処分するのみでは，同じことが再び繰り返される可能性がある．
● 生じたハラスメントを「特殊な事件」ではなく職場全体の問題としてとらえ，職場環境の改善に取り組むことが重要である．

ハラスメント再発防止策の例

行為者に対する研修の実施
● 行為者に対して，ハラスメントの再発防止のためのカウンセリングや研修を実施する．

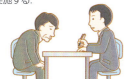

事例の活用
● 同様の問題が発生しないように，担当部門で情報を共有する．
※ハラスメントの当事者が特定できないようプライバシーには十分配慮する．

職場環境改善の取り組み
● 職場内コミュニケーションの強化
● 長時間労働対策（長時間労働による疲弊がハラスメントにつながりやすいため）

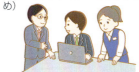

メンタルヘルスケア

ストレスチェック制度

監修　川上 憲人

ストレスチェック制度とは

2015（平成27）年12月から開始
ストレスチェックの義務化

- ストレスチェックとは，労働者の心理的な負担の程度を把握するための検査のことである．医師や保健師などが実施者となる．
- 労働安全衛生法（安衛法）の改正により，2015（平成27）年12月から，常時使用する労働者が50人以上の事業場において，事業者（会社）は常時使用する労働者に対して，1年以内ごとに1回ストレスチェックを実施することが義務づけられた＊（安衛法66の10①，労働安全衛生規則〔安衛則〕52の9）．義

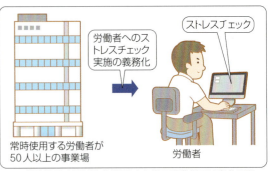

常時使用する労働者が50人以上の事業場／労働者

＊常時使用する労働者が50人未満の事業場では当分の間，努力義務（安衛法附則4）．

メンタルヘルス不調を未然に防止
ストレスチェック制度の目的と概要

- ストレスチェック制度の目的は，労働者自身のストレスの気づきを促し，労働者の精神的な不調（メンタルヘルス不調）を未然に防止することである（一次予防）．
- ストレスチェック制度の大まかなながれは下図のようになる．詳細はp.227を参照のこと．

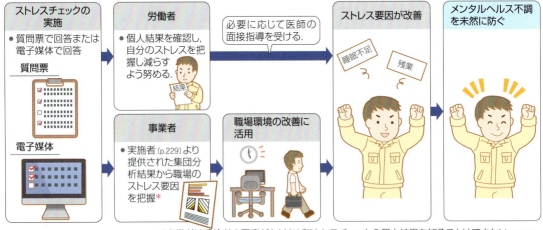

＊事業者は受検者の同意がなければストレスチェックの個人結果を知ることはできない〔p.231〕．

産業医：ストレスチェック制度の目的は，すでにうつなどのメンタルヘルス不調になっている人を発見することではなく，労働者のメンタルヘルス不調を未然に防ぐことです！

労働衛生コンサルタント：精神障害等による労災保険給付請求件数は2008（平成20）年度までは，1,000件を超えることがありませんでしたが，2009（平成21）年度に1,136件となりました．その後も年々増加傾向にあり，2015（平成27）年度には1,515件と近年では1,500件を突破しています＊＊．このような社会的背景からストレスチェック制度が義務化されました．

＊＊厚生労働省：過労死等の労災補償状況．

- **ストレスチェック制度**：安衛法第66条の10に係る制度全体（準備から労働基準監督署長への報告までの一連のながれ）を指す．

ストレスチェック制度のながれ
1年に1回は必ず実施

- 事業者は，ストレスチェックを1年以内ごとに1回実施しなければならない（安衛則52の9）．義
- また，常時50人以上の労働者を使用する事業者は，1年以内ごとに1回，ストレスチェックの結果を所定の様式を用いて所轄労働基準監督署長に提出しなければならない（安衛則52の21）．義

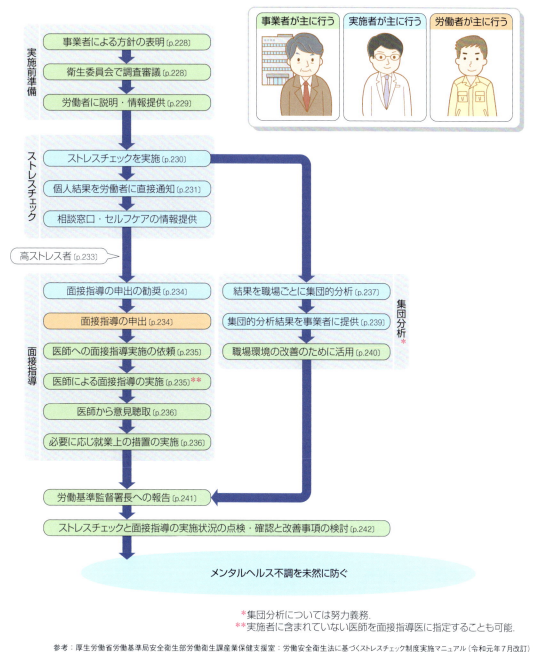

*集団分析については努力義務．
**実施者に含まれていない医師を面接指導医に指定することも可能．

参考：厚生労働省労働基準局安全衛生部労働衛生課産業保健支援室：労働安全衛生法に基づくストレスチェック制度実施マニュアル（令和元年7月改訂）（以降は「ストレスチェック制度実施マニュアル」と表記する．）

実施前準備

メンタルヘルスケア推進の第一歩
事業者による方針の表明

- 事業者は事業場全体に対してストレスチェックの実施を表明する．
- 事業者は受検者となる労働者の個々のストレスの状態を把握し，ストレスが原因で健康障害が生じないような対策を講じる必要がある．個人情報を適切に管理すること，結果により不利益な取扱いはなされないことなどを盛り込み作成する．

方針の表明文書の一例

> 平成27年12月より法律の改正によりストレスチェックを実施することになりました．メンタルヘルス不調を未然に防ぐことを目的に常時使用する労働者全員を対象に実施します．各自のストレス状態を，部署・部門ごとに把握し職場環境改善に利用します．なお，ストレスチェックの実施者は，本事業場産業医の他，下記の者です．
>   - ○×株式会社　医師　●●●●
>   - ○×株式会社　保健師　●●●●
>
> ストレスチェックの回答内容については，本人の同意がない限り，実施者以外の者が見ることはありません．個人情報の管理を徹底し，回答内容によって不利益な取扱いが生じることがないように致します．
> 　労働者全員が受検することにより，精度の高いデータとなり，職場環境の改善や人員配置の見直し，長時間労働の是正などにつなげることができます．
> 　ストレスチェック体制を整備し働きやすく明るい職場を目指していきたいと考えておりますのでご協力をお願い申し上げます．

- 法律に基づきストレスチェック制度を導入することの宣言
- 制度の目的と主旨

- ストレスチェックの実施者

- 個人情報の管理
- 不利益な取扱いの防止

- 講じられる対策について

- ストレスチェック受検のお願い

- 安全衛生計画や新年度に向けての経営陣の経営方針と同時に発表したり，安全衛生方針の中にストレスチェック制度の内容を含めて周知するといった方法も推奨されている（ストレスチェック制度実施マニュアル）．

制度を円滑に進める
衛生委員会での調査審議

- ストレスチェック制度の実施前に，衛生委員会など〔p.101〕で実施体制や方法などを調査審議する．
- 以下に示す項目について調査審議し社内規程を定める．

衛生委員会

総括安全衛生管理者／産業医／衛生管理者／衛生に関する経験のある労働者

調査審議事項
- 目的と周知方法
- 実施体制
- 実施方法
- 集計・分析方法
- 受検の有無の情報の取扱い
- 結果の記録の保存方法
- ストレスチェック，面接指導及び集団ごとの集計・分析の
  - 結果の利用目的及び利用方法
  - 情報の開示，訂正，追加及び削除の方法
  - 情報の取扱いに関する苦情の処理方法
- 労働者の受検義務はないが，全員受検することが望ましいことの周知方法
- 労働者に対する不利益な取扱いの防止

詳細 厚生労働省：心理的な負担の程度を把握するための検査及び面接指導の実施並びに面接指導結果に基づき事業者が講ずべき措置に関する指針（平成30年8月22日改正）〔以降は「ストレスチェック指針」と表記する．〕

実施者は人事権の有無に注意
労働者への説明・情報提供（1）：対象者と実施体制

- ストレスチェックの対象者となるのは常時使用する労働者であり，基本的に定期健康診断の対象者と同じである〔p.186〕．なお，派遣労働者へのストレスチェックは派遣元が実施する．
- ストレスチェック制度の実施にあたって，実務担当者（ストレスチェック制度担当者），実施者，実施事務従事者を選任する．
- 実施者が複数いる場合は，共同実施者および実施代表者を明示する．

	実施の管理（人事権があってもよい）	実施の実務（人事権があってはならない）	
	個人情報を取り扱わない	個人情報を取り扱う	
役割	実務担当者（ストレスチェック制度担当者）	実施者 → 指示	実施事務従事者
なれる人	・衛生管理者〔p.80〕 ・事業場内メンタルヘルス推進担当者〔p.16〕　など	・医師（産業医が望ましい） ・保健師　　・歯科医師* ・看護師*　・精神保健福祉士* ・公認心理師*	・人事権のない労働者
業務内容	・実施計画の策定 ・実施の管理　　　など	・ストレスチェックの実施 　・企画 　・結果の評価　など	・実施者の補助業務 　・調査票の回収 　・データ入力　など

　　*厚生労働大臣が定める研修の修了者（ただし，経過措置として，所定の要件を満たす看護師または精神保健福祉士は，厚生労働大臣が定める研修を修了していなくてもストレスチェックの実施者になることができる）．

- ストレスチェックの実施を外部機関に業務委託する場合にも，産業医などの事業場の産業保健スタッフが共同実施者として関与することが望ましい〔p.243〕．

衛生管理者

> ストレスチェックの結果が人事上の不利益な取扱いに利用されないために，人事権のある人は実施者，実施事務従事者になることはできません（安衛則52の10②）．実施計画の策定などを担当するストレスチェック制度担当者は，結果を知りえないため人事権の有無に関わらずなることができます．

健康診断と同時実施の場合は扱いに注意
労働者への説明・情報提供（2）：実施時期

- ストレスチェックは1年以内ごとに1回実施する（安衛則52の9）．【義】
- ストレスチェックは，健康診断と同時に実施することができる．
- 健康診断を一斉に行っていない場合（誕生月に実施など）でも，ストレスチェックは少なくとも集計・分析の単位となる集団については同時期に実施することが望ましい．実施時期が人によって異なると集団分析〔p.237〕が正確な結果にならない．

年間スケジュールの例	実施時期		内容
20XX年	4月		・方針表明　・実施体制の整備　・衛生委員会で調査審議
	5月		
	6月		・ストレスチェック実施について労働者へ周知
	7月		・ストレスチェックの実施
	8月		・結果の通知〔遅滞なく（結果出力後，速やかに）行う〕
	9月		・面接指導の申出　　　　　　　　・集団分析
	10月		・面接指導実施〔遅滞なく（おおむね1ヵ月以内に）行う〕・集団分析結果を事業者へ提供
	11月		・医師からの意見聴取　・就業上の措置の実施　・分析結果の活用
翌年	12月		
	1月		
	2月		・労働基準監督署長への届出
	3月		

ストレスチェックの実施

職業性ストレス簡易調査票の利用が推奨される
実施方法

- ストレスチェックの調査票は，質問用紙またはイントラネット（企業内でのコンピューターネットワーク）などの情報通信機器を用いて労働者自ら回答することが基本である．
- ストレスチェックの調査票として，「職業性ストレス簡易調査票」（57項目）の利用が推奨されている．

質問票のイメージ

	そうだ	まあそうだ	ややちがう	ちがう
あなたの仕事についてうかがいます．最もあてはまるものに○を付けてください．				
1. 非常にたくさんの仕事をしなければならない	1	2	3	4
2. 時間内に仕事が処理しきれない	1	2	3	4
最近1か月間のあなたの状態についてうかがいます．最もあてはまるものに○を付けてください．				
1. 活気がわいてくる	1	2	3	4
2. 元気がいっぱいだ	1	2	3	4
あなたの周りの方々についてうかがいます．最もあてはまるものに○を付けてください．次の人たちはどのくらい気軽に話ができますか？				
1. 上司	1	2	3	4
2. 職場の同僚	1	2	3	4

厚生労働省：ストレスチェック制度簡単導入マニュアル．2019より改変

Advanced Study
調査票の条件

- 使用する調査票は，❶仕事のストレス要因，❷心身のストレス反応，❸周囲のサポートの3項目が含まれる必要がある（安衛則52の9，ストレスチェック指針）．

	❶仕事のストレス要因	❷心身のストレス反応	❸周囲のサポート
項目			
質問内容の例（職業性ストレス簡易調査票より抜粋）	・仕事についてうかがいます． □非常にたくさんの仕事をしなければならない □時間内に仕事が処理しきれない □職場の雰囲気は友好的である □仕事の内容は自分にあっている □働きがいのある仕事だ	・最近1か月間のあなたの状態についてうかがいます． □イライラしている □ひどく疲れた □首筋や肩がこる □胃腸の具合が悪い □よく眠れない	・あなたの周りの方々についてうかがいます． □次の人たちはどのくらい気軽に話ができますか？ 1. 上司 2. 職場の同僚 3. 配偶者，家族，友人等

詳細 ストレスチェック制度実施マニュアル

保健師：ストレスチェックの目的は精神疾患をもつ労働者の発見ではないので，調査票に，「性格検査」，「希死念慮（死にたいと願うこと）」，「うつ病検査」などの項目を含めることは不適当です．

ストレスチェック実施後遅滞なく行う
個人結果の通知

- 事業者は，検査を受けた労働者に対し，実施者などから遅滞なく（結果出力後，速やかに）検査の結果が通知されるようにしなければならない（安衛則52の12，ストレスチェック制度実施マニュアル）．義

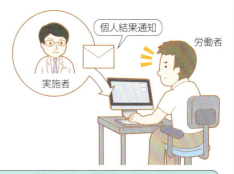

通知する内容

通知しなければならない事項	通知することが望ましい事項
・個人のストレスの特徴や傾向を数値化や図示化したもの 　・仕事のストレス要因に関する項目 　・心身のストレス反応に関する項目 　・周囲のサポートに関する項目 ・高ストレス者に該当するかどうかの結果 ・面接指導の対象者であるか否かの判定結果	・セルフケア[p.237]のためのアドバイス ・面接指導対象者に対しては面接指導の申出窓口および申出方法 ・面接指導非対象者に対しては相談可能な窓口の情報

詳細 ストレスチェック制度実施マニュアル

労働者本人の同意なく個人結果を事業者に知らせてはならない
同意の取得

- 受検した労働者本人の同意がなければ，実施者は個々人のストレスチェック結果を事業者に知らせてはならない（安衛法66の10②）．義
- ストレスチェックの事業者への個人結果提供についての労働者の同意の取得は書面または電磁的記録で行う（安衛則52の13①）．義

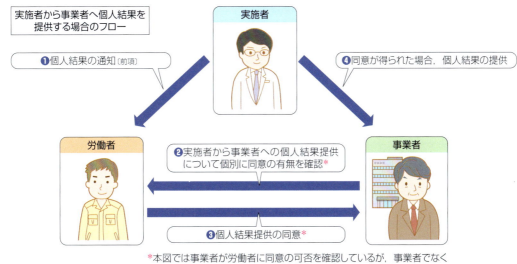

実施者から事業者へ個人結果を提供する場合のフロー
❶個人結果の通知〔前項〕
❷実施者から事業者への個人結果提供について個別に同意の有無を確認＊
❸個人結果提供の同意＊
❹同意が得られた場合，個人結果の提供

＊本図では事業者が労働者に同意の可否を確認しているが，事業者でなく実施者または実施事務従事者が労働者に同意の可否を確認してもよい．

自分のストレスチェック結果を労働者が知る前に，事業者が結果提供についての同意を労働者に求めることは好ましくありません．必ず，個人結果の通知後に同意を取得するようにしましょう．　産業医

- 事業者に提供する個人結果の範囲（結果のみか詳細な内容を知らせるか）については，あらかじめ衛生委員会などで調査審議を行い，事業場内でルールを決め周知する．

メンタルヘルスケア　ストレスチェック制度

労働者本人の同意は不要
未受検の労働者への受検勧奨

- 事業者は，労働者個々人がストレスチェックを受けたかどうかについての情報を把握し，未受検の労働者に受検を勧奨することができる．
- ストレスチェック実施者は，労働者個々人の受検の有無についての情報を事業者に提供するにあたって，労働者本人の同意を得る必要はない（ストレスチェック指針）．

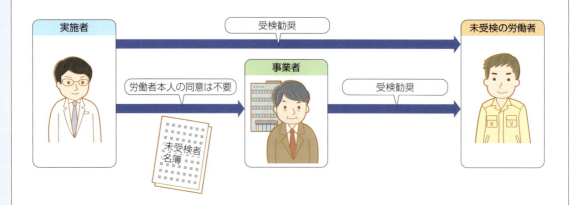

- 事業者は受検勧奨をすることはできるが，受検しない労働者に対し不利益な取扱いを行ってはならない．

ストレスチェック結果の利用

快適な職場に向けて
ストレスチェック結果の利用目的

- ストレスチェックの結果の利用目的は大きく2つに分けられる．
- 1つは，労働者自らにストレス状況についての気づきをうながし，面接指導やセルフケア〔p.237〕によりメンタルヘルス不調を未然に防止することである．
- もう1つは検査結果を職場ごとに集計・分析し（集団分析〔p.237〕），職場のストレス要因を評価することにより職場環境の改善を行うことである．

	面接指導	集団分析
目的	メンタルヘルス不調の防止	職場環境の改善
対象者	高ストレス者〔p.233〕	受検した労働者全員
事業者の実施義務	義務*1	努力義務
事業者への結果の提供についての受検者の同意	必要*2	不要*3

*1 受検者が面接指導を受けるかは任意．
*2 面接指導の対象となった労働者から事業者に面接指導を受けることを希望する旨の申出があった場合は，ストレスチェック結果の事業者への提供に同意したものとして取り扱って差し支えない（ただしその場合は，その旨をあらかじめ労働者に周知する必要がある）〔平成27年5月1日基発0501第3号〕．
*3 集計人数が10人未満の場合は，個人の特定につながる可能性があるため，個々の同意を必要とする．

面接指導

■ 面接指導を受けるには労働者本人の申出が必要
面接指導のながれ

- 面接指導対象者の選定から就業上の措置までのながれを示す．

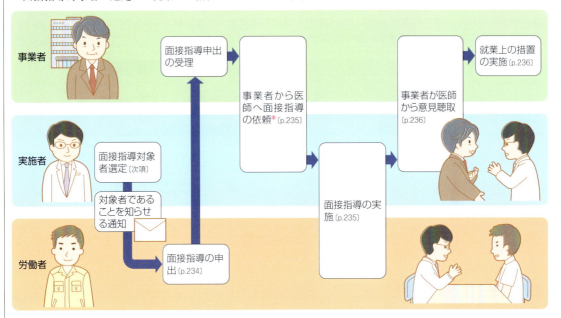

＊実施者ではない医師（産業医など）が面接指導を担当することも可能．

■ メンタルヘルス不調の高リスク者を拾い上げる
面接指導対象者の選定

- 面接指導の対象となる労働者は，ストレスチェックの結果，心理的な負担の程度が高く（高ストレス者），実施者が面接指導を受ける必要があると判断した人である（安衛則52の15）．
- ストレスチェック指針では次のAまたはBに該当する人を高ストレス者として判定する．
  A「心身のストレス反応」〔p.230〕の評価点数の合計が高い（悪い）人．
  B「心身のストレス反応」の評価点数の合計が一定以上であり，「仕事のストレス要因」〔p.230〕及び「周囲のサポート」〔p.230〕の評価点数の合計が著しく高い（悪い）人．

詳細 ストレスチェック指針

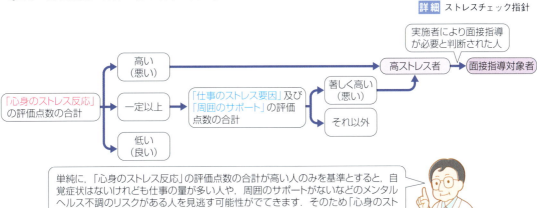

単純に，「心身のストレス反応」の評価点数の合計が高い人のみを基準とすると，自覚症状はないけれども仕事の量が多い人や，周囲のサポートがないなどのメンタルヘルス不調のリスクがある人を見逃す可能性がでてきます．そのため「心身のストレス反応」の評価点数の合計が一定以上であり，「仕事のストレス要因」及び「周囲のサポート」の評価点数の合計が高い人も含めているのですね．

産業医

事業者と実施者の密な連携が重要
面接指導の申出と勧奨

- 労働者は面接指導対象である旨の通知を受けた後，おおむね1ヵ月以内に事業者に対して面接指導の申出を行う（安衛則52の16①，平成27年5月1日基発0501第3号）．
- 面接指導の目的は，労働者のメンタルヘルス不調のリスクを評価し本人に指導を行うとともに，事業者による適切な措置につなげることである．
- 面接指導の申出は労働者の義務ではないが，面接指導の対象となった労働者はできるだけ申出を行い，医師による面接指導を受けることが望ましい（ストレスチェック指針）．

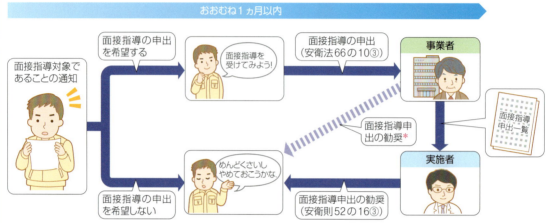

*事業者がストレスチェックの結果を把握することに対象者が同意している場合のみ可（ストレスチェック制度実施マニュアル）．

面接指導の申出は労働者から実施者ではなく，事業者に対して行われるため，実施者は対象者の中で誰が申し出ていないのかは把握できません．そのため，事業者は面接指導申出一覧を適宜実施者に送付するなど，実施者が面接指導の申出を行っていない対象者を把握できるようにしましょう．

産業医

2つの方法がある
面接指導対象者の確認

- 労働者から事業者に面接指導の申出があった場合，事業者はその労働者が面接指導の対象かどうかを確認する．
- 面接指導対象者の確認方法は以下に示す2つがある．

面接指導を申し出た労働者が面接指導対象者かどうかを確認する方法

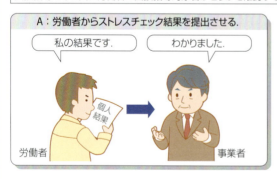
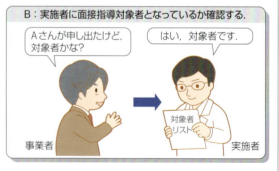

- 面接指導対象者をどちらの方法で確認するかについては，あらかじめ衛生委員会で調査審議し労働者に周知する．
- ストレスチェック制度実施マニュアルではAの方法が推奨されている．

事業者から行う
医師への面接指導実施依頼

- 労働者に対して実際に面接指導を行うのは医師であるが，面接指導の実施責任は事業者にある．
- 面接指導の対象労働者から面接指導の申出があった場合，事業者はおおむね1ヵ月以内に対象労働者に対して医師による面接指導を行わなければならない（安衛則52の16②，平成27年5月1日基発0501第3号）．義
- 事業者から対象労働者への面接指導実施を医師に依頼するにあたり，職場の産業医が面接指導を実施することが望ましい（ストレスチェック指針）．

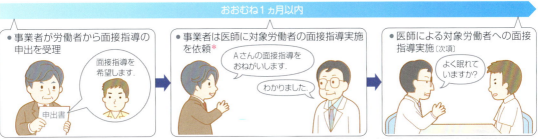

＊事業者は医師に面接指導の依頼をする前に，面接指導を申し出た労働者が面接指導の対象者であるかどうかを確認する〔前項〕．

- 面接指導を希望する旨の申出は書面または電子メールなどで行い，事業者はその記録を5年間保存することが望ましい（平成27年5月1日基発0501第3号）．

ストレスチェック指針では，労働者が事業者へ面接指導の申出を行った場合，労働者は実施者が事業者にストレスチェック結果を提供することに同意をしたものとみなして差し支えないと記載されていますが，その取扱いについてはあらかじめ労働者に知らせておく必要があります．

労働衛生コンサルタント

事前準備が重要
医師による面接指導の実施

- 面接指導を担当する医師（主に職場の産業医）は，面接指導実施の際に，ストレスチェックの3項目〔p.230〕に加えて，対象労働者の勤務の状況，心理的な負担の状況，その他心身の状況の確認を行う（安衛則52の17）．
- 面接指導担当医は面接指導を実施するにあたり，あらかじめ必要な情報を対象労働者や事業者から収集する．

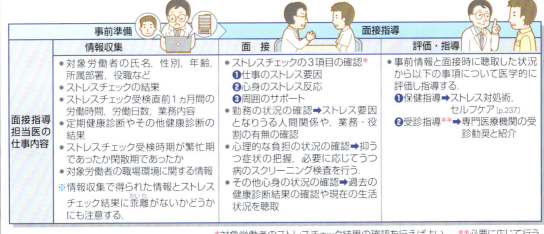

＊対象労働者のストレスチェック結果の確認を行えばよい．　＊＊必要に応じて行う．

詳細 ストレスチェック制度実施マニュアル

- 面接指導による評価はセルフケアの指導や専門医療機関の紹介の要否を判定するものであり，うつ病などの診断を行うものではない点に留意する．
- 面接指導における個人情報の取扱いについては「雇用管理分野における個人情報のうち健康情報を取り扱うに当たっての留意事項」（平成29年5月29日基発0529第3号）に基づく必要がある．

| 面接指導後遅滞なく行う
医師からの意見聴取

- 面接指導後，事業者は遅滞なく（おおむね1ヵ月以内に）面接指導に基づいた就業上の意見を医師より聴取しなければならない（安衛則52の19，平成27年5月1日基発0501第3号）．
- 事業者は医師から勤務制限などの就業上の措置の必要性の有無や，行うべき措置の具体的な内容に関する意見を聴取する．
- 意見聴取は，例えば「面接指導結果・意見書」の提出を産業医に求めるといった方法で行う．

医師から聴取すべき内容

就業上の措置（労働者の勤務制限）の区分	勤務制限が必要な場合の具体的な内容
通常勤務（通常の勤務でよい）	—
就業制限（勤務に制限を加える必要がある）	・労働時間の短縮 ・出張の制限 ・時間外労働の制限 ・労働負荷の制限 ・作業の転換 ・就業場所の変更 ・深夜業の回数の減少 ・昼間勤務への転換　など
要休業（勤務を休む必要がある）	・休暇または休職などにより一定期間勤務させない

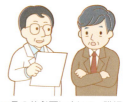

※その他必要に応じて，職場環境の改善に関する意見があれば聴取する．

詳細　ストレスチェック指針

- 面接指導を実施した医師は，事業者に面接指導結果を提供する際に，必要な情報に限定して提供しなければならない．具体的な症状や診断名，検査値などの生データや詳細な医学的情報などは事業者に提供してはならない（ストレスチェック指針）．
- 事業者は面接指導の結果の記録を作成して，5年間保存しなければならない（安衛則52の18①）．

| 労働者本人の意見も聴取する
就業上の措置の実施

- 事業者は，医師の意見を基に必要があると認める場合は，対象労働者の就業上の措置を行う他，医師の意見を衛生委員会などへ報告し，適切な措置を講じなければならない（安衛法66の10⑥）．
- 事業者は労働者の就業上の措置を行う場合，対象労働者と十分な話し合いを行い労働者の了解を得られるように努める．また，労働者に対して不利益な取扱いにならないよう留意する．
- 事業者は，労働者の意見を聴取する際は職場の産業医などの同席の下に行うことが望ましい．

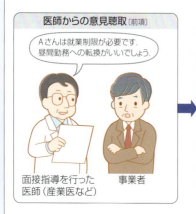
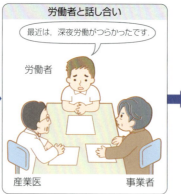
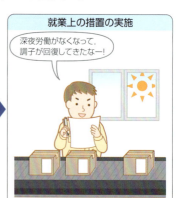

配置換えや職務内容の変更が新たなストレスの発生につながる場合もあるため，就業上の措置を実施後も労働者本人と面接指導担当医，産業医，人事労務担当者などが十分連携することが必要です．

人事労務担当者

セルフケア

労働者自身でメンタルヘルス不調を防ぐ
セルフケア

- セルフケアとは，労働者自身が自らのストレスに気づき，自分なりのストレス解消法などを実践し，ストレスをためないように対処していくことである．
- 労働者の精神的な不調を未然に防ぐことを目的とするストレスチェック制度の趣旨をふまえ，労働者はストレスチェックの結果を参考に自らセルフケアを行い，メンタルヘルス不調を予防するよう努める必要がある．

産業医

セルフケアの手助けになるよう，ストレスチェック結果の通知時に，結果とあわせてセルフケアのアドバイスや相談窓口についての情報を労働者へ知らせることが望ましいです〔p.231〕．

セルフケアの例 詳細 ストレスチェック制度実施マニュアル

種類	適切な食事	適度な運動	適度な睡眠
内容	バランスよく適量を摂取する．	無理をせず楽しむ感覚で行う．	すっきりと目覚める事のできる睡眠
具体例	・野菜を多くとる． ・塩分・脂質を控える．	・ウォーキング ・ジョギング	・夜更かししない． ・寝る前にカフェインをとらない．

種類	ストレスへの対処		
内容	リラクセーション	親しい人との交流	行動・考え方の工夫
具体例	・腹式呼吸 ・入浴	・友人に相談する．	・ストレスの原因に優先順位をつけ，対処する．

- セルフケアで問題が解決できない場合は，産業医に相談したり，厚生労働省が運営する電話相談窓口（こころの耳電話相談）を利用したりする．

集団分析

職場環境の改善に役立つ
集団分析

- 事業者は実施者にストレスチェック結果を一定規模の集団ごとに集計・分析させ，その結果を勘案し必要に応じて適切な措置を講じるよう努めなければならない（安衛則52の14①，②）．努
- 集団分析方法に規定はないが，衛生委員会などであらかじめ分析方法について決定しておく（ストレスチェック指針）．

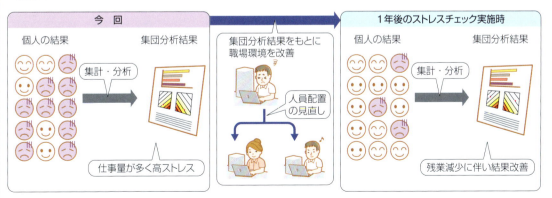

- 集団ごとの集計・分析を行った場合には，事業者は記録を作成し5年間保存することが望ましい（ストレスチェック指針）．

Advanced Study
仕事のストレス判定図

- 集団分析方法に規定はないが,「職業性ストレス簡易調査票」(p.244)を使用する場合は,「仕事のストレス判定図」を作成し分析に用いるのが適当である(ストレスチェック制度実施マニュアル).
- 「仕事のストレス判定図」は仕事の量的負担と仕事のコントロールを要因としてプロットされる「量-コントロール判定図」と,上司の支援と同僚の支援から作成される「職場の支援判定図」の2つの図からなる.

仕事のストレス判定図使用例

❶ 職業性ストレス簡易調査票の「仕事の量的負担」,「仕事のコントロール」,「上司の支援」,「同僚の支援」の4つの項目の得点を計算し,各項目の平均点を出す.

A社の例

職業性ストレス簡易調査票の項目	平均点
仕事の量的負担	8.5
仕事のコントロール	6.4
上司の支援	6.0
同僚の支援	8.8

❷ 計算した平均点を「量-コントロール判定図」と「職場の支援判定図」上にそれぞれプロットする.職場の平均点がどのライン上にのっているかで職場の健康リスクの数値を読みとる.

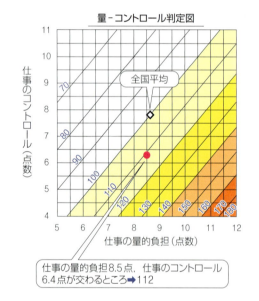

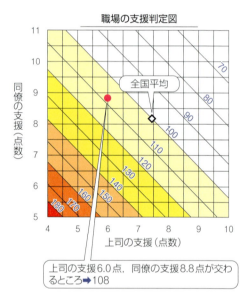

仕事の量的負担8.5点,仕事のコントロール6.4点が交わるところ➡112

上司の支援6.0点,同僚の支援8.8点が交わるところ➡108

❸ 総合した健康リスクの計算を行う.計算は,以下の計算式で求められる.
- 総合した健康リスク=(量-コントロール判定図で読みとった値)×(職場の支援判定図で読みとった値)/100
- A社の場合=112×108/100≒120

※ストレス判定図は標準集団の平均を100として表しているため,A社の場合は健康問題が起きる可能性が全国平均と比べて20%増加していると推定できる.

参考:独立行政法人労働者健康安全機構・厚生労働省:これからはじめる職場環境改善〜スタートのための手引〜.2018

詳細 1)ストレスチェック制度実施マニュアル
2)東京医科大学公衆衛生学分野ホームページ

| 同意が必要な場合もあり
集団分析結果の事業者への提供

- 集団分析結果は集団ごとの結果を集計・分析したものであり，個人のストレスチェック結果を特定することはできない．
- そのため，実施者から事業者への集団分析結果の提供にあたり，労働者の同意は不要である．
- ただし，10人未満の集団の場合は，個々の労働者の結果が特定されるおそれがあるため，実施者は対象となる労働者全員の同意を得る必要がある*（ストレスチェック指針）．

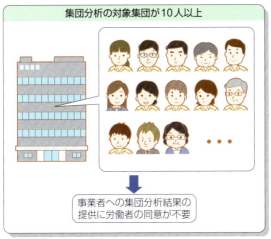
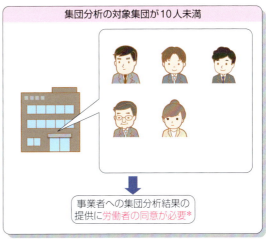

*集団分析の対象集団が10人未満でも個人の特定ができない方法で集団分析を実施する場合には，労働者の同意なく実施者から事業者への集団分析結果の提供は可能（ストレスチェック制度実施マニュアル）．

| 無制限に共有しない
集団分析結果の共有範囲

- 集団分析結果は，対象集団の管理者などにとっては職場内の評価などにつながりうる情報である．そのため，職場内で無制限に共有された場合，対象集団の管理者に不利益となるおそれがある．
- したがって，事業者は集団分析結果を職場内で制限なく共有してはならない（ストレスチェック指針）．
- 結果の共有範囲はあらかじめ衛生委員会などで審議を行い，職場内のルールを決めて周知する．

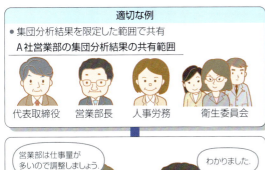
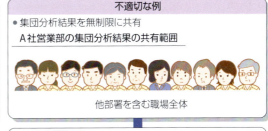
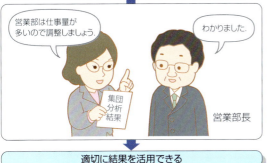
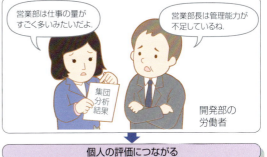

職場環境改善に役立てよう
集団分析結果の活用

- 事業者は実施者より提供された集団分析の結果から，必要に応じて職場環境の改善のための適切な措置を行うよう努めなければならない（安衛則52の14②）．【努】
- 職場環境改善のために利用できるツールとして，厚生労働省から提供されている「職場環境改善のためのヒント集」がある．
- 「職場環境改善のためのヒント集」は職場環境などの改善策をまとめたもので，「仕事のストレス判定図」〔p.238〕の評価項目である「仕事の量的負担」，「仕事のコントロール」，「上司の支援」，「同僚の支援」と関連づけた改善策が記載されているため利用しやすい．

仕事のストレス判定図の評価項目と関連した職場環境改善策の例

仕事のストレス判定図の評価項目	簡易ストレス調査票の質問項目	各項目が悪かった場合の職場環境改善策の例
仕事の量的負担	□一生懸命働かなければならない □非常にたくさんの仕事をしなければならない □時間内に仕事が処理しきれない	・個人当たりの作業量を見直す ・勤務時間制，交代性を改善する ・休日・休暇が十分取れるようにする　など
仕事のコントロール	□自分のペースで仕事ができる □自分で仕事の順番・やり方を決めることができる □職場の仕事の方針に自分の意見を反映できる	・少人数単位の裁量範囲を増やす ・作業の指示や表示内容をわかりやすくする ・各自の分担作業を達成感のあるものにする　など
上司の支援	□上司と気軽に話ができますか □あなたが困った時，上司は頼りになりますか □あなたの個人的な問題を相談したら，上司はきいてくれますか	・上司に相談しやすい環境を整備する ・仕事に対する適切な評価を受け取ることができる　など
同僚の支援	□同僚と気軽に話ができますか □あなたが困った時，同僚は頼りになりますか □あなたの個人的な問題を相談したら，同僚はきいてくれますか	・同僚に相談しやすい環境を整備する ・チームワークづくりを進める　など

詳細 厚生労働科学研究費補助金労働安全衛生総合研究事業：職場環境等の改善等によるメンタルヘルス対策に関する研究

> 事業者が集団分析結果をふまえて，職場環境改善計画を作成し職場環境の改善を実施した場合，一定の要件を満たせば助成金が利用できますので積極的に活用しましょう．
>
> 産業医

結果の保存と報告

セキュリティの確保が必須
個人結果の保存方法

- 個人のストレスチェック結果を実施者から事業者へ提供することに受検者本人が同意した場合〔p.231〕は，事業者はその結果を5年間保存しなければならない（安衛則52の13②）．義
- 個人結果の提供に本人の同意が得られない場合は，事業者は実施者または実施事務従事者により結果の保存が適切に行われるよう必要な措置を講じなければならない（安衛則52の11，ストレスチェック指針）．義
- 具体的には，結果の提供に本人の同意が得られない場合は，実施者または実施事務従事者が5年間保存することが望ましい（ストレスチェック指針）．

	記録を作成する人	記録を保存する人	保存期間	保存を必要とする内容	方法
個人結果提供の同意あり	事業者		●5年間（義務）	●個人のストレスチェックのデータ ●高ストレス者に該当するか否かの結果 ●面接指導の対象か否かの判定結果 ※受検者が記入・入力した調査票原票は必ずしも保存する必要はない．	●紙媒体の場合→鍵付きの棚などに保存 ●電磁的記録の場合→パスワードなどを用いセキュリティを厳密に管理
個人結果提供の同意なし	実施者	実施者または実施事務従事者*	●5年間（義務ではない）		

*実施者が行うことが望ましい（ストレスチェック指針）．　詳細 ストレスチェック指針，ストレスチェック制度実施マニュアル

実施者または実施事務従事者が保存を行う場合，必ずしも実施者または実施事務従事者が個人で保管場所を確保して管理する必要はなく，事業者が管理する事業場内の保管場所，企業内ネットワークのサーバー内，委託先である外部機関の保管場所などで保管することも可能です．ただしこの場合，保存を行う実施者または実施事務従事者が責任をもってセキュリティの管理を行い，個人のストレスチェック結果が第三者に見られないように厳密な管理を行うことが必要です．　産業医

1年以内ごとに1回行う
労働基準監督署長への報告

- 常時50人以上の労働者を使用する事業者は，1年以内ごとに1回，所定の様式の「心理的な負担の程度を把握するための検査結果等報告書」を，所轄労働基準監督署長に提出しなければならない*（安衛則52の21）．義
- 報告書は1年以内ごとに1回提出しなければならないが，提出時期については事業場ごとに決めることができる（平成27年5月1日基発0501第3号）．

*実務上は「署長」ではなく「署」宛に提出すればよい．

労働基準監督署長へ報告する内容

項目
- 在籍労働者数
- 検査を実施した者
- 検査を受けた労働者数
- 面接指導を実施した医師
- 面接指導を受けた労働者数
- 集団分析実施の有無

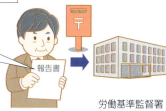

※検査結果報告書の書式は決まっており様式第6号の2（https://www.mhlw.go.jp/bunya/roudoukijun/anzeneisei36/24.html）を用いる．
※政府の電子申請システム（e-Gov）を用いて，オンラインで報告することもできる．

全体の評価

来年度に向けて
実施状況の点検・確認と改善事項の検討

- ストレスチェックは実施すれば終わりではない．事業者はストレスチェックや面接指導の実施状況を確認し，来年度へ向けた改善事項を検討する．

改善事項と対策の例

改善事項例	ストレスチェックの受検者が少ない	面接指導の申出が少ない
事業者が行う対策例	労働者が受検しやすい環境づくり 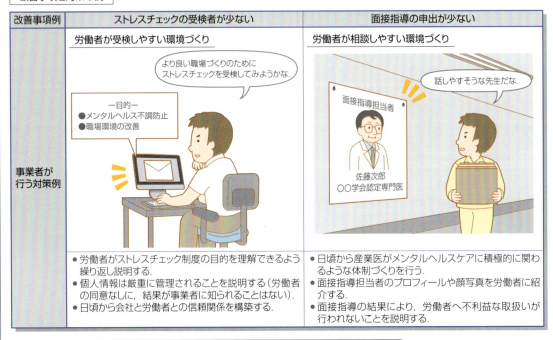 ・労働者がストレスチェック制度の目的を理解できるよう繰り返し説明する． ・個人情報は厳重に管理されることを説明する（労働者の同意なしに，結果が事業者に知られることはない）． ・日頃から会社と労働者との信頼関係を構築する．	労働者が相談しやすい環境づくり ・日頃から産業医がメンタルヘルスケアに積極的に関わるような体制づくりを行う． ・面接指導担当者のプロフィールや顔写真を労働者に紹介する． ・面接指導の結果により，労働者へ不利益な取扱いが行われないことを説明する．

面接指導を申し出るとストレスチェックの結果が事業者に知られてしまうことを理由として，面接指導の申出を行わない労働者が多いようです．このような場合には通常の産業保健活動の取り組みとして，産業医との面談を行うなど，高ストレス者をそのまま放置しないような社内ルールづくりが必要です．

衛生管理者

Advanced Study

外部機関への委託

- ストレスチェックまたは面接指導は事業場の産業医が実施することが望ましいが,事業者は必要に応じてストレスチェックまたは面接指導を外部機関に委託することも可能である(ストレスチェック指針).
- 事業者は,ストレスチェックや面接指導を外部機関に委託する場合に,委託する外部機関が適切にストレスチェックや面接指導を実施できる体制にあるかどうか,情報管理が適切になされるかどうかなどについてあらかじめ確認する.

外部機関に委託する場合の確認項目の例

ストレスチェック制度についての理解	□ストレスチェック制度の目的が主に一次予防にあること〔p.226〕を理解しているか. □外部機関と対象事業場の産業医などが連携することが望ましいことを理解しているか.
実施体制	□全体の管理責任者が明確になっているか. □ストレスチェックの実施者として必要な資格〔p.229〕を有する人が確保されているか. □労働者からの問い合わせに適切に対応できる体制が整備されているか.
ストレスチェックの調査票	□ストレスチェックに用いる調査票は法令の要件〔p.230〕を満たしているか.
ストレスチェック結果の評価方法	□ストレスチェック結果の評価方法および,高ストレス者の選定方法〔p.233〕は適切であるか.
ストレスチェックの実施方法	□記入後の調査票の回収が,受検者,実施者,実施事務従事者以外の第三者に見られないような状態で行える方法がなされているか.
ストレスチェック実施後の対応	□ストレスチェック結果の通知内容〔p.231〕が法令に定められた内容に従っているか. □ストレスチェックの結果を事業者に通知することについての同意の取得方法〔p.231〕は適切か. □ストレスチェック結果の記録方法,保管方法〔p.241〕は適切か.
面接指導の実施方法	□面接指導の実施にあたり,事業者から対象労働者の必要な情報を入手し,適切に扱う体制となっているか.
面接指導実施後の対応	□面接指導の結果を事業者に通知するにあたり,就業上の措置の実施に必要な最小限の情報に限定し,診断名や具体的な症状などの生データが提供されないような方法が取られているか.

※委託する内容に応じて必要な確認項目は変わる.

詳細 ストレスチェック制度実施マニュアル

ストレスチェックを外部委託する場合でも職場の産業医が共同実施者になることが望ましいです.共同実施者になっていない場合,労働者の個別の同意がなければ職場の産業医であってもストレスチェックの結果を見ることはできないため,ストレスチェック実施後の就業上の措置や職場環境の改善に支障をきたすことが考えられます.

産業医

> **Column 集団分析後の職場環境改善の手法**
>
> 　集団分析後の職場環境改善〔p.240〕において,近年,「従業員参加型」の職場環境改善が注目されています.従業員参加型職場環境改善は,専門家や管理監督者など一部の人の考えだけでなく,職場で働く労働者全員が参加して話し合いの場をもち,職場全体の意見を反映させていく方法です.その結果,「自分たちの手で職場環境を改善できた!」という,達成感や自信,職場に対する当事者意識や職場への愛着が高まります.
>
> 　従業員参加型職場環境改善は,その職場で働く労働者自身が主役です.自分たちが日頃感じている仕事上のちょっとした不便を解決し働きやすくするためのアイデアを皆で一緒に考えることがポイントです.皆で和気あいあいと楽しく取り組みを進めながら,働きやすい職場を目指していきましょう.
>
> 　なお,従業員参加型職場環境改善の具体的な手順については,東京大学により公開されている「いきいき職場づくりのための参加型職場環境改善の手引き」が参考になります.
>
> 　　　　　　　　　　　　　　　　　　　　　　　　　　　　　　　　　　　　　医療情報科学研究所

Advanced Study
職業性ストレス簡易調査票

- ここでは，ストレスチェック指針により使用が推奨されている「職業性ストレス簡易調査票（57項目）」の質問項目を掲載する．

**A　あなたの仕事についてうかがいます．
最もあてはまるものに○を付けてください．**

1：そうだ　2：まあそうだ　3：ややちがう　4：ちがう

1. 非常にたくさんの仕事をしなければならない　　1　2　3　4
2. 時間内に仕事が処理しきれない　　1　2　3　4
3. 一生懸命働かなければならない　　1　2　3　4
4. かなり注意を集中する必要がある　　1　2　3　4
5. 高度の知識や技術が必要なむずかしい仕事だ　　1　2　3　4
6. 勤務時間中はいつも仕事のことを考えていなければならない　　1　2　3　4
7. からだを大変よく使う仕事だ　　1　2　3　4
8. 自分のペースで仕事ができる　　1　2　3　4
9. 自分で仕事の順番・やり方を決めることができる　　1　2　3　4
10. 職場の仕事の方針に自分の意見を反映できる　　1　2　3　4
11. 自分の技能や知識を仕事で使うことが少ない　　1　2　3　4
12. 私の部署内で意見のくい違いがある　　1　2　3　4
13. 私の部署と他の部署とはうまく合わない　　1　2　3　4
14. 私の職場の雰囲気は友好的である　　1　2　3　4
15. 私の職場の作業環境（騒音，照明，温度，換気など）はよくない　　1　2　3　4
16. 仕事の内容は自分にあっている　　1　2　3　4
17. 働きがいのある仕事だ　　1　2　3　4

**B　最近1か月間のあなたの状態についてうかがいます．
最もあてはまるものに○を付けてください．**

1：ほとんどなかった　2：ときどきあった
3：しばしばあった　　4：ほとんどいつもあった

1. 活気がわいてくる　　1　2　3　4
2. 元気がいっぱいだ　　1　2　3　4
3. 生き生きする　　1　2　3　4
4. 怒りを感じる　　1　2　3　4
5. 内心腹立たしい　　1　2　3　4
6. イライラしている　　1　2　3　4
7. ひどく疲れた　　1　2　3　4
8. へとへとだ　　1　2　3　4
9. だるい　　1　2　3　4
10. 気がはりつめている　　1　2　3　4
11. 不安だ　　1　2　3　4
12. 落着かない　　1　2　3　4
13. ゆううつだ　　1　2　3　4
14. 何をするのも面倒だ　　1　2　3　4
15. 物事に集中できない　　1　2　3　4
16. 気分が晴れない　　1　2　3　4
17. 仕事が手につかない　　1　2　3　4
18. 悲しいと感じる　　1　2　3　4
19. めまいがする　　1　2　3　4
20. 体のふしぶしが痛む　　1　2　3　4
21. 頭が重かったり頭痛がする　　1　2　3　4
22. 首筋や肩がこる　　1　2　3　4
23. 腰が痛い　　1　2　3　4
24. 目が疲れる　　1　2　3　4
25. 動悸や息切れがする　　1　2　3　4
26. 胃腸の具合が悪い　　1　2　3　4
27. 食欲がない　　1　2　3　4
28. 便秘や下痢をする　　1　2　3　4
29. よく眠れない　　1　2　3　4

**C　あなたの周りの方々についてうかがいます．
最もあてはまるものに○を付けてください．**

1：非常に　2：かなり　3：多少　4：全くない

次の人たちはどのくらい気軽に話ができますか？

1. 上司　　1　2　3　4
2. 職場の同僚　　1　2　3　4
3. 配偶者，家族，友人等　　1　2　3　4

あなたが困った時，次の人たちはどのくらい頼りになりますか？

4. 上司　　1　2　3　4
5. 職場の同僚　　1　2　3　4
6. 配偶者，家族，友人等　　1　2　3　4

あなたの個人的な問題を相談したら，次の人たちはどのくらいきいてくれますか？

7. 上司　　1　2　3　4
8. 職場の同僚　　1　2　3　4
9. 配偶者，家族，友人等　　1　2　3　4

D　満足度について

1：満足　2：まあ満足　3：やや不満足　4：不満足

1. 仕事に満足だ　　1　2　3　4
2. 家庭生活に満足だ　　1　2　3　4

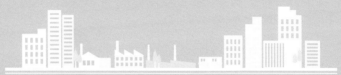

配慮が必要な労働者に対する職場の支援

Occupational Health * An illustrated Reference Guide

Index

		〈監修〉
妊娠・出産・育児に関する健康管理	246	苅田 香苗
海外派遣労働者の健康管理	260	濱田 篤郎
高年齢労働者の健康管理	270	田中 完
障害者雇用と合理的配慮	278	江口 尚
治療と仕事の両立支援	286	立石 清一郎

配慮が必要な労働者に対する職場の支援

妊娠・出産・育児に関する健康管理

監修 苅田 香苗

総論

妊産婦が安心して仕事を続けていくために
母性健康管理とは

- 母性健康管理とは，妊娠中および出産後の女性労働者に対する健康管理のことをいう．
- 妊娠・出産は母体に大きな負担がかかる特別な状態であるため，母性健康管理の措置が必要である．
- 妊産婦が働きやすい職場環境を整備することで，女性の労働力を確保できるだけでなく，ワーク・ライフ・バランスの推進や少子化対策への貢献につながる．

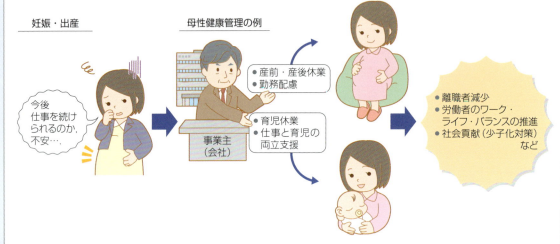

- 本章では妊産婦への対応（母性健康管理）だけではなく，育児と仕事の両立支援についても説明する．

出産後離職する女性は依然として多い
働く女性の現状

- 働く女性は年々増えており，雇用者全体に占める女性の割合も年々高くなっている．
- しかし，出産を契機に離職する女性は依然として多い．

離職に関するデータ

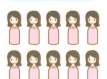
第1子妊娠判明時に就業していた女性

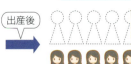
出産後 46.9%が離職

資料：国立社会保障・人口問題研究所　第15回出生動向基本調査（夫婦調査）．2015

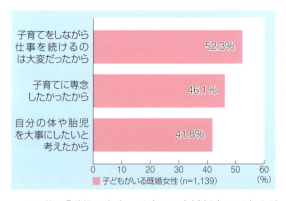

第1子の妊娠・出産を機に仕事をやめた理由
（子どもがいる25～44歳の既婚女性：複数回答）

- 子育てをしながら仕事を続けるのは大変だったから　52.3%
- 子育てに専念したかったから　46.1%
- 自分の体や胎児を大事にしたいと考えたから　41.8%

子どもがいる既婚女性（n=1,139）

- その他，「職場の出産・子育ての支援制度が不十分だったから（27.9％）」，「子どもの体調の悪いときなどに休むことが多かったから（11.7％）」，「保育所など，子どもの預け先を確保できなかったから（10.9％）」などが挙げられる．

資料：明治安田総合研究所：出産・子育てに関する調査．2018

母性健康管理に関する法律
大きく3つ

- 母性健康管理と母性保護に関わる法律には大きく，❶雇用の分野における男女の均等な機会及び待遇の確保等に関する法律（男女雇用機会均等法），❷労働基準法（労基法），❸育児休業，介護休業等育児又は家族介護を行う労働者の福祉に関する法律（育児・介護休業法）の3つがある．

	❶男女雇用機会均等法	❷労基法	❸育児・介護休業法
概念	妊娠・出産と仕事の両立支援	母体・胎児の安全のための措置	育児と仕事の両立支援
定められていること	・健康診査などを受けるための時間確保 ・通勤緩和や休憩に関する措置 ・妊娠から出産後にかけての症状などに対応するための措置（作業の制限，勤務時間の短縮，休業など） ・出産などを理由とする解雇などの不利益な取扱いの禁止	・時間外労働・休日労働・深夜業の制限 ・産前・産後休業 ・軽易業務転換 ・危険有害業務の就業制限 ・変形労働時間制の適用制限 ・育児時間の確保 ・産前・産後休業中とその後30日間における解雇の禁止	・育児休業 ・子の看護休暇 ・時間外労働・深夜業の制限 ・所定労働時間の短縮措置 ・育児休業を取得したことなどを理由とする解雇などの不利益な取扱いの禁止
守らない場合	違反により厚生労働大臣から勧告を受けた事業主がその勧告に従わなかったときは，その旨を公表されることがある．	違反した者は，懲役または罰金が科される． 違反行為をした者だけでなく，事業主に対しても罰金が科される場合がある．	違反により厚生労働大臣から勧告を受けた事業主がその勧告に従わなかったときは，その旨を公表されることがある．

- その他の母性健康管理に関連する法律としては，母子保健法，労働安全衛生法，短時間労働者の雇用管理の改善等に関する法律（パートタイム労働法），次世代育成支援対策推進法などがある．

Supplement

くるみん認定

- 事業主は，労働者の仕事と子育ての両立を図るための計画（「一般事業主行動計画」）を策定することとなっている．特に，常時雇用する労働者が101人以上の事業主は，この行動計画を策定し，その旨を所轄都道府県労働局長に届け出なければならない（次世代育成支援対策推進法12，同法施行規則1①）．
- 行動計画に定めた目標を達成したなどの一定の基準を満たした事業主は，申請により，厚生労働大臣から「子育てサポート企業」として認定（くるみん認定）を受けることができる．さらに，認定を受けた事業主が，より高い水準の取り組みを行い一定の基準を満たすと，特例認定（プラチナくるみん認定）を受けることができる．
- 認定，特例認定を受けた事業主は，それぞれ「認定マーク（くるみん）」，「特例認定マーク（プラチナくるみん）」を商品や広告などに表示して，子育てサポート企業であることをPRすることができる．また，公共調達において加点評価があり，有利となる．

認定マーク（くるみん）

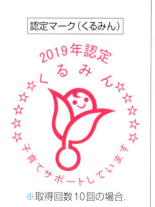

※取得回数10回の場合．

時期により対応が異なる
会社が行うべき措置

- 女性労働者が妊娠・出産と仕事を両立させるためには様々な配慮・措置が必要である．
- 会社が講じなければならない措置は，法律によって義務づけられている．
- 会社は妊娠・出産・育児の時期に応じて次のような対応を行う．

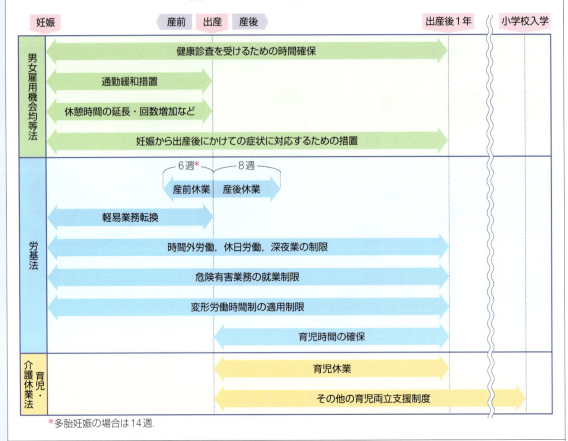

*多胎妊娠の場合は14週．

言い出しやすい環境づくりが重要
妊娠の申出

- 妊娠初期から母性健康管理は必要であり，その多くは女性労働者の請求に基づき実施されるため，妊娠が判明したらできるだけ早く申し出てもらうことが望ましい．
- また，妊産婦を，妊娠・出産・哺育等に有害な影響を与える業務（危険有害業務）に就かせることは禁止されている（労基法64の3①）．義 これらの業務に就いている女性労働者には，妊娠が判明したら直ちに申し出てもらう必要がある．
- そのため，会社は妊娠したことを言い出しやすい職場環境を日頃からつくっておくことが重要である．

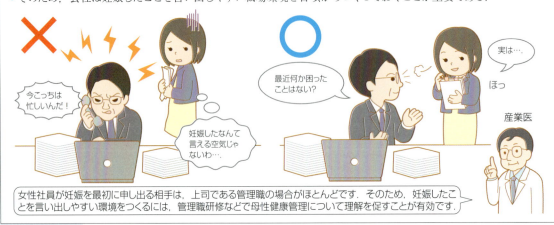

女性社員が妊娠を最初に申し出る相手は，上司である管理職の場合がほとんどです．そのため，妊娠したことを言い出しやすい環境をつくるには，管理職研修などで母性健康管理について理解を促すことが有効です．

妊娠・出産と仕事の両立支援（男女雇用機会均等法）

申請に基づき実施される
健康診査などを受けるための時間確保

- 妊産婦は，母体や胎児の健康管理のための健康診査や保健指導を定期的に公費で受けることができる．これらは，母子保健法に基づいて各市町村主体で行われている．
- 事業主は，女性労働者が健康診査や保健指導を受けるための時間を確保できるようにしなければならない（男女雇用機会均等法12）．【義】

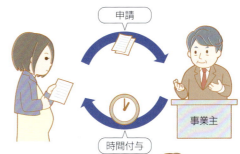

> 健康診査や保健指導を受ける日は，原則として女性労働者が希望する日（医師などが指定した日）であり，会社側が会社の休日などにあてるよう指示することは認められません．なお，勤務時間内に受診した場合，会社はその時間分の賃金を支払うべきかについて法令上の規定は特にありません．これについては会社と労働者で話し合って決めることが望まれます．

【詳細】厚生労働省 都道府県労働局：働く女性の母性健康管理のために．2019

妊娠週数により異なる
妊婦健康診査の受診回数

- 妊婦が受診することが望ましい健康診査の回数は妊娠週数により異なる．
- そのため，会社が確保する健康診査の時間も妊娠週数に応じて変更する必要がある．

妊娠中に会社が確保しなければならない受診の回数*（男女雇用機会均等法施行規則2の4一）

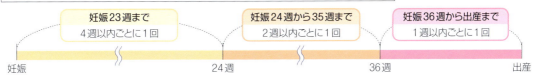

妊娠23週まで	妊娠24週から35週まで	妊娠36週から出産まで
4週以内ごとに1回	2週以内ごとに1回	1週以内ごとに1回

*ただし，医師や助産師がこれと異なる指示をしたときは，その指示に従って，必要な時間を確保する．

母体の負担を減らすために
医師からの指導事項を守るための措置

- 妊娠中・出産後の女性労働者が健康診査や保健指導を受けたときに，医師などから勤務に関して指導を受けることがある．
- 事業主は，女性労働者がその指導事項を守れるよう，必要な措置を講じなければならない（男女雇用機会均等法13①）．【義】
- 具体的には，❶妊娠中の通勤緩和，❷妊娠中の休憩に関する措置，❸妊娠中または出産後の症状などに対応する措置などを行う〔p.250，252〕．

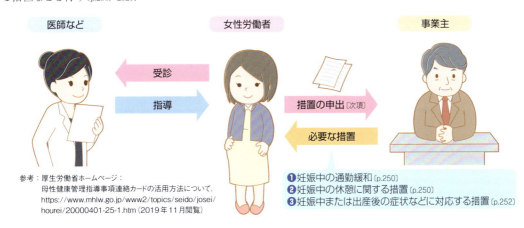

参考：厚生労働省ホームページ：母性健康管理指導事項連絡カードの活用方法について．https://www.mhlw.go.jp/www2/topics/seido/josei/hourei/20000401-25-1.htm（2019年11月閲覧）

症状とそれに対する措置がわかる
母性健康管理指導事項連絡カード（母健連絡カード）

- 医師からの指導事項や必要な措置を事業主に正確に伝えるために，医師などから女性労働者に対して母性健康管理指導事項連絡カード（母健連絡カード）が発行される．

母健連絡カードの活用方法

| 健康診査受診 | 医師がカードに記載する | 妊婦が事業主へカードを提出し措置を申し出る | 措置の実施 |

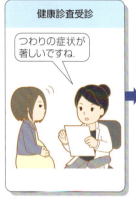 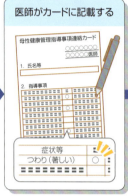 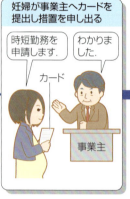 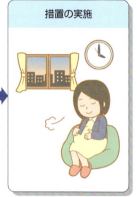

- 医師からの具体的な指導がない場合は，女性労働者を介して担当の医師などに連絡を取ったり，会社内の産業医・保健師などに相談したりし，判断を求める．

> 次ページに母健連絡カードの様式を掲載するので，適宜コピーして労働者へ配布しましょう．
> なお，厚生労働省のホームページやほとんどの母子健康手帳にも様式が記載されています．

産業医

交通機関の混雑を避けるために
通勤緩和措置

- 交通機関の混雑による苦痛は，体調悪化につながるおそれがある．
- 医師などから通勤緩和の指導を受けたことを女性労働者が申し出た場合には，事業主は，その女性がラッシュアワーの混雑を避けて通勤することができるような措置を講じなければならない（平成9年9月25日労働省告示第105号）．

通勤緩和措置の例

通勤緩和の手段	概要
❶時差通勤	・始業・終業時間にそれぞれ30〜60分程度の時間差を設ける．
❷勤務時間の短縮	・1日30〜60分程度，必要かつ十分な範囲の時間短縮を行う．
❸交通手段・通勤経路の変更	・混雑の少ない経路への変更

※電車・バスなどの公共機関の他に，自家用車による通勤も対象となる．

詳細 厚生労働省 都道府県労働局：働く女性の母性健康管理のために．2019

休養のために
休憩に関する措置

- 医師などから休憩に関する措置について指導を受けたことを女性労働者が申し出た場合には，事業主は，休憩時間の延長や休憩の回数の増加などの必要な措置を講じなければならない（平成9年9月25日労働省告示第105号）．

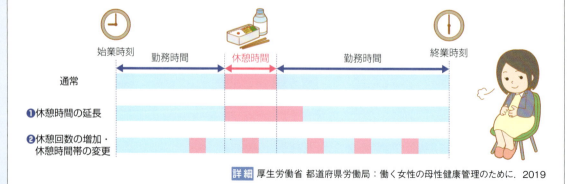

詳細 厚生労働省 都道府県労働局：働く女性の母性健康管理のために．2019

母性健康管理指導事項連絡カード

事 業 主　殿

　　　　　　　　　　　　　　　　　　　令和　　　年　　　月　　　日

　　　　　　　　　　　　　　　　　医療機関等名 ....

　　　　　　　　　　　　　　　　　医師等氏名 .... 印

下記の1の者は、健康診査及び保健指導の結果、下記2～4の措置を講ずることが必要であると認めます。

記

1. 氏 名 等

氏　名		妊娠週数	週	分娩予定日	年　月　日

2. 指導事項（該当する指導項目に○を付けてください。）

症　状　等		指導項目	標　準　措　置
つわり	症状が著しい場合	休業（入院加療）	勤務時間の短縮
妊娠悪阻		休業（入院加療）	
妊娠貧血	Hb9g/dl以上11g/dl未満		負担の大きい作業の制限又は勤務時間の短縮
	Hb9g/dl未満	休業（自宅療養）	
子宮内胎児発育遅延	軽症		負担の大きい作業の制限又は勤務時間の短縮
	重症	休業（自宅療養又は入院加療）	
切迫早産（妊娠22週未満）	軽症		負担の大きい作業、ストレス・緊張を多く感じる作業の制限又は勤務時間の短縮
	重症	休業（自宅療養又は入院加療）	
切迫早産（妊娠22週以後）	軽症		負担の大きい作業、長時間作業、同一姿勢を強制される作業の制限又は勤務時間の短縮
	重症	休業（入院加療）	
妊娠浮腫	軽症		負担の大きい作業、ストレス・緊張を多く感じる作業の制限又は勤務時間の短縮
	重症	休業（入院加療）	
妊娠蛋白尿	軽症		負担の大きい作業、ストレス・緊張を多く感じる作業の制限又は勤務時間の短縮
	重症	休業（入院加療）	
妊娠高血圧症候群（妊娠中毒症）	高血圧が見られる場合		負担の大きい作業の制限又は勤務時間の短縮
	高血圧に蛋白尿を伴う場合	休業（入院加療）	
（妊娠前から持っている病気）（妊娠により症状の悪化が見られる場合）	軽症		負担の大きい作業の制限又は勤務時間の短縮
	重症	休業（自宅療養又は入院加療）	

症　状　等		指導項目	標　準　措　置
妊娠中に	静脈瘤	症状が著しい場合	長時間の立作業、同一姿勢を強制される作業の制限
かかりやすい	腰痛症	症状が著しい場合	長時間の立作業、腰に負担のかかる作業、寒い場所での作業の制限
病気	膀胱炎	症状が著しい場合	負担の大きい作業、長時間作業とのできない場所での作業の制限
多胎妊娠（　　胎）		軽症	休業（入院加療） 必要に応じ、負担の大きい作業の制限又は勤務時間の短縮 多胎で特殊な例（三胎以上の場合、特に慎重な管理が必要）
		重症	
産後の回復不全			休業（自宅療養）

標準措置と異なる措置が必要である等の特記事項があれば記入してください。

3. 上記2の措置が必要な期間
（当面の予定期間に○を付けてください。）

| 1週間（　月　日～　月　日） |
| 2週間（　月　日～　月　日） |
| 4週間（　月　日～　月　日） |
| その他（　　　　　　　　　） |

4. その他の指導事項
（措置が必要な場合は○を付けてください。）

指導項目	標　準　措　置
妊娠中の通勤緩和の措置	必要に応じ、交通機関の混雑を避けるような勤務時間の短縮、特に慎重な管理が必要
妊娠中の休憩に関する措置	休業（入院加療）

（記入上の注意）
(1) 「4. その他の指導事項」の「妊娠中の通勤緩和の措置」欄には、交通機関の混雑状況及び妊娠経過の状況に鑑み、措置が必要な場合、○印をご記入下さい。
(2) 「4. その他の指導事項」の「妊娠中の休憩に関する措置」欄には、作業の状況及び妊娠経過の状況に鑑み、休憩に関する措置が必要な場合、○印をご記入下さい。

指導事項を守るための措置申請書

上記のとおり、医師等の指導事項に基づく措置を申請します。

　　　　　　　　　　　　　　　　令和　　　年　　　月　　　日

　　　　　　　　　　　所　属 ....

　　　　　　　　　　　氏　名 .... 印

事 業 主　殿

この様式の「母性健康管理指導事項連絡カード」の欄には医師等が、また、「指導事項を守るための措置申請書」の欄には女性労働者が記入してください。

本様式は厚生労働省のホームページからもダウンロードができる。 https://www.bosei-navi.mhlw.go.jp/common/pdf/bosei_kenkoukanri.pdf

症状に応じて措置を変える
妊娠中または出産後の症状などに対応する措置

- 妊娠中の（または出産後1年を経過していない）女性労働者が，健康診査や保健指導で医師などから，職場での対応が必要な症状や病気について指導されることがある．
- 女性労働者がその指導を受けたことを申し出た場合，事業主はその指導に基づき，必要な措置を講じなければならない（平成9年9月25日労働省告示第105号）．

妊娠中に起こりやすい主な症状・病気とそれに対する措置

起こりやすい時期	病名		症状など	主な措置内容
初期	つわり		・妊娠初期に起こる食欲不振・吐き気・嘔吐などの症状． ・一般に妊娠12～16週頃に自然に消失する場合が多い．	・強いにおい，換気不足，高温多湿，騒音などのつわり症状を悪化させる環境における作業の制限 ・状況に応じ勤務時間の短縮
～	妊娠悪阻		・つわりがひどくなったもの． ・食物摂取が困難となり，胃液や血液などが混じった嘔吐が激しく，全身の栄養状態が悪化する．	・状況に応じ休業（入院加療）
	切迫流産		・流産しかかっている状態． ・性器からの出血や褐色のおりものなどを自覚することがある．	・休業（自宅療養または入院加療）
中期	妊婦貧血		・一般に妊娠中は貧血になりやすく，動悸・息切れ・立ちくらみ・脱力感などを自覚することがある．	・ヘモグロビン（Hb）の検査値が貧血の程度の指標となり，その値によって労働負担を軽くするか，休業させる．
～	切迫早産		・早産しかかっている状態． ・性器からの出血や下腹部の痛み・張りを自覚することがある．	・休業（自宅療養または入院加療）
	高血圧*		・最高（収縮期）血圧140 mmHg以上，または，最低（拡張期）血圧90 mmHg以上の場合をいう． ・頭痛，耳鳴り，ほてりなどが生ずることもあるが，自覚されないことも多い．	・状況に応じ負担の大きい作業，ストレス・緊張を多く感じる作業の制限または勤務時間の短縮，休業（入院加療）
後期	腰痛症		・子宮や胎児が大きくなることで，体重が増加するとともに前屈みの姿勢となり，腰痛が起こりやすい．	・長時間の立作業，同一姿勢や前屈みが強制される作業，重量物を取り扱う作業の制限

*妊娠時に高血圧を認めた場合，「妊娠高血圧症候群」といい，腎障害（蛋白尿）を伴うこともある．母体および胎児・新生児に様々な悪影響を及ぼすため，早期発見，早期治療が大切である．

- 他に起こりやすい症状としては，便秘・痔，妊娠浮腫（むくみ）などがある．

詳細 厚生労働省 都道府県労働局：働く女性の母性健康管理のために．2019

- 流産：妊娠22週未満のときに何らかの原因で妊娠が終了し，胎児が死んでしまうこと．
- 早産：妊娠22週以降37週未満での出産のこと．

母体・胎児の安全のための措置（労基法）

妊婦の負担を減らす
軽易な業務への転換

- 使用者（会社）は，妊娠中の女性が請求した場合には，他の軽易な業務に転換させなければならない（労基法65③）．義
- 他に軽易な業務がない場合，新たに軽易な業務を創設する義務はないが，同じ業務でも，重労働部分を外すなどの措置を講ずる．

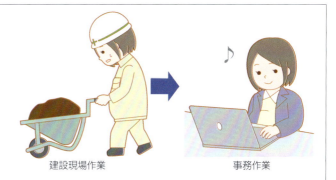
建設現場作業　　事務作業

時間外労働・休日労働・深夜業
労働時間の制限

- 使用者は，妊産婦が請求した場合には，時間外労働・休日労働・深夜業（午後10時〜午前5時）をさせることはできない（労基法66）．義
- 変形労働時間制がとられる場合にも，妊産婦が請求した場合には，使用者は1日および1週間の法定労働時間を超えて労働させることはできない（労基法66①）．義

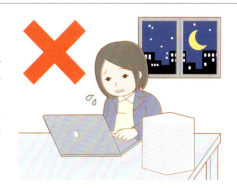

法令で具体的に定められている
特殊な業務の就業制限

- 使用者は，妊産婦に対し，坑内業務や危険有害業務の就業制限を行わなければならない（労基法64の2，3）．義
- 危険有害業務の具体的な内容については，女性労働基準規則第2条に定められている．
- 使用者は事前に危険有害業務にあたる業務が社内にないか，あらかじめ明確にしておく．

危険有害業務の就業制限（一部抜粋）

× …女性を就かせてはならない業務
▲ …女性が申し出た場合就かせてはならない業務
● …女性を就かせても差し支えない業務

法令で定める危険有害業務の例	妊婦	産婦	その他の女性
下の表の左欄に掲げる年齢の区分に応じ，それぞれ右欄に掲げる重量以上の重量物を取り扱う業務	×	×	×
ボイラーの取扱いの業務	×	▲	●
ボイラーの溶接の業務	×	▲	●
足場の組立て，解体又は変更の業務（地上又は床上における補助作業の業務を除く．）	×	▲	●
特定の有害物を発散する場所において行われる特定の業務	×	×	×
多量の高熱物体を取り扱う業務	×	▲	●
著しく暑熱な場所における業務	×	▲	●
多量の低温物体を取り扱う業務	×	▲	●
著しく寒冷な場所における業務	×	▲	●
異常気圧下における業務	×	▲	●
さく岩機，鋲打機等身体に著しい振動を与える機械器具を用いて行う業務	×	×	●

年　齢	重量（単位：kg） 断続作業	重量（単位：kg） 継続作業
満16歳未満	12	8
満16歳以上満18歳未満	25	15
満18歳以上	30	20

産業医

特定の有害物を発散する場所において行われる特定の業務については，p.256で詳述します．

詳細　厚生労働省 都道府県労働局：働く女性の母性健康管理のために．2019

配慮が必要な労働者に対する職場の支援

妊娠・出産・育児に関する健康管理

■出産後6週間は強制
産前・産後休業

- 使用者は，6週間（多胎妊娠の場合は14週間）以内に出産する予定の女性労働者が休業を請求した場合，その労働者を就業させてはならない（産前休業）〔労基法65①〕．義
- また，請求の有無に関わらず，産後8週間を経過しない女性労働者を就業させてはならない（産後休業）〔労基法65②〕．義
- ただし，産後6週間を経過した後に女性労働者本人の請求があれば，医師によって支障がないと認められた業務に就かせることは可能である（労基法65②）．

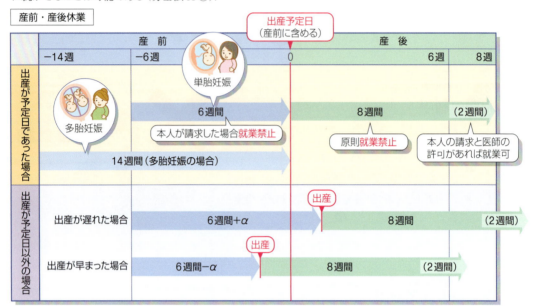

産前・産後休業

- 死産や流産でも，4ヵ月以上妊娠が継続した結果であれば，産後休業の対象となる（昭和23年12月23日基発第1885号）．

■子が満1歳になるまで与えられる
育児時間

- 使用者は，生後満1年に達しない子（養子も含む）を育てる女性から請求があった場合には，1日2回それぞれ少なくとも30分間の育児時間を与えなければならない（労基法67）．義
- 育児のための所定労働時間の短縮措置（短時間勤務制度）〔p.256〕との併用も可能である．
- ただし，1日の労働時間が4時間以内の場合，1回の付与となる（昭和36年1月9日基収第8996号）．

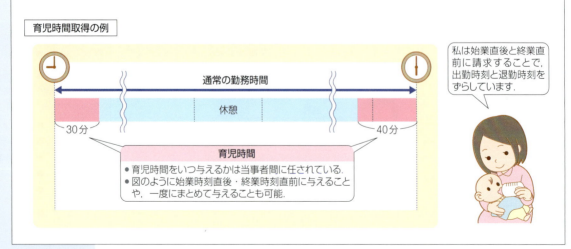

育児時間取得の例

育児と仕事の両立支援（育児・介護休業法）

原則1歳まで取得可能
育児休業

- 育児休業とは，1歳に満たない子を養育する労働者（男女問わず）が，事業主に申し出ることによって取得できる休業である（育児・介護休業法5①）．原則として，子1人につき1回，1歳に達するまでの連続した期間取得できる．
- 子が1歳以降に保育所などに入れないなどの事情があれば，子が1歳6ヵ月に達するまでの間，育児休業を延長できる．それでも保育所などに入れない場合などは，1歳6ヵ月から2歳までの延長も可能である（同法5③，④，同法施行規則6，6の2）．

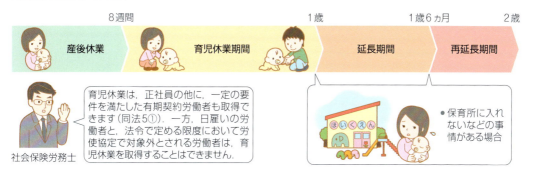

- 事業主は原則として，要件を満たした労働者からの育児休業の申出を拒むことはできない（同法6①）．

育児休業の特例
パパ・ママ育休プラス／パパ休暇

- パパ・ママ育休プラスは，父親の育児休業の取得促進などを目的とした，育児休業制度の特例である．
- 両親ともに育児休業を取得する場合は，一定の条件（下記参照）を満たせば，育児休業の対象となる子の年齢が，原則1歳に満たない子から原則1歳2ヵ月に満たない子に延長される（育児・介護休業法9の2）．
- 労働者は原則として，子1人につき連続した休業期間を1回のみ取得できるが，母親の出産後8週間以内に父親が育児休業を取得した場合，父親は特別な事情がなくても再度育児休業を取得することができる（パパ休暇）〔同法5②〕．
- なお，事実婚でもこの制度は利用できる．

子の対象年齢が延長されるための条件

- 次のいずれにも該当する必要がある．
    1. 労働者の配偶者が，子の1歳に達する日（1歳の誕生日の前日）以前に育児休業をしていること．
    2. 労働者本人の育児休業開始予定日が，子の1歳の誕生日以前であること．
    3. 労働者本人の育児休業開始予定日が，配偶者がしている育児休業の初日以降であること．

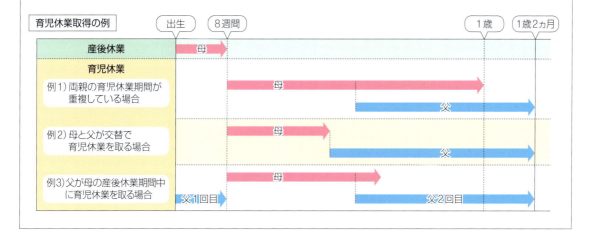

幼い子を養育していくために
その他の両立支援制度

- 事業主は，労働者が子育てと仕事を両立していけるように，所定労働時間の短縮措置などを講じる義務があり，また，労働者の請求に応じて支援制度を講じる必要がある．
- 具体的には，労働者からの申請に基づき，次のような措置を行う．

育児に関する両立支援制度の内容と対象時期

（子の年齢）
出生 ─ 1歳 ─ 3歳 ─ 小学校入学

- 所定労働時間の短縮措置（短時間勤務制度）〔1日の所定労働時間を原則6時間とする〕
- 所定外労働の制限
- 子の看護休暇（子1人につき年5日まで，年10日を上限）
- 時間外労働の制限（月24時間，年150時間まで）深夜業（午後10時～午前5時）の制限

業務内容から考えて短時間勤務制度を利用することが難しい労働者に対しては，事業主はそれに代わる措置を講じなければなりません（育児・介護休業法23②）．また，所定外労働の制限，時間外労働の制限，深夜業の制限に関しては，事業の正常な運営を妨げる場合，事業主は請求を拒むことができます．

産業医

● Supplement

■ 化学物質等を取り扱う事業場における管理

- 妊娠や出産・授乳機能に影響のある化学物質等を取り扱う作業場では，妊娠の有無や年齢などに関わらず，女性労働者を次の業務に就かせることは禁止となる（労基法64の3①，②）．

女性労働者の就業を禁止する業務

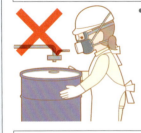

- 労働安全衛生法令に基づく作業環境測定を行い，作業場所の気中の有害物質の濃度の平均が管理濃度を超える「第3管理区分〔p.121〕」となった屋内作業場での全ての業務

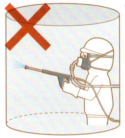

- タンク内，船倉内などで規制対象の化学物質を取り扱う業務で，呼吸用保護具の着用が義務づけられているもの

就業制限対象物質（女性労働基準規則2①十八）

特定化学物質障害予防規則の適用を受けるもの	❶塩素化ビフェニル（PCB），❷アクリルアミド，❸エチルベンゼン，❹エチレンイミン，❺エチレンオキシド，❻カドミウム化合物，❼クロム酸塩，❽五酸化バナジウム，❾水銀若しくはその無機化合物（硫化水銀を除く．），❿塩化ニッケル（Ⅱ）〔粉状の物に限る．〕，⓫スチレン，⓬テトラクロロエチレン（パークロルエチレン），⓭トリクロロエチレン，⓮砒素〔ひそ〕化合物（アルシン及び砒化ガリウムを除く．），⓯ベーターブロピオラクトン，⓰ペンタクロルフェノール（PCP）若しくはそのナトリウム塩，⓱マンガン（化合物を除く．）
鉛中毒予防規則の適用を受けるもの	⓲鉛及びその化合物
有機溶剤中毒予防規則の適用を受けるもの	⓳エチレングリコールモノエチルエーテル（セロソルブ），⓴エチレングリコールモノエチルエーテルアセテート（セロソルブアセテート），㉑エチレングリコールモノメチルエーテル（メチルセロソルブ），㉒キシレン，㉓N,N－ジメチルホルムアミド，㉔トルエン，㉕二硫化炭素，㉖メタノール

※カドミウム，クロム，バナジウム，ニッケル，砒素の金属単体は対象とならない．
※それぞれの物質の管理濃度は作業環境評価基準（昭和63年9月1日労働省告示第79号）により定められている．

詳細　厚生労働省 雇用均等・児童家庭局職業家庭両立課 都道府県労働局・労働基準監督署：化学物質を取り扱う事業主の皆さまへ 女性労働基準規則の一部が改正されます．2014

母性健康管理の環境整備

関係者の意見を聴取しながら行う
社内規則・設備などの整備

- 会社は，母性健康管理に関する法令の規定をふまえ，自社にとって必要な制度や設備について検討・整備する．
- 制度や設備の整備にあたっては，産業保健スタッフ，労働組合，女性労働者などの意見を聴取しながら行う．

社内規則・設備などの整備の具体例

就業規則への措置内容の明記

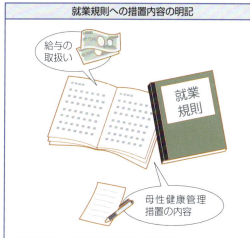

- 就業規則に母性健康管理措置・母性保護の内容や手続き，休業や短時間勤務に対する給与の取扱いなどを明記する．

相談窓口の整備

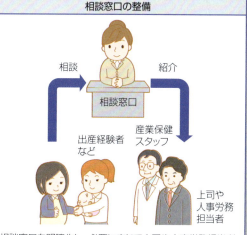

- 相談窓口を明確化し，必要に応じて上司や人事労務担当者，産業保健スタッフ，妊娠・出産経験者などを紹介できる体制を整備する．

設備の見直し

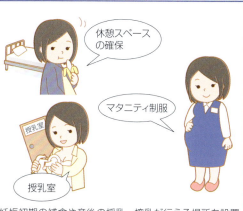

- 妊娠初期の補食や産後の授乳・搾乳が行える場所を設置する．
- 妊婦用制服（マタニティ制服）を導入する．

業務の点検

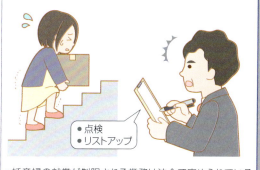

- 妊産婦の就業が制限される業務は法令で定められている〔p.253〕．そのため会社は，社内の業務をあらかじめ点検し，これらの業務を明確にしておく．
- また，法令で就業制限が規定されている業務以外にも妊産婦にとって負担の大きい業務がないか，明確にする．

具体的には，
- 継続的に6〜8kg，断続的に10kg以上の重量物を扱う業務
- 外勤など連続歩行を伴う業務
- 常時，全身の運動を伴う業務
- 頻繁に階段の昇降を伴う業務
- 腹部を圧迫するなど不自然な姿勢で行う業務
- 全身の振動を伴う業務

などが挙げられます．

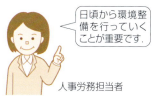

日頃から環境整備を行っていくことが重要です．

人事労務担当者

全労働者に対し行う
制度の周知・啓発

- 制度や設備を整備しても，特に出産経験のない女性労働者は，具体的な措置を知らないまま妊娠してしまうことがある．
- そのため，会社は具体的にどのような制度があるのか，あらかじめ女性労働者に対し周知しておく必要がある．
- また，女性労働者だけでなく全労働者に対して利用できる制度を周知し，母性健康管理の重要性について理解を促す．

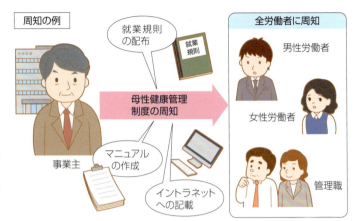

管理職研修が特に重要
教育研修の実施

- 会社は必要に応じ，人事労務部門研修や新任管理職研修，新入社員研修など，様々な機会に母性健康管理の必要性や関連制度をはじめとした社内制度の理解を深めるための時間を設ける．
- 管理職は妊娠の報告や妊娠・出産に関する相談を受けることが多いため，管理職研修は特に重要である．

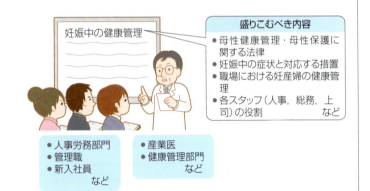

経済的支援

社会保険に関連する
出産・育児のための経済的支援

- 出産に要する費用を補助し，出産・育児のために働くことができない女性労働者を経済的に支援するため，社会保険に関して次のような制度が法令で定められている．

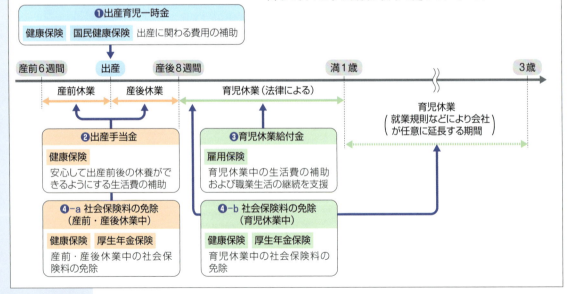

出産時と産前・産後休業，育児休業中に支給される
給付金制度

- 正常な妊娠・出産は医療給付（健康保険などの医療保険）の対象とはならないが，出産に要する経済的負担を軽減するために，健康保険法などの保険給付として，出産育児一時金が支給される．
- 産前・産後休業中や育児休業中には，それぞれ出産手当金と育児休業給付金が，賃金に応じた金額で支給される．
- 妊娠4ヵ月（85日）以上で死産・流産・人工妊娠中絶した場合でも，出産育児一時金と出産手当金は支給される．

	❶出産育児一時金 （健康保険・国民健康保険）	❷出産手当金 （健康保険）	❸育児休業給付金 （雇用保険）
対象	出産する被保険者または被扶養者	産前・産後休業中の被保険者	育児休業中の被保険者
給付金	1児ごとに原則42万円 （多産児の場合は人数分支給）	標準報酬日額*1 × $\frac{2}{3}$ × 産休日数	休業開始時賃金日額*2 × 50% × 支給日数*3 （育児休業開始から180日までは67%）
事業主が行うこと	・複数の受け取り方法があり，申請時期や申請書類・添付書類に違いがあるため，産前休業前に労働者に案内しておく．	・労働者が出産のために仕事を休み，事業主から給与の支払いがないことを証明するために，申請書に勤務状況と賃金支払い状況を記入（証明）する．	・受給資格確認手続として，休業開始時賃金月額証明書と育児休業給付受給資格確認票を，添付書類とともに事業所の最寄りの公共職業安定所（ハローワーク）に提出する． ・支給申請手続として，ハローワークから交付された育児休業給付金支給申請書を，添付書類とともにハローワークに2ヵ月に一度提出する．

*1 標準報酬月額（一定の収入幅ごとに決められた，標準的な月額収入のこと）を30で割った金額．
*2 育児休業開始前6ヵ月間に支払われた賃金の総額を180で割った金額．
*3 1支給単位期間の日数は，原則として30日（ただし，育児休業終了日を含む支給単位期間については，その育児休業終了日までの期間）である．

事業主の申出により免除される
休業中の社会保険料の免除

- 産前・産後休業中と育児休業中の社会保険料（健康保険と厚生年金保険）は，事業主が申し出ることにより，被保険者（労働者）負担分と事業主負担分ともに免除される．
- 法令に基づく育児休業期間だけでなく，就業規則などにより会社が任意で定めた，満3歳未満の子を養育するために休業した期間も，社会保険料免除の対象となる．

	❹-a 産前・産後休業中	❹-b 育児休業中
対象	健康保険・厚生年金保険の被保険者	
事業主が行うこと	・事業主が「健康保険・厚生年金保険 産前産後休業取得者申出書」を健康保険組合および日本年金機構に提出する．	・事業主が「健康保険・厚生年金保険 育児休業等取得者申出書」を健康保険組合および日本年金機構に提出する．
申請時期	・産前・産後休業中（出産前か出産後に申出書を提出する．出産前に提出した場合は，予定日どおりの出産以外は変更届を健康保険組合および日本年金機構に提出する必要がある．）	・育児休業中（1歳までの休業と1歳以降の休業では，それぞれ分けて書類を提出する必要がある．また休業期間を延長する場合にも別個に申請する必要がある．）

国民年金保険料の免除

- 2019（平成31）年4月より，国民年金保険料についても産前・産後期間の免除制度が開始された．
- 被保険者本人の申請に基づき，出産予定日（申請を行う前に出産した場合は出産日）が属する月の前月から4ヵ月間の国民年金保険料が免除される（国民年金法88の2）．
- 厚生年金保険に加入していない労働者（加入条件を満たさない非正規労働者など）に対しては，本制度の周知を行うとよい．

配慮が必要な労働者に対する職場の支援

海外派遣労働者の健康管理

総論

様々な健康問題が生じる
海外派遣労働者の健康管理の必要性

- 海外派遣労働者（特に長期滞在者）は，生活環境の大きな変化によって，感染症，生活習慣病の悪化，メンタルヘルス不調など，様々な健康問題が生じる可能性がある．
- 事業者（会社）は安全配慮義務〔p.25〕の観点から，派遣労働者の健康問題に配慮し，十分な健康管理対策を提供することが求められる．
- なお，本章では海外派遣労働者の中でも，6ヵ月以上の長期派遣労働者の健康管理について記載する．

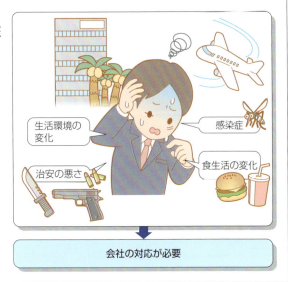

大きく4つ
海外派遣労働者の主な健康問題

- 海外派遣労働者は環境の変化により，派遣中に何らかの健康問題を生じることがある．
- 健康問題として代表的なものに❶感染症，❷生活習慣病，❸メンタルヘルス不調，❹気候の変化に伴う疾病がある．

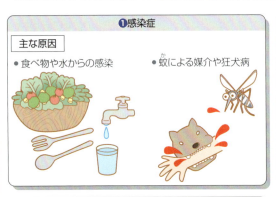

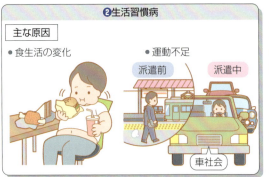

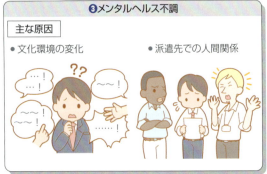

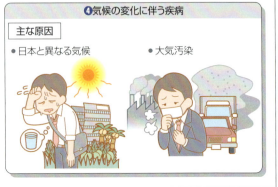

時期に応じた対応を行う
海外派遣労働者の健康管理のながれ

- 海外派遣労働者の健康問題に対処するために、事業者は派遣の時期に応じた健康管理を行う.
- 事業者が行うべき健康管理対策について、次に簡単に全体像を示す.

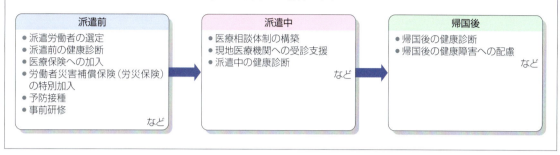

派遣前の健康管理

慢性疾患のある労働者は要注意
海外派遣労働者の選定

- 海外派遣労働者の選定にあたっては、定期健康診断の結果などを参考に、本人の健康状態を考慮に入れて決定する.
- 慢性疾患など、健康に何らかの問題を抱える労働者が候補となる場合、まず産業医などを含めて本人と面談を行い、主治医とも相談のうえ、現地で適切な医療が受けられるかをよく検討したうえで派遣の可否を決定する.

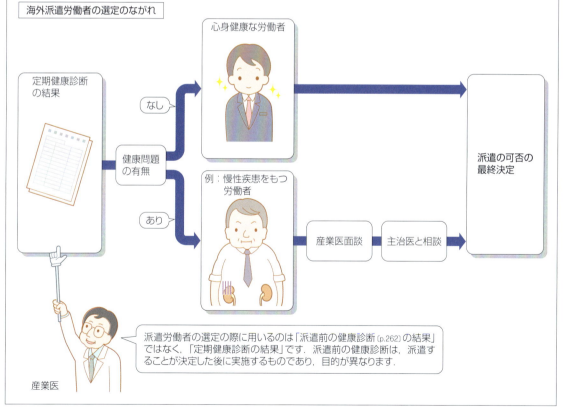

 ● **慢性疾患**：高血圧、糖尿病、慢性腎不全などのように、治療に長期間を要する病気の総称.

派遣前の健康診断
法令に基づくものは実施義務あり

- 海外派遣前の健康診断には，❶労働安全衛生法（安衛法）に基づく健康診断，❷法定項目以外に追加して行う健康診断，❸就労ビザ取得などに必要な健康診断がある．
- このうち，❶安衛法に基づく健康診断は事業者に実施義務がある（安衛法66①，安衛則45の2①）．義

派遣前の健康診断

	❶安衛法に基づく健康診断 (p.194)	❷法定項目以外の健康診断	❸就労ビザ取得などのための健康診断
対象	6ヵ月以上派遣する労働者	法令による規定はない	国，滞在期間により異なる
義務	義務	義務ではない	国によっては義務
内容	・定期健康診断と同様の項目の検査 ・以下のうち医師が必要であると判断したもの* 　1. 腹部画像検査（胃の画像検査，腹部超音波検査） 　2. 血液中の尿酸値の検査 　3. B型肝炎ウイルス抗体検査 　4. ABO式及びRh式の血液型検査	・人間ドック ・がん検診（大腸，子宮，乳房など） ・歯科検診 ・同行する家族の健康診断　　　など	・一般的な健康診断項目の検査 ・感染症関係の検査　　　　　　　　　など

産業医：健康診断後に事後措置(p.198)が必要となる場合があるので，時間に余裕をもって実施しましょう

歯科医師：海外では歯科の受診が難しいケースが多く，歯科検診を実施しておくことが推奨されています．

現地政府職員：例えば中国では現地での居留許可申請の際に健康診断結果の提出が必要です．

＊平成元年6月30日労働省告示第47号

健康診断結果の英訳
派遣先での受診時に役立つ

- 海外派遣前の健康診断の結果は，現地での医療機関受診時に貴重な医療情報となるため，英訳して持参させるとよい．
- また，慢性疾患を抱える労働者を派遣する場合，必要に応じ英文の紹介状を持参させる．

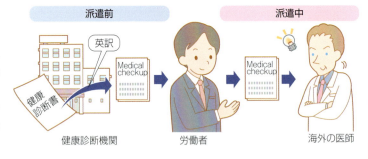

保険・医療アシスタンスサービス
海外派遣労働者のリスクを減らす

- 海外の医療費は高額となることが多く，海外派遣労働者の医療費の補償のために，事業者は労働者を保険に加入させることを検討する．
- また，保険への加入以外にも，海外医療機関受診時の通訳や医療搬送の手配などが行われる医療アシスタンスサービスというものがある．必要に応じ，利用を検討するとよい．

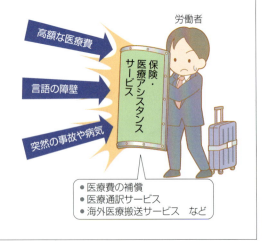

- 海外医療搬送サービス：現地の医療機関での治療が困難な場合，日本や第三国へ緊急移送を行うサービス．

先進国か開発途上国かで異なる
海外での医療保険の利用法

- 海外派遣の際に加入させる保険は，先進国に派遣する場合は，現地の公営または民営の医療保険へ加入することが一般的である．
- これに対し，開発途上国の場合は海外旅行傷害保険が利用されることが多い（ただし，既往症〔持病〕は補償の対象外であることが多い）．
- また，先進国，開発途上国ともに日本の健康保険の海外療養費制度を利用することができる〔p.269〕．

医療保険の利用法

図案提供：濱田 篤郎

	先進国	開発途上国
現地の医療保険	日常の診療に公営と民営を併用	―
海外旅行傷害保険	―	日常の診療に利用（既往症は対象外）
日本の健康保険*	どちらでも利用できる（還付額に限度がある）	

*海外派遣の際，出向先の現地法人が給与を全額支払う場合などは，日本の健康保険の被保険者資格を喪失することがある．この場合は派遣中に日本の健康保険を利用することはできない．

特別加入が必要
海外派遣労働者と労災保険

- 労災保険は，本来国内にある事業場に適用されるため，海外の事業場で就労する者は労災保険の対象とならない．
- 海外派遣労働者が労災保険の給付を受けるためには，派遣元（日本）の事業主が特別加入の申請書を所轄の労働基準監督署長経由で都道府県労働局長へ提出する必要がある（労働者災害補償保険法施行規則46の25の2①）．
- 都道府県労働局から承認通知がきたら，実際に労働者を海外へ派遣する際に「海外派遣に関する報告書」を1名につき1部，同様のながれで提出する．

労災保険の特別加入のながれ

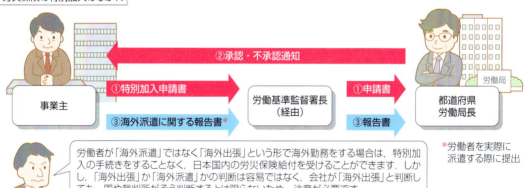

詳細 厚生労働省・都道府県労働局・労働基準監督署：特別加入制度のしおり〈海外派遣者用〉．2019

Column 海外出張者の健康管理

　近年，海外出張を繰り返す方式で海外事業を運営する企業が増えています．海外出張者は滞在期間は短いものの，滞在先の環境の変化などで下痢，かぜ，不眠などの健康問題を起こしやすくなります．また，出張を繰り返すと，食事や睡眠が不規則になるため，生活習慣病やメンタルヘルス不調を起こすこともあります．さらに，出張前の準備や帰国後の事後処理などで多忙になり，過重労働になることも少なくありません．
　こうした状況に配慮し，海外出張者には事前に出張中の健康指導や予防接種などの対策を提供するとともに，出張時には海外旅行傷害保険に加入させ，体調不良が生じた際には，保険会社の提携病院などを受診するように指導してください．下痢止めやかぜ薬などの薬剤を携帯させることも検討しましょう．また，海外出張の多い社員については，時間外労働時間が規定の時間数に達していなくても，産業医による過重労働面談などを積極的に実施する必要があります．

濱田 篤郎

派遣地域により種類が異なる
予防接種

- 海外派遣中に感染症にかかるリスクを下げるため，出国前に予防接種を受けることが推奨されている．
- また，アフリカや南米の熱帯地域では，入国の際に黄熱の予防接種証明書の提示を求められる国がある．
- 下記に接種を推奨するワクチンの目安を記載する．実際にどのワクチンを接種するかは産業医などへ相談するとよい．

海外長期派遣で検討する予防接種の種類の目安

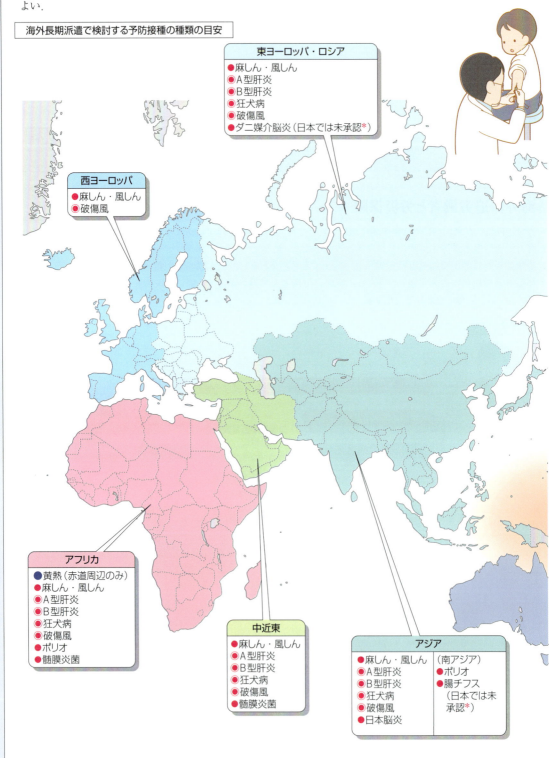

東ヨーロッパ・ロシア
- 麻しん・風しん
- A型肝炎
- B型肝炎
- 狂犬病
- 破傷風
- ダニ媒介脳炎（日本では未承認*）

西ヨーロッパ
- 麻しん・風しん
- 破傷風

アフリカ
- 黄熱（赤道周辺のみ）
- 麻しん・風しん
- A型肝炎
- B型肝炎
- 狂犬病
- 破傷風
- ポリオ
- 髄膜炎菌

中近東
- 麻しん・風しん
- A型肝炎
- B型肝炎
- 狂犬病
- 破傷風
- 髄膜炎菌

アジア
- 麻しん・風しん
- A型肝炎
- B型肝炎
- 狂犬病
- 破傷風
- 日本脳炎

（南アジア）
- ポリオ
- 腸チフス（日本では未承認*）

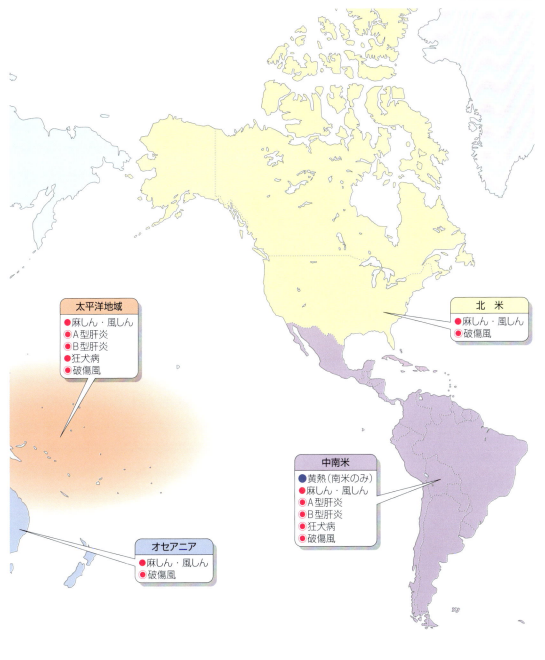

派遣先の医療情報などを伝える
事前研修（健康教育）

- 海外派遣労働者の健康管理を適切に行うためには，派遣労働者本人も派遣先で起こりうる健康問題とその対処法を理解しておく必要がある．
- そのため，会社は派遣労働者に対し，事前研修を行うとよい．
- 可能であれば，派遣先へ同行する家族も参加することが望ましい．

事前研修に含める内容の例
- 派遣先で起こりやすい健康問題について
- 派遣先の医療機関について
- 接種すべき予防接種について
- 医療保険制度について
- 持っていくべき携帯医薬品について
- メンタルヘルスケアについて
- 生活習慣病対策について

など

- 自社内で事前研修を行うことが難しい場合は，外部機関が行っている海外赴任前セミナーを利用することも検討する．

海外派遣労働者の健康管理に役立つ
海外医療情報サイト

- 派遣先の医療情報はインターネットを活用し，収集するとよい．
- 下記に代表的な海外医療情報サイトを紹介する．

海外医療情報サイト

サイト名	具体的内容	URL
厚生労働省検疫所（FORTH）	●海外の感染症発生情報 ●国・地域別の気候，疾患，予防接種，医療機関情報　など	https://www.forth.go.jp/
外務省海外安全ホームページ	●国・地域別の安全情報 ●海外の感染症発生情報　など	https://www.anzen.mofa.go.jp/
外務省世界の医療事情	●国・地域別の疾患，予防接種，医療機関情報 ●現地生活での留意事項　など	https://www.mofa.go.jp/mofaj/toko/medi/
一般財団法人海外邦人医療基金	●海外医療機関情報　など	https://jomf.or.jp/
東京医科大学病院渡航者医療センター	●海外感染症流行情報　など	http://hospinfo.tokyo-med.ac.jp/shinryo/tokou/
日本渡航医学会	●国内のトラベルクリニックの情報　など	http://jstah.umin.jp/
海外旅行と病気.org	●海外でかかりやすい病気の解説　など	http://www.tra-dis.org/

派遣中の健康管理

■特にメンタルヘルスケアに効果的
医療相談体制の構築

- 電話やメールによる，日本国内への医療相談体制を構築しておくことは，特にメンタルヘルス不調への対応として効果的である．
- 会社内での相談体制の構築が難しい場合は，外部機関へメンタルヘルス相談や医療相談などを委託することもできる．

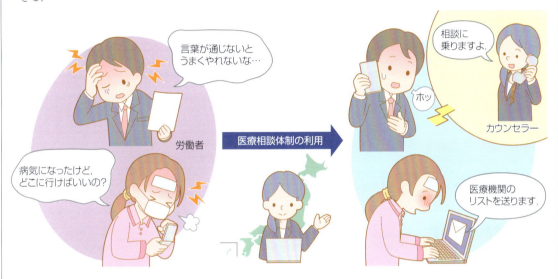

■日本とは異なる場合がある
現地の医療機関の受診（ホームドクター制度）

- 派遣先で病気や怪我をした場合でも，日本のように好きなときに好きな病院を受診することができるとは限らない．
- そのため，派遣中はホームドクター（かかりつけ医）をもつことが推奨されている．
- 事業者は，労働者を先進国に派遣する場合，現地に到着してから住居近くのホームドクターを探すよう指導する．
- 開発途上国に派遣する場合は，信頼できる医師や医療機関の数が限られるため，派遣前に医療機関情報を提供しておく必要がある．

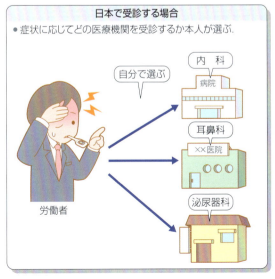

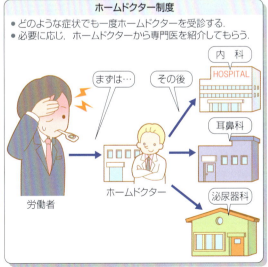

| 実施することが望ましい
派遣中の健康診断

- 事業者は1年以内ごとに1回,常時使用する労働者に対し定期健康診断を実施することが義務づけられているが(安衛法66①,安衛則44①),海外の事業場で働く労働者は対象外となっている.
- そのため,事業者は海外派遣中の労働者に対しては,定期健康診断の実施義務はない.しかし,海外派遣中にも定期健康診断と同様の検査を実施することが望ましい.
- 実施する場合は,労働者が一時帰国したタイミングで受診させるとよい.ただし,近年では海外でも日本式の健康診断を提供する医療機関が多いので,一時帰国の予定がない場合などは派遣先で受診させる.

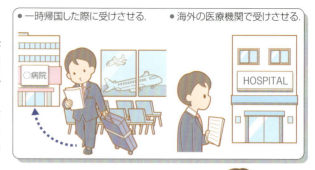

- 一時帰国した際に受けさせる.
- 海外の医療機関で受けさせる.

安衛法上の義務はありませんが,派遣が長期にわたる場合,年に1回は実施すべきです.

産業医

帰国後の健康管理

| 帰国後の措置
健康診断や受診

- 事業者は,海外に6ヵ月以上派遣した労働者を日本の地域内における業務に就かせるとき(一時的に就かせるときを除く)は,その労働者に対し,所定の項目について,医師による健康診断を行わなければならない(安衛法66①,安衛則45の2②). 義

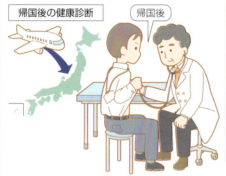

帰国後の健康診断　　帰国後

	帰国後の健康診断
根拠法	労働安全衛生法
対象	6ヵ月以上海外に派遣後,日本の地域内における業務に就かせる*労働者
義務	義務
内容	・定期健康診断と同様の項目の検査 ・以下のうち医師が必要であると判断したもの** 　1. 腹部画像検査(胃の画像検査,腹部超音波検査) 　2. 血液中の尿酸値の検査 　3. B型肝炎ウイルス抗体検査 　4. 糞便塗抹検査(寄生虫の検査)

派遣前健康診断(p.262)とは4だけ異なるので注意!

*一時的に就かせるときを除く. **平成元年6月30日労働省告示第47号

- また,労働者が帰国後に発熱や下痢などを起こした際は,海外の感染症を疑い,早めに受診させる.

| 精神面の配慮
帰国後のメンタルヘルスケア

- 帰国後は日本の文化や変化に馴染めない逆不適応とよばれるメンタルヘルスの問題が起きうる.
- そのため,事業者は海外派遣労働者が帰国後に不調を起こさないよう,メンタルヘルスケアを行う.
- メンタルヘルスケアの具体的な進め方についてはp.208〜211を参照のこと.

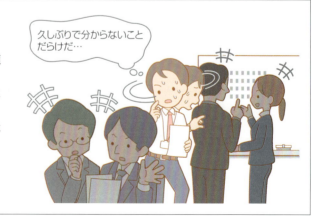

久しぶりで分からないことだらけだ…

Advanced Study

海外療養費制度

- 海外療養費制度とは，派遣先で現地の医療機関の診療を受けた場合，日本の医療保険（健康保険，国民健康保険など）から一部医療費の払い戻しを受けられる制度である．
- 支給される金額は，日本の医療機関で同様の治療を受けた場合にかかる費用を基準に計算される（ただし，派遣先で支払った額の方が少ない場合は，派遣先で支払った額が基準となる）．

海外療養費の支給金額の例

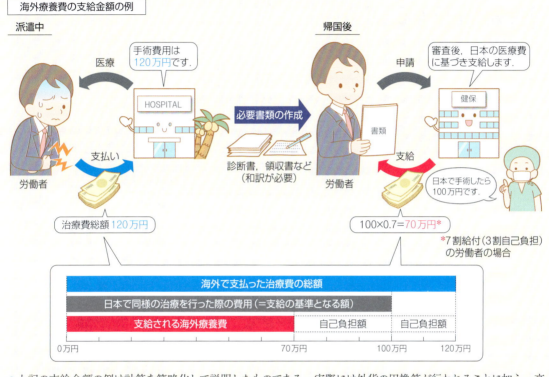

- 上記の支給金額の例は計算を簡略化して説明したものである．実際には外貨の円換算が行われることに加え，高額療養費制度の利用も可能なため，支給金額の計算はより複雑である．詳細は加入している健康保険組合などへ問い合わせるとよい．

Column　海外療養費制度を利用すれば海外旅行傷害保険への加入は不要？

　海外の医療費は日本よりも高い場合が多く，傷病によっては高額な自己負担が発生することがあります．例えば虫垂炎（いわゆる「盲腸」）は，日本で治療すれば40万円程度（自己負担は所得に応じて6～12万円程度）ですが，国によっては200万円以上かかることがあります．この場合，条件にもよりますが，海外療養費制度を利用しても自己負担額は約170万円です．このことをふまえると，海外療養費制度だけでは医療費対策として十分とはいえません．そのため，事業者は別途海外旅行傷害保険や現地の医療保険への加入を手配するべきでしょう．

●● 医療情報科学研究所

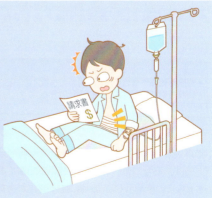

配慮が必要な労働者に対する職場の支援

高年齢労働者の健康管理

監修
田中 完

総論

増加傾向にある
高年齢労働者の状況

- 日本は，少子高齢化が進行しており，全人口に占める高年齢者の割合が急速に増加している．
- また，2013（平成25）年4月の厚生年金受給開始年齢引き上げに伴い，高年齢者等の雇用の安定等に関する法律（高年齢者雇用安定法）が改正され，事業主（会社）は希望する社員全員が65歳まで働き続けられる仕組みを整備することを義務づけられた（同法9）〔p.28〕．義
- こうした背景から現在，高年齢労働者が増加している．

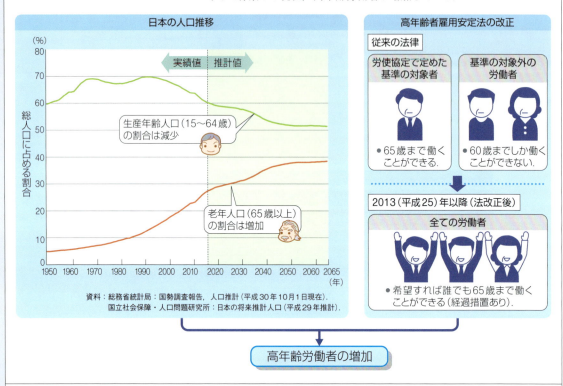

良い点と配慮が必要な点がある
高年齢労働者の特徴

- 高年齢労働者は，豊富な知識を備えており，責任感が強いなど良い点もあるが，加齢による身体機能の低下など配慮が必要な点もある．

良い点	配慮が必要な点
・豊富な知識やそれに基づく判断力を備えている． ・慣れた業務であれば正確に遂行できる． ・労働意欲が高い． ・責任感が強い．	・身体機能の低下（運動機能，感覚機能などの低下） ・精神機能の低下（記憶力や思考の柔軟性の低下） ・新しい環境への適応力の低下 ・病気に関する課題が増える．

高年齢者特有の問題が発生しうる．

- 事業者（会社）は，中高年齢者その他労働災害を防止するうえで就業にあたって特に配慮を必要とする者については，心身の条件に応じて適正な配置を行うように努めなければならない（労働安全衛生法〔安衛法〕62）．努
- そのため事業者は，加齢に伴う変化が労働に与える影響を最小限にする対策を講じる必要がある．

五感や運動能力の低下がみられる
加齢に伴う機能の低下

- 加齢に伴う機能の低下は，労働災害の発生に大きく影響を及ぼす．
- 具体的にどのような機能低下が起きるかは，個人差が非常に大きいが，一般的には次のような傾向がみられる．

加齢に伴う機能の低下の例

身体機能		高年齢労働者にみられる傾向	職場で問題になることの例
感覚機能	視覚機能	・近くにピントが合わなくなる，細かいものが見えにくくなる（老眼）． ・動体視力の低下 ・まぶしさを感じやすい． ・明るさや暗さへの慣れが遅くなる．	・小さな文字などを確認することが困難． ・情報機器作業（VDT作業）(p.135)の作業効率が低下する．
	聴覚機能	・小さな音，高い音，子音が聞こえにくい． ・音の聞き分けが困難になる．	・高い音であったり，騒音があったりすると警告音や指示音に気づきにくい．
	平衡機能	・体のバランスを保持する能力が低下する． ・視覚などの他の能力で平衡機能を補っている．	・転倒しやすい． ・転倒しないことを意識するあまり，作業そのものへの注意がおろそかになる． ・体のバランスを保持するために無駄な筋力を使い，疲労や筋肉痛の原因となる．
運動機能		・筋力（特に脚部），持久力，柔軟性，敏捷性，瞬発力，耐性の低下	・疲れやすい． ・転倒しやすい． ・怪我などが重症化しやすい． ・強い筋力や長時間筋力を要する作業は難しい． ・背伸びをする，腰を曲げるなどの作業姿勢の継続は難しい．
生理機能		・高血圧などの生活習慣病リスクが高まる． ・立ちくらみ ・代謝機能の低下 ・睡眠の質の低下	・何らかの疾患をもつ場合，定期的な通院のために時間の確保が必要となる．
精神機能		・短期記憶力の低下（古いことはよく覚えていても最近覚えたことは忘れやすい） ・変化を嫌う． ・集中力の低下	・同時に処理できる作業個数と正確度が減少する． ・作業の急な変更に適応しにくい．

高年齢労働者が働きやすい職場をつくる
会社が行う職場改善

- 会社は高年齢労働者の特徴をふまえ，適切な職場改善を行う必要がある．
- 具体的には，各職場の課題に合わせ，次のような取り組みを行う．

	定 義	高年齢労働者に配慮した職場改善の例
作業環境管理 (p.272)	作業環境中の有害因子の状態を把握し，除去・低減することにより，作業環境を快適な状態に管理していくこと．	・転倒・転落事故の防止のため，階段には手すりを設置する． ・視覚機能の低下に対応した作業環境の形成のため，作業場の照明を増設する． など
作業管理 (p.274)	有害因子への曝露（ばくろ）や作業負荷を軽減する作業方法を定めて，それが適切に実施されるように管理すること．	・新たな作業への配置にあたっては，若年労働者よりも長い導入訓練期間を設ける． ・筋力負荷が大きい作業については，複数人での作業としたり，補助器具を使用したりする． など
健康管理 (p.275)	労働者の健康状態を健康診断により把握し，異常の早期発見や増悪の防止，元の健康状態に回復するための医学的・労務管理的な措置を行うこと．	・健康診断を実施し，疾病の予防・管理に対して厳密なコントロールを行えるようにする． ・休業後は，職場復帰訓練期間を長めに設け，体力を十分回復させ，疾病の再発や慢性化を回避する． ・身体機能維持のため，運動指導，栄養指導，休養についてアドバイスを受ける機会を提供する． など

- 職場の課題を把握するには，厚生労働省により公開されている「高年齢労働者に配慮した作業負担管理状況チェックリスト」を用いるとよい．

産業医：運動指導の内容としては作業前体操の勧奨などがありますが，これは身体機能維持だけでなく，作業の安全性を高めることにも貢献します．

配慮が必要な労働者に対する職場の支援／高年齢労働者の健康管理

作業環境管理

有害因子の除去
作業環境管理

- 高年齢労働者は身体機能の低下などがみられるため，作業場の施設管理，事故防止や負担低減のための作業環境の整備といった作業環境管理が必要となる．
- 高年齢労働者に配慮した作業環境管理において，留意される職場改善事項は次の通りである．

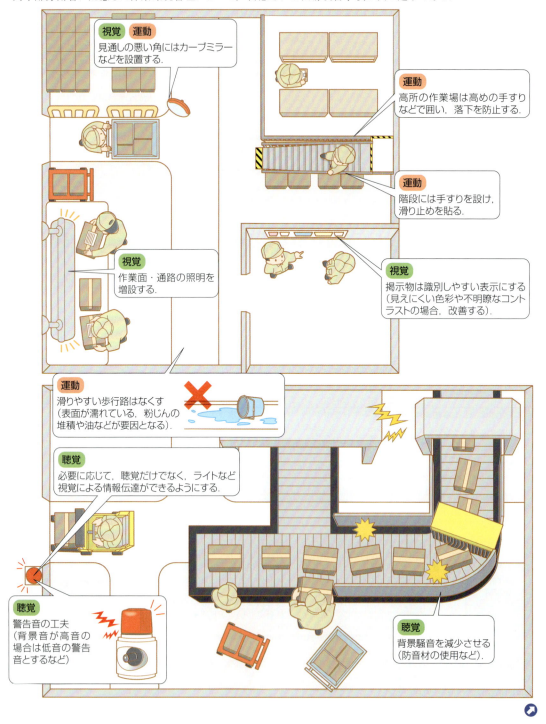

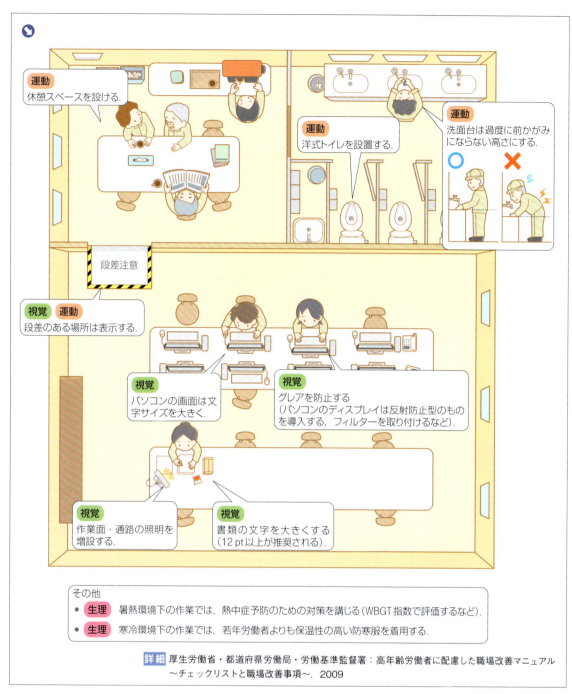

その他
- 生理 暑熱環境下の作業では，熱中症予防のための対策を講じる（WBGT 指数で評価するなど）．
- 生理 寒冷環境下の作業では，若年労働者よりも保温性の高い防寒服を着用する．

詳細 厚生労働省・都道府県労働局・労働基準監督署：高年齢労働者に配慮した職場改善マニュアル 〜チェックリストと職場改善事項〜．2009

- グレア：視野内で過度に輝度が高い点や面が見えることによって起きる不快感や見にくさのことで，光源から直接または間接に受けるギラギラしたまぶしさなどをいう．
- WBGT：「Wet-Bulb Globe Temperature」の略．湿球黒球温度（単位：℃）のことで，労働環境において作業者が受ける暑熱環境による熱ストレスの評価を行う簡便な指標である．暑熱環境を評価する場合には，気温に加え，湿度，輻射（放射）熱，風速を考慮して総合的に評価する必要があり，WBGTはこれらの基本的温熱諸要素を総合したものとなっている．暑さ指数ともよばれる．

作業管理

加齢による機能低下への配慮
作業管理

● 高年齢労働者の機能低下に配慮する際に，作業管理に関する事項で改善が望まれる例は次の通りである．

機能	作業管理の目的	具体的な配慮の内容例
感覚機能	● 視聴覚・平衡機能の低下への配慮	● 作業は視力や聴力など単一の能力に過度に依存せず，視聴覚などを合わせた総合的な能力を作業に活かせるようにする． ● 高所での作業やはしごなどによる垂直方向の移動を少なくする．
運動機能	● 筋力の低下への配慮	● 強い筋力を要する作業を少なくする． ● 重量物の持ち上げなどについて高年齢労働者に配慮した基準を策定し，その基準を超えないようにする（取扱い重量の制限）． ● 取扱い重量物には，重量表示をする． ● 筋力負荷が大きい場合は，複数の人間で作業するか，補助器具（適切なジグ*・補助具）を使用する．
運動機能	● 作業姿勢への配慮	[全身] ● 片足立ち，背伸び，前屈などの不安定な姿勢を継続することをなくす． [関節] ● 首や手首を曲げたり，ねじったりした状態での作業を継続しない． ● 上腕を肩より高く上げる作業，物品を肩より高く持ち上げたままの作業をなくす． ● 定常的に上体をひねる必要のある作業をなくす． ● 膝曲げやしゃがむ作業を減らす． ● 体を伸ばした姿勢，折れ曲がった姿勢，傾けた姿勢での作業は継続しない． [作業デザイン] ● 腕を曲げた状態で手の届く範囲に負荷がくるように作業設計する． ● 自然立位で手の届く範囲に作業面があるようにする． [その他] ● 立位作業を減らす． ● 個人に合わせて調整できる椅子，工具（ジグ*，作業台）を提供する．
運動機能	● 持久力低下・反応時間遅延への配慮	● 高年齢労働者が自分たちのペースで作業できるように作業設計する． ● すばやい判断や動作を伴う作業は極力避ける． ● 反復する作業については，継続的に行わないようにする． ● 注意集中を必要とする作業は短時間とする． ● 十分な休憩時間をおく．
生理機能	● 生理機能低下への配慮	● 疾患などの継続治療に対して配慮する． ● 勤務形態，勤務時間に選択の幅をもたせる． ● 夜勤日数を減らし，極力1人夜勤を避ける． ● 交代勤務時の夜勤後は十分な休日がとれるようにする． ● いつでもトイレに行けるように配慮する．
精神機能	● 判断・記憶の能力に関する配慮	● 作業の着手前に計画が立てられる作業（マニュアル通りに進められる作業など）にする． ● 作業内容を明確にし，具体的に指示する． ● その都度違った情報（数字，文字）を記憶しなければならない作業を少なくする．
精神機能	● 新たな作業，工程への配置にあたっての配慮	● 若年労働者より長い導入訓練期間を設ける． ● できる限り定型の作業手順に基づく業務とする． ● 具体的に作業手順を図・絵・文などで示し，実際に行わせてみて確認する． ● 作業設計は余裕時間を入れて設計する．

*（機械・製品などの）部品を加工する際などに，その部品や切削工具を正しい位置に固定し，作業を行えるようにするもの．

健康管理

健康管理の必要性
加齢によって疾病の発症リスクが増加する

- 血圧，血糖，心電図，腎機能などの有所見率は，加齢とともに増加する傾向にある．
- 会社は，生活習慣病の予防や悪化防止のため，高年齢労働者に対して適切な健康管理を行う必要がある．
- また，高年齢労働者は職場における役割の変化や病気・体調不良，睡眠の質の低下などによってストレスを受けやすいため，メンタルヘルスケアにも積極的に取り組む必要がある．

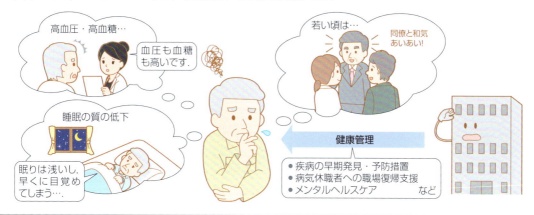

疾病の早期発見・予防措置
健康診断を確実に行う

- 高年齢労働者の疾病の早期発見・予防のためには，安衛法に定められた健康診断やその事後措置〔p.198〕を確実に行っていく必要がある．
- また，脳・心臓疾患やがんの早期発見を目的に，通常の健康診断に加え，人間ドックなどのオプションで行う検査〔p.201〕を任意で受診できる環境をつくることや，身体機能を維持するためのアドバイスを受ける機会を整えることが望ましい．

疾病の早期発見・予防措置の例

法令に基づく健康診断・事後措置	オプションで行う検査	健康教育・健康相談
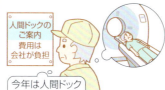 ● 安衛法に基づく健康診断〔p.184〕を確実に実施する． ● 異常所見のある労働者について，産業医から意見聴取を行い，必要に応じて適切な事後措置を行う． ● 保健指導を実施し，健康の保持に必要となる具体的な取り組み内容（運動，休養・睡眠，食事，節度ある飲酒，禁煙，口腔衛生など）を提案する．	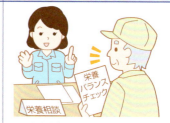 ● 通常の健康診断に加え，人間ドックや脳ドックといったオプションで行う検査〔p.201〕を受診しやすい環境をつくる． ● 例えば，受診者に対して会社や健康保険組合が費用の補助を出したり，受診勧奨を行ったりする．	● 身体機能維持のための運動指導，栄養指導，休養に関するアドバイスを受ける機会を整える． ● 労働者の健康状態について，相談できるような窓口を設置する．

産業医：定年退職後に再雇用された短時間勤務者や隔日勤務者などは，安衛法に基づく定期健康診断の実施義務の対象外となる場合もありますが，それらの人も含めて健康診断を実施することが望ましいです．

役割の変化や加齢により不調者が増加
高年齢労働者に対するメンタルヘルスケア

- 高年齢労働者は，職場における役割の変化や目標の喪失，加齢による健康障害などにより，メンタルヘルス不調者が増加しやすい．
- したがって会社は，高年齢者の特性をふまえたメンタルヘルスケアを行っていく必要がある．

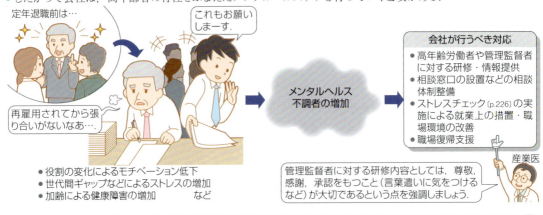

体調や体力の回復状況などを考慮
高年齢労働者の職場復帰支援

- 高年齢労働者は怪我や病気で長期休業した場合，若年労働者と比べ回復に時間がかかり，休業期間が長くなりやすい．
- そのため，高年齢労働者は元の仕事に復帰するための時間や労力が大きくなることが多い．
- したがって会社は，高年齢労働者が職場復帰を円滑にできるように，体調や体力の回復状況などをふまえた就業上の配慮を行う必要がある．

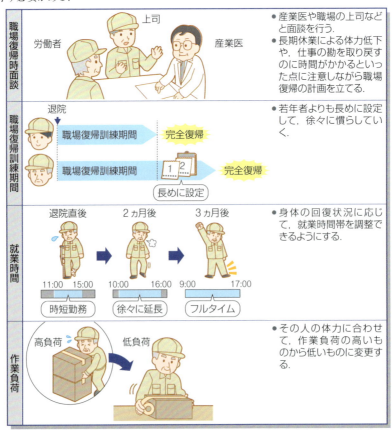

Advanced Study
エイジマネジメント

- 高年齢労働者が健康で安全に，能力を最大限発揮して働いていくためには，高年齢労働者を対象とした取り組みだけでなく，若年時から各年齢層に対する取り組みを行っていく必要がある．
- この若年時からの各年齢層に対する取り組みをエイジマネジメントといい，近年注目されている．

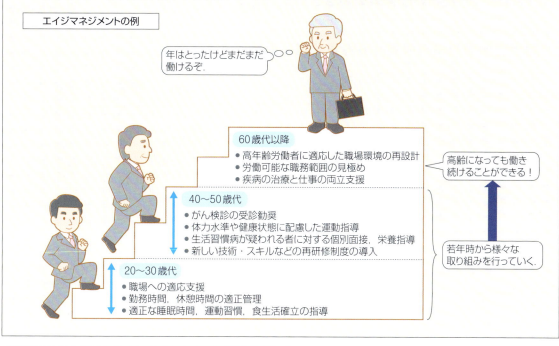

エイジマネジメントの例

高年齢労働者に関する報告

毎年1回
高年齢者雇用状況報告

- 事業主は，毎年1回，高年齢者の雇用に関する状況（定年や継続雇用制度などについての状況）を厚生労働大臣に報告しなければならない（高年齢者雇用安定法52①）．
- 報告方法には，❶書面による方法と❷電子申請の2種類がある．

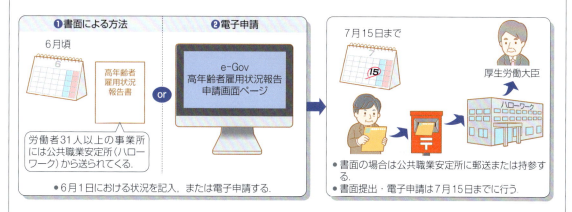

- 事業主が高年齢者雇用確保措置〔p.28〕を行っていない場合，厚生労働大臣はその事業主に対して必要な指導・助言をすることができる．それに従わない場合は，当該事業主に勧告することができる．さらに，勧告に従わない場合は，その旨を公表をすることができる（同法10）．

配慮が必要な労働者に対する職場の支援

障害者雇用と合理的配慮

監修
江口 尚

障害者雇用対策の概要

全ての人が働ける社会を目指す
障害者雇用対策の概要と障害者雇用促進法

- 障害者雇用対策とは，障害者が障害のない者と同様に，その能力と適性に応じた職場に就き，地域で自立した生活を送ることができるような社会の実現を目指して行う様々な施策のことである．
- 障害者雇用対策に関する法律には，「障害者の雇用の促進等に関する法律（障害者雇用促進法）」があり，事業主（会社）の義務や禁止事項，職業リハビリテーションなどについて定めている．

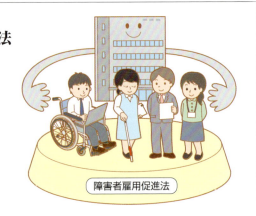

障害者雇用促進法に基づく
事業主の義務と禁止事項

- 障害者雇用促進法により，事業主には，一定割合の障害者の雇用や，障害者が働くにあたっての支障を改善するための措置（合理的配慮の提供）などの義務がある（障害者雇用促進法43①，36の2～4）．義
- また，事業主は，募集・採用の機会を与えることや採用後の待遇について障害者であることを理由とした不当な差別的取扱いをすることが禁止されている（同法34, 35）．

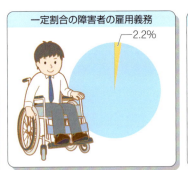
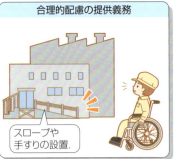
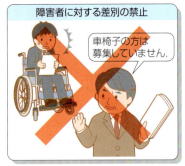

一貫して増加傾向
民間企業における障害者雇用の現状

- 民間企業における障害者雇用は年々増加している．
- 障害の内訳でみると，2018（平成30）年は身体障害者約34万6千人（障害者雇用全体の64.7％），知的障害者約12万1千人（同22.7％），精神障害者約6万7千人（同12.6％）である．

民間企業における障害者の雇用状況（2012年以降）

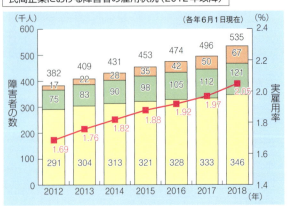

資料：厚生労働省：平成30年障害者雇用状況．

障害者雇用に関する主な制度

障害者雇用率制度の概要
民間企業の法定雇用率は2.2%

- 事業主は，常時雇用する労働者に占める障害者の割合を法定雇用率（2.2%）以上にしなければならない（障害者雇用促進法43①）. 義
- 法定雇用率は2021（令和3）年4月までにさらに引き上げられ，民間企業の法定雇用率は2.3%になる予定である.

障害者雇用の例

常用労働者数* 200人 × 法定雇用率 2.2% = 雇用義務のある障害者数（法定雇用障害者数） 4人（1人未満の端数切り捨て）

*1週間の所定労働時間が20時間以上で，1年を超えて雇用される見こみがあるか，1年を超えて雇用されている労働者数を指す．ただし，このうち短時間労働者（1週間の所定労働時間が20時間以上30時間未満の労働者）は0.5人として数えられる．

- 法定雇用率を満たさない事業主に対しては，対象障害者〔次項〕の雇入れに関する計画の作成を厚生労働大臣（実務上は所轄の公共職業安定所〔ハローワーク〕の長）から命じられることがある（同法46①）.
- 雇入れ計画が著しく不適当である場合や，計画の実施に関し，特に必要があると認める場合は，厚生労働大臣から計画の変更や実施について勧告されることがある（同法46⑤，⑥）．また，その勧告に従わない場合は，事業主名を公表されることがある（同法47）.

障害者雇用率制度の対象障害者
手帳などを持つ者に限られる

- 障害者雇用率制度の対象障害者は，以下の通りである（障害者雇用促進法37）.

身体障害者	身体障害者手帳1～6級に該当する者など
知的障害者	療育手帳や知的障害者判定機関*による判定書を所持する者
精神障害者	精神障害者保健福祉手帳の交付を受けている者

*知的障害があることを判定する機関．具体的には，児童相談所，知的障害者更生相談所，精神保健福祉センター，精神保健指定医，障害者職業センターを指す（同法施行規則1の2）.

障害者雇用率制度における障害者数の算定方法
重度や短時間の場合は算定方法が異なる

- 週所定労働時間や障害の程度により，労働者1人を0.5人とカウントしたり，2人とカウントしたりする．

障害の種類と程度		週所定労働時間	
		30時間以上	20時間以上30時間未満
身体障害		1人	0.5人
	重度	2人	1人
知的障害		1人	0.5人
	重度	2人	1人
精神障害		1人	0.5人

特例措置

- 精神障害者である短時間労働者で，以下の❶，❷の両方を満たす場合は，0.5人ではなく1人として算定される．

❶ 新規雇入れから3年以内または精神障害者保健福祉手帳交付から3年以内の労働者
❷ 2023（令和5）年3月31日までに雇い入れられ，精神障害者保健福祉手帳の交付を受けた労働者

法定雇用障害者数4人の場合の例

週所定労働時間
: 30時間以上
: 20時間以上30時間未満

障害の程度
障害者（重度）
障害者（重度以外）

事業主の負担を調整する
障害者雇用納付金制度

- 障害者雇用納付金制度は，❶障害者の雇用に伴う事業主の経済的負担の調整，❷全体としての雇用水準の引き上げを目的に，助成・援助などを行う制度である．
- 常用労働者の総数が100人を超える全ての事業主は，毎年度，納付金などの申告をしなければならない（障害者雇用促進法56①）．義
- 法定雇用率を下回る場合は，申告とともに，不足する障害者数に応じた障害者雇用納付金を納付する義務がある（同法53～56）．義
- 納付された障害者雇用納付金は，障害者雇用調整金や報奨金，助成金などの財源となる．

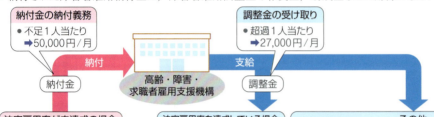

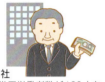

A社
（常用労働者数が100人を超える）
- 不足する障害者の人数に応じ，障害者雇用納付金の納付義務がある．

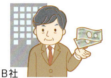

B社
（常用労働者数が100人を超える）
- 超過する障害者の人数に応じ，申請に基づき障害者雇用調整金が支給される．

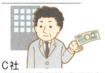

C社
（常用労働者数が100人以下）
- 雇用障害者数が一定の人数（法定雇用率とは別）を超えている事業主に対して，申請に基づき報奨金が支給される（超過1人当たり21,000円/月）．

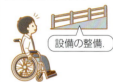

- 事業主が，職場環境の整備などの措置を行わなければ障害者の新規雇入れや雇用の継続が困難であると認められた場合に，費用の一部として助成金が支給される．

❶障害者の雇用に伴う事業主の経済的負担の調整　❷全体としての雇用水準の引き上げ

- 2020（令和2）年4月からは，これまで支援の枠組みの対象とされてこなかった週所定労働時間20時間未満の障害者についても，雇用障害者数に応じて事業主に特例給付金を支給する仕組みが創設される予定である．

親会社の雇用する労働者として算定される
特例子会社制度

- 特例子会社とは，一定の要件を満たし厚生労働大臣の認定を受けた，障害者雇用率制度において例外的な扱いを受ける株式会社である（障害者雇用促進法44）．
- 特例子会社の労働者や事業所は，雇用する障害者数の算定において，親会社の労働者や事業所として扱われる（同法44）．
- 2018（平成30）年6月1日現在486社が認定を受けている（厚生労働省：障害者雇用状況）．
- 特例子会社で障害者を多く雇用することで，障害者に配慮された職場で働ける，職場環境を整備するための設備投資を集中化できる，など障害者・事業主双方にメリットがある．

特例子会社認定要件

	要件（以下を全て満たす必要がある）	
❶	親会社*との人的関係が緊密であること	親会社から派遣された役員が在籍するなど
❷	・雇用される障害者が5人以上 ・全労働者に占める割合が20%以上 ・雇用される障害者に占める重度身体障害者，知的障害者，精神障害者の割合が30%以上	
❸	障害者の雇用管理を適正に行うに足りる能力を有していること	障害者のための施設の改善，専任の指導員の配置など
❹	その他，障害者の雇用の促進及び安定が確実に達成されると認められること	

*子会社の意思決定機関（株主総会など）を支配していることが要件．

詳細 1）障害者雇用促進法44①，同法施行規則8の2
2）昭和63年4月1日労働省告示第29号，最終改正平成15年9月30日厚生労働省告示第325号　　　など

合理的配慮の提供

合理的配慮の提供義務
■ 障害者が働きやすい配慮を行う

- 障害者が，仕事を得る機会や職場での待遇，能力の発揮などに関して，障害のない者との間で均等となるためには，様々な支障を改善する必要がある．そのために事業主が講ずる措置のことを，合理的配慮という．
- 事業主は募集・採用の際に，支障となっている事情を改善するために，障害者の申出により，障害の特性に配慮した必要な措置を講じなければならない（障害者雇用促進法36の2）．義
- また，すでに障害のある者を採用するか，雇用している労働者が事故などで障害者となった場合，これらの労働者が仕事を行ううえで支障となる事情を改善するために，事業主は障害の特性に配慮した施設整備，援助者の配置などの必要な措置を講じなければならない（同法36の3）．義

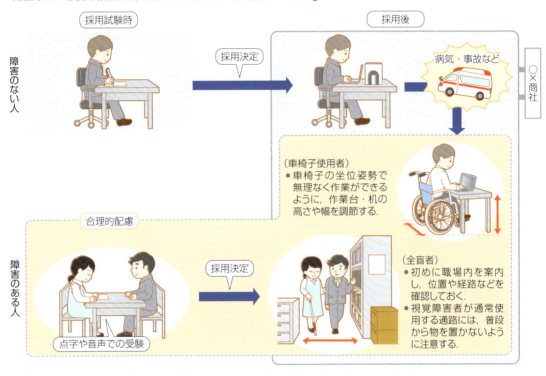

- ただし，合理的配慮の提供義務は事業主に対して過重な負担を及ぼす場合，除かれる．

合理的配慮の対象となる障害者
■ 障害者手帳を有する者に限らない

- 合理的配慮の対象となる障害者は，身体障害，知的障害，精神障害（発達障害を含む）その他の心身の機能の障害があるため，長期にわたり，職業生活に相当の制限を受け，又は職業生活を営むことが著しく困難な者である（障害者雇用促進法2一）．
- 障害者手帳の有無に関わらず対象となる．

合理的配慮の対象者

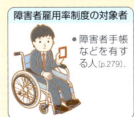

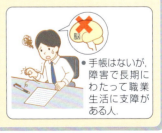

「手話で話す人」や「車椅子を使う人」などは障害者としてイメージしやすいですが，心臓や腎臓などの疾患による内部障害や事故・病気で脳に損傷を受けたことによる高次脳機能障害なども，障害者手帳の有無に関わらず合理的配慮の対象となることに注意しましょう．

産業医

それぞれの障害に応じた措置を取る
合理的配慮の具体例

- 以下に合理的配慮の具体例を記載する．ただし，障害部位や等級が同じでも，障害者一人一人の状態や職場環境などによって求められる配慮は異なるため，実際の措置については，障害者と事業主でよく話し合う必要がある．

障害区分に応じた合理的配慮の例

障害区分	障害の概要	合理的配慮の例	
		（募集・採用時）	（採用後）
視覚障害	・視覚障害とは，視力（形の識別）や視野（静止した状態で見える範囲）などの障害をいう． ・視力がゼロで光も感じない全盲や矯正視力などが低下して日常生活や就労などに支障をきたす弱視（ロービジョン），見える範囲が限定されている視野狭窄などがある．	・採用試験において，点字や音声などによる実施や試験時間の延長を行う． ・弱視者に対しては拡大読書器の使用を認めるか，試験用紙を拡大コピーする．	・安心して歩けるように室内の配置を事前に伝え，通路には物を置かないようにする． ・混雑時のリスクを避けるために通勤時間をずらすなどの配慮をする． ・拡大読書器や点字入力用キーボードなどの就労支援機器を活用する．
聴覚・言語障害	・聴覚障害には，全く聞こえないろうの状態や，大きな音でもわずかに響きを感じるだけの難聴などがある． ・話す言葉の明瞭さや言語能力は，人によって異なる．	・面接を口話，手話，筆談などの方法で行う． ・面接時に手話通訳者などの同席を認める．	・あらかじめコミュニケーション方法を確認しておく． ・会議などでは，手話・筆談・要約筆記・メールなどを用いて情報共有できるようにする．
肢体不自由	・障害の起きる体の部位には，上肢（腕や手指，肘関節など），下肢（股関節，膝関節など），体幹（坐位，立位などの姿勢の保持が難しい）がある． ・障害の原因には，脊髄損傷，脳血管障害，事故などによる切断・骨折，脳性麻痺などがある．	・試験場所までの経路や試験場所におけるバリアフリーの状況を確認する． ・面接時にできるだけ移動が少なく済むようにする．	・作業台の高さを調整するなど，作業を可能にする工夫を行う． ・下肢に障害がある場合は，職場内での段差解消（スロープなどの活用），通路の整頓などの環境整備や，通勤に関する配慮を行う．
内部障害	・障害される機能によって7種類（心臓，腎臓，呼吸器，膀胱（ぼうこう）・直腸，小腸，免疫機能，肝機能）に分類される． ・生命の維持に関わる重要な機能障害である．	・面接時間などにおいて，体調に配慮する．	・障害の種類によって行うべき配慮は異なる． ・通院や治療機器の装着が必要であることや，疲れやすい傾向があるので，余裕のある勤務形態をとるなどの配慮を行う．
知的障害	・知的機能に発達の遅れがあり，意思交換（言葉を理解し気持ちを表現することなど）や日常的な事柄（お金の計算など）に支障が出る． ・全ての知的能力に問題があるわけではなく，障害の程度・能力・意欲・体力などには個人差がある．	・面接時に，本人以外（保護者，支援機関の担当者，学校の担任教諭など）の同席を認める．これらの人からも本人の状況を確認する．	・図や絵などを活用した業務マニュアルを作成する． ・業務指示などでは，簡潔で具体的な表現を心がける． ・作業工程を細分化するなどの工夫をして，作業を可能にする．

障害区分	障害の概要	合理的配慮の例	
		（募集・採用時）	（採用後）
精神障害	・精神障害とは，様々な精神疾患が原因となって，生活能力が低下し，日常生活や社会生活に支障をきたした状態である． ・主な精神疾患には，統合失調症，気分障害（うつ病，躁うつ病など），アルコール・薬物などの依存症がある． ・雇用の対象となるのはおおむね症状が安定した人だが，服薬の継続が必要であることや，疲れやすい，ストレスに弱いなどの特性がみられることがある．	・面接時に本人以外（支援機関，医療機関の担当者）の同席を認める．これらの人からも本人の状況を確認する．	・心身が疲れやすいため，体力の回復状況をみながら勤務時間や業務量を調整する． ・指示を一つずつ出したり，作業手順をあらかじめ決めたりするなどの工夫を行う．
発達障害	・発達期に起こる脳機能の障害であり，通常低年齢から症状が現れる． ・社会性やコミュニケーションなどの面で困難さをもつ． ・感覚過敏（音や光，嗅覚などに独特で過剰な敏感さ）をもつことがある． ・自閉スペクトラム症（自閉症，アスペルガー症候群），ADHD（注意欠陥多動性障害），LD（学習障害）などがある．	・面接時に就労支援機関[p.285]の職員などの同席を認める． ・面接・採用試験について，文字によるやりとりや試験時間の延長などを行う．	・職場において確実に守るべきルールは，文章やメモにして具体的に示す． ・作業の優先順位は，メモ帳や手帳などを利用して担当作業をリストアップする． ・必要に応じて，ヘッドホンの使用を許可したり，ついたてを設置したりする．
難病に起因する障害	・難病とは，治療法が確立されておらず，長期の療養が必要な疾患を総称したものである． ・完治はしないものの，適切な治療や疾患管理を続ければ，普通に生活できる状態を維持できる疾患も多くなってきている． ・障害者手帳交付の対象となる場合とならない場合がある．	・面接時間について，体調に配慮する． ・面接時に就労支援機関の職員などの同席を認める．	・個人の疾患，症状によって配慮事項が異なる． ・通院への配慮，就業時間中の健康管理（服薬など）への配慮，通勤や治療のための柔軟な勤務時間の設定などを行う．
高次脳機能障害	・高次脳機能障害は，脳血管障害や頭部外傷，その他脳腫瘍などの後遺症として発症する． ・症状は脳の損傷の部位や程度によって様々だが，主に記憶力や注意力などの認知機能に障害が生じる．	・面接時に就労支援機関の職員などの同席を認める．	・仕事内容や指示をメモにする． ・写真や図を多用して作業手順を示すなどの対応を行う．

詳細 厚生労働省障害者雇用対策課：合理的配慮指針事例集．第三版，2015

- 合理的配慮に関して障害者から相談があったときは，支障となっている事情を迅速に確認し，必要に応じて合理的配慮の手続を適正に行う．そのため，事業主には，障害者が相談できる体制を整備することが義務づけられている（障害者雇用促進法36の4②）．

Column　ヘルプマーク

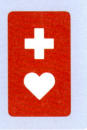

　ヘルプマークとは，援助や配慮を必要としている人（特に外見からはわからない障害をもつ人や妊娠初期の人など）が，そのことを周囲に知らせることができるマークであり，東京都により作成されました．配布対象者は，援助や配慮を必要としていて配布を希望する人であり，身体機能などに特に基準が設けられているわけではありません．配布場所には，東京都では都営地下鉄などの駅や都営バスの営業所，都立病院などがあります．ヘルプマークの取り組みは東京都だけでなく全国にも広がりつつあり，2017（平成29）年7月にはJIS（案内用図記号）に採用され，全国共通マークとなりました．また，民間企業なども一定の要件を満たす場合にヘルプマークの作成・活用ができ，例えば障害者に関する社内広報用のポスターに記載することで社員間での理解の促進につながります．　　医療情報科学研究所

5人以上の障害者を雇う事業主に選任義務
障害者職業生活相談員

- 障害者職業生活相談員とは，職場内で，障害者の職業生活全般においての相談・指導を行う者である．
- 事業主は，5人以上の障害者*を雇う事業所において，雇用する労働者であって一定の資格を有するもののうちから，障害者職業生活相談員を選任しなければならない（障害者雇用促進法79①，同法施行規則38，39）．義
- 資格要件はいくつかあるが（同法施行規則39），一般に，高齢・障害・求職者雇用支援機構の開催している「障害者職業生活相談員資格認定講習」を受講・修了して取得することが多い．

*対象は，身体障害者，知的障害者及び精神障害者（精神障害者保健福祉手帳の交付を受けている者など）である（同法施行規則38②）．

- 障害者の職業生活全般においての相談・指導

障害者，事業主，家族への支援を行う
職場適応援助者（ジョブコーチ）

- 職場適応援助者（ジョブコーチ）とは，職場に出向いて障害者や事業主に対し，雇用の前後を通じて障害特性をふまえた専門的な支援を行う者である．
- ジョブコーチには，地域障害者職業センターから出向く配置型，就労支援を行う社会福祉法人などから出向く訪問型，養成研修を受けた自社の従業員が行う企業在籍型の3種類がある．

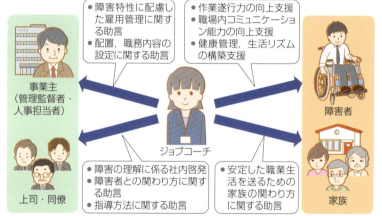

厚生労働省ホームページ：職場適応援助者（ジョブコーチ）支援事業について．
https://www.mhlw.go.jp/stf/seisakunitsuite/bunya/koyou_roudou/koyou/shougaishakoyou/06a.html
（2019年11月閲覧）より作成

毎年行う
障害者雇用状況の報告

- 常用労働者が45.5人以上の事業主は，毎年障害者の雇用に関する状況を厚生労働大臣に報告する義務がある（障害者雇用促進法43⑦，同法施行規則7）．義
- 実務上は，毎年6月1日時点の状況（常用労働者数や雇用障害者数）を所定の様式に記入し，7月15日までに所轄のハローワークの所長へ提出する（同法施行規則8）．
- 所定の様式には「障害者雇用状況報告書」を用いる．毎年ハローワークから高年齢者雇用状況報告書 [p.277] とともに，各事業所へ郵送される．

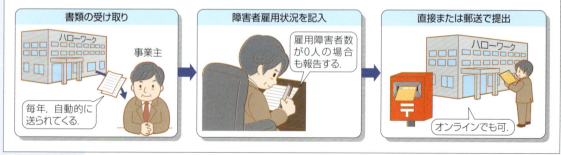

主なものを紹介
障害者の雇用に関する相談窓口・(就労)支援機関

- 障害者を雇用する事業主や，障害者を雇用しようとしている事業主に対してサービスを提供している機関のうち，主なものを次に示す．

主な相談窓口・(就労)支援機関

主な機関の名称	主な業務内容
公共職業安定所(ハローワーク)	● 障害者向け求人の開拓，雇用管理，職場環境整備などについての相談 ● 障害者雇用率達成指導と未達成企業への職業紹介 ● 地域障害者職業センターなどの専門機関の紹介 ● 各種支援制度・助成金の案内 ● 求人者・求職者合同の就職面接会の開催
就労移行支援・就労定着支援事業 (社会福祉法人や民間企業など)	● 職業指導員・生活支援員・就労支援員などによる，就労に向けての訓練や就労後の定着支援(就労移行支援) ● 就労定着支援員などによる，就労後の継続的な就業面および生活面の相談・支援(就労定着支援)
障害者就業・生活支援センター(なかぽつセンター，しゅうぽつセンター)	● 障害者に対する就業面および生活面の一体的な相談・支援 ● 事業主に対する障害者の雇用・定着に関する相談受付や情報提供
地域障害者職業センター	● 障害者の雇用管理に関する専門的な助言・援助 ● ジョブコーチの派遣やジョブコーチ養成研修の実施
高齢・障害・求職者雇用支援機構	● 障害者雇用納付金などの申告・申請受付 ● 各種助成金の申請受付

Advanced Study
障害者トライアル雇用

- 障害者トライアル雇用とは，障害者を一定期間試行雇用することで，適性や能力を見極め，継続雇用のきっかけとなることを目的とした制度である．
- 期間は原則として3ヵ月間(精神障害者は6ヵ月間，最長12ヵ月間)で，ハローワークなどの紹介により事業主と対象障害者との間で有期雇用契約を締結する．
- トライアル雇用を実施した事業主は，申請により，助成金の支給を受けることができる．

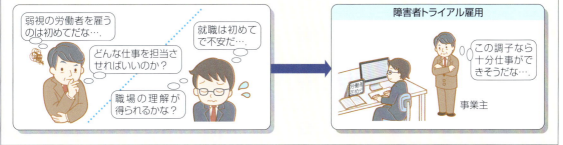

Supplement
障害者差別解消法

- 「障害を理由とする差別の解消の推進に関する法律(障害者差別解消法)」は，障害者基本法に規定された差別の禁止という基本的な理念を具体化した法律であり，広く日常生活および社会生活全般に係る分野を対象としている．
- 行政機関等および事業者(会社)に対し，障害者の不当な差別的取扱いの禁止，合理的配慮の提供義務(事業者は努力義務)などを規定している(障害者差別解消法7, 8).

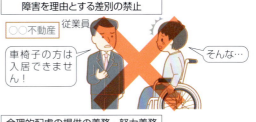

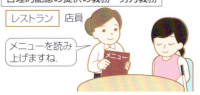

ジョブコーチ: 障害者差別解消法で明確に禁止されている差別は，障害を直接的な理由とする差別(直接差別)ですが，障害や疾病を理由に体力が落ちている労働者に，本来であればその体力で仕事をこなせるにも関わらず，それ以上の体力を要件にして，結果的に違う扱いをされること(間接差別)なども問題となりうるので注意しましょう．

配慮が必要な労働者に対する職場の支援

治療と仕事の両立支援

監修
立石 清一郎

総論

疾病を抱えながらも働けるようにする
治療と仕事の両立支援とは

- 治療と仕事の両立支援とは，疾病（病気）を抱えながらも働く意欲のある労働者に対し，職場において適切な就業上の措置や治療に対する配慮を行うことを指す．

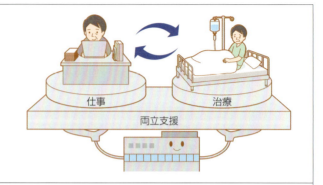

治療と仕事の両立支援が注目される背景（1）
疾病を抱えた労働者の状況

- 疾病を理由に1ヵ月以上連続して休業している従業員がいる企業の割合は，がんが21.1％，脳血管疾患が12.2％，心疾患が5.9％である．
- 仕事をもちながら，がんで通院している患者は31.4万人に及んでいると報告するデータもある（厚生労働省：平成28年国民生活基礎調査）．
- また，がんや脳血管疾患の有病率は，年齢が上がるほど高くなる．そのため，今後働く世代の高齢化が進むにつれ，疾病を理由とする休業や疾病を治療しながら働く労働者がさらに増加すると予想される．

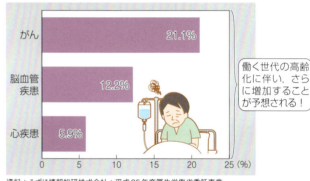

疾病を理由に1ヵ月以上連続して休業している従業員がいる企業の割合

資料：みずほ情報総研株式会社：平成25年度厚生労働省委託事業 治療と職業生活の両立等の支援対策事業 調査結果．

治療と仕事の両立支援が注目される背景（2）
疾病に関する考え方の変化

- 近年の診断技術や治療方法の進歩により，がんなど，「不治の病」とされていた疾病が「長く付き合う病気」に変化しつつあり，疾病が離職の直接的な原因に必ずしも当てはまらなくなった．
- このような背景から，労働者が重い疾病にかかったとしても，治療をしながら仕事を継続できる例が増加している．

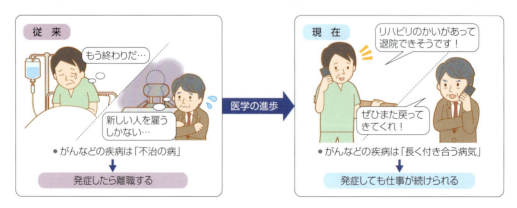

会社の支援が必須
両立支援の必要性

- 疾病を抱えた労働者が，職場の協力や理解を得られない状態で治療と仕事を両立させることは難しい．
- 治療と仕事の両立は，勤務時間短縮や就業場所の変更，産業医による定期的な面談といった適切な支援を行うことで初めて実現する．

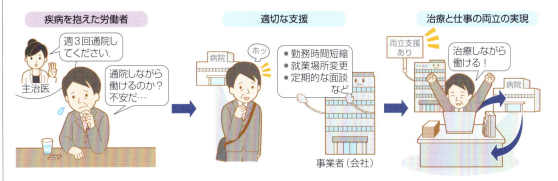

- このような両立支援のために，厚生労働省から「事業場における治療と仕事の両立支援のためのガイドライン」が出されている．
- このガイドラインでは，がん，脳卒中，心疾患，糖尿病，肝炎，その他難病など，反復・継続して治療が必要となる疾病が対象となる．短期で治癒する疾病は対象ではない．

様々なメリットがある
両立支援により期待できる効果

- 治療と仕事の両立支援を行うことで，労働者の就労継続が可能となり，退職による損失を回避することができる．
- また，継続的な人材の確保，会社のブランドの向上など，様々な効果が期待できる．

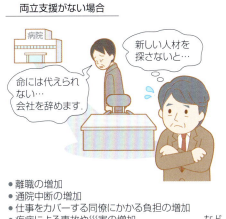
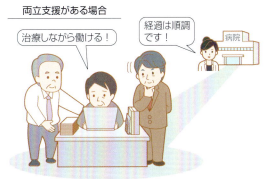

大枠でとらえる
両立支援のながれ

- 治療と仕事の両立支援の全体像を次に示す．

両立支援の準備		両立支援の検討	両立支援の実施
● 制度・体制などの整備 ● 労働者への周知 ● 研修・相談窓口の導入　　など	労働者が疾病を発症	● 情報収集 ● 具体的な措置の検討・決定	● 両立支援プランの作成・実施 ● 休業中のフォローアップ ● 職場復帰支援プランの作成・実施　　など

両立支援を実施する前の準備

両立支援を行う前に
会社がすべき環境整備

- 疾病をもった労働者は，治療を継続しながら仕事をするにあたり，様々な問題に対し不安を抱く．
- このような問題が軽減されるよう，あらかじめ次のような環境整備を行っておくことが望ましい．

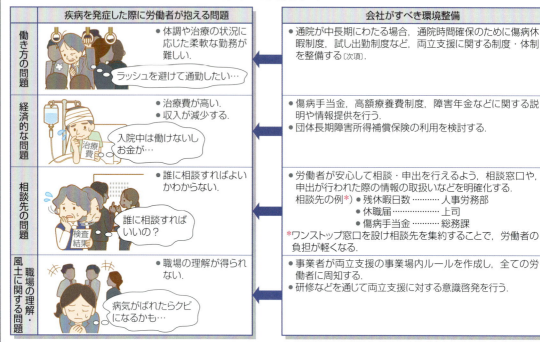

- 制度・体制の整備にあたっては，衛生委員会等で調査審議するなど，労使や産業保健スタッフが連携し取り組むことが重要である．

労働者の負担を減らす
制度の具体例

- 両立支援においては，疾病に伴う負担の軽減や治療に対する配慮が必要になる．
- 法的義務はないが，各事業場の実情に応じて次のような制度を検討・導入し，労働者が就業を継続できるよう柔軟に対応することが望ましい．

制度		内容	メリット
休暇制度	時間単位の有給休暇制度	労働基準法に基づく年次有給休暇は1日単位で与えることが原則だが，労使協定を結べば1時間単位で与えることが可能（上限は1年で5日分まで）．	通院のための時間を確保できる．
	傷病休暇（病気休暇）	年次有給休暇とは別に与えられる，法定外の休暇．事業者が自主的に設ける．	入院治療や通院のための休暇を取得できる．
勤務制度	時差出勤制度	始業および終業の時刻を変更する．	通勤ラッシュ時など，身体に負担のかかる時間帯を避けて通勤できる．
	短時間勤務制度	所定労働時間を短縮する．	療養中・療養後の負担を軽減できる．
	在宅勤務制度	パソコンなどの情報通信機器を用いて，自宅で勤務する．	通勤による身体への負担を軽減できる．
	試し出勤制度	勤務時間や勤務日数を短縮して，試験的に一定期間出勤する．	準備期間を設けることで，労働者や職場の不安を解消できる．

詳細 事業場における治療と仕事の両立支援のためのガイドライン（平成28年2月23日基発0223第5号，最終改正平成31年3月28日基発0328第31号）

- 団体長期障害所得補償保険：労働者などが疾病などにより就業できなくなったり所得が減少したりした場合に，有給休暇制度や健康保険だけでは補えない所得の喪失を長期間にわたり補償する団体保険制度．

両立支援の進め方

ガイドラインに基づく両立支援の進め方

● ここでは、「事業場における治療と仕事の両立支援のためのガイドライン」に掲載されている、労働者が疾病を発症した際に事業者が行うべき両立支援のながれを示す．

実施前の準備

❶両立支援のための環境整備 (p.288)
- 事業者による基本方針等の表明と労働者への周知
- 研修等による両立支援に関する意識啓発
- 相談窓口等の明確化
- 両立支援に関する制度・体制等の整備

↓ 労働者が疾病を発症

両立支援の検討

❷情報収集
● 事業者は労働者からの申出に基づき、両立支援の実施に必要な情報収集を行う．

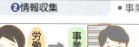
両立支援を必要とする労働者から事業者へ申出と情報提供を行う．

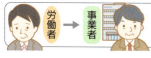
産業医等が必要に応じて主治医から情報収集を行う．

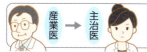
事業者が産業医等へ意見聴取を行う．

❸措置の検討
● 事業者は収集した情報と労働者本人の要望に基づき、具体的措置を検討する．

具体的な両立支援内容についての検討
↓
決定

両立支援の検討事項
- 就業継続の可否
- 具体的な措置内容
- 措置の実施時期　など

※具体的な両立支援の内容については、本人の要望をあらかじめ聴取しておき、主治医、産業医等の意見を参考に検討・決定する．

両立支援の実施

❹措置の実施
● 労働者に長期休業が必要と判断されるかどうかに応じ、事業者は異なるながれでプランの作成とフォローアップを実施する．

長期休業の必要の有無についての判断

- 長期休業は不要 → 両立支援プランの作成 → 両立支援プランの実施・フォローアップ
- 長期休業が必要 → 休業開始前の対応 → 休業中のフォローアップ → 職場復帰可否の判断 → 職場復帰支援プランの作成 → 職場復帰支援プランの実施・フォローアップ

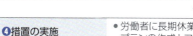
産業医：上記はあくまでガイドラインに掲載されているながれであり、実際にはこの順序にとらわれずに、両立支援に必要なことを関係者で相談しながら進める必要があります．

配慮が必要な労働者に対する職場の支援

治療と仕事の両立支援

がん治療と仕事の両立
両立支援の具体例

- ここでは両立支援の具体例として，労働者ががんを発症した際の一例を示す．
- なお，具体的な治療期間や措置内容などは疾患により異なる．

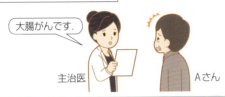

- 労働者数1,500名，常勤産業医1名の会社に勤務．役職は総務課課長補佐で，主に事務作業を行う．
- これまで大きな病気にかかったことはないが，がん検診で便に血液が混入していることを指摘され，精密検査を行った．その結果，大腸がんと診断され，手術を行うことになった．

労働者からの申出と情報提供

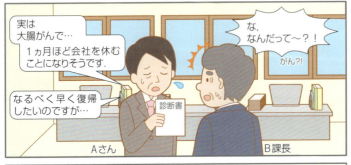

- 疾病発症時には，上司である管理職が報告を受けることが多いため，あらかじめ管理職研修などで対応を知らせておく．
- 両立支援は労働者本人の申出から開始するため，労働者の疾病発症を知った者は，本人から申し出るよう働きかけるとよい．

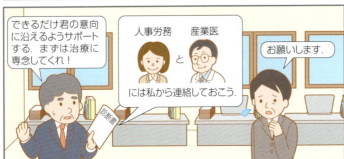

- 報告を受けた上司は，人事労務部や産業医と情報共有を行う．
- 個人情報であるため，取扱いに注意する．

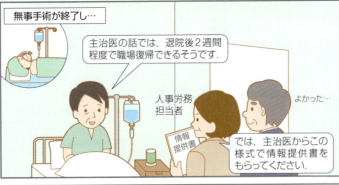

- 両立支援を必要とする労働者は，支援に必要な情報を収集して事業者に提出しなければならない．
- 会社は，労働者が両立支援を必要とすることを想定し，情報提供が円滑に行われるよう，次の様式を事前に用意しておく．
  - 労働者が勤務情報を主治医に提供するための様式
  - 主治医が両立支援の検討に必要な情報を会社に提供するための様式

主治医からの情報収集

病　名	上部直腸がん
現在の症状	疲れやすく頻繁に下痢があります．
治療の予定	術後6ヵ月程度，薬物療法を行います．術後5年間，定期的に通院が必要です．
就業継続の可否	□可 ☑条件付きで可（就業上の措置があれば可） □不可
配慮すべき業務	疲労や下痢などの症状に配慮し，肉体労働や長時間の会議などは避けた方がよいでしょう．
その他	2週間程度の自宅療養が必要と予測されます．

- 主治医からの情報提供書には主に症状が記載されている場合がある．
- 会社は産業医に，その症状からどのような業務上の支障が生じるか確認する．

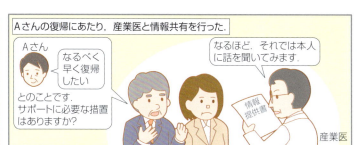

- 産業医などがいない場合は，産業保健総合支援センターや地域窓口（地域産業保健センター）(p.298)などの利用を検討する．

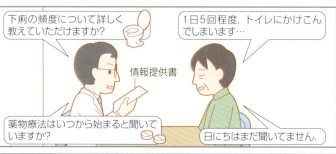

- 情報提供書をもとに，両立支援に必要な情報が不足していないかどうか，労働者本人に確認する．

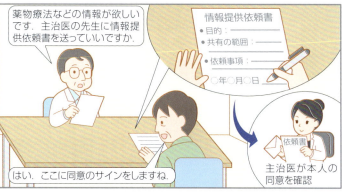

- 主治医からの情報が不十分な場合は，産業医や産業保健スタッフなどが主治医に確認する．
- 確認にあたっては，本人に同意を取ったうえで，その旨を記録するとともに主治医へ報告する．

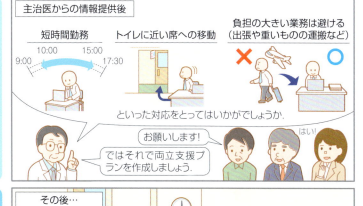

- 措置を実施することでかえって労働者の権利が損なわれてしまうことがないよう，措置の検討にあたっては，労働者本人と十分に話し合い同意を得る．
- 事業者が行う措置は，大きく分けて次の２つがある．
  - 労働者の安全・健康を損なわないための措置
    例）重いものの運搬を避ける．など
  - 無理なく働き続けるための措置
    例）短時間勤務，トイレに近い席への移動．など

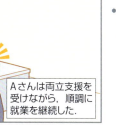

- 治療の状況により，必要な措置内容が変わることがある．
- 定期的に労働者に状況を確認し，必要に応じ両立支援プランの見直しを行う．

Advanced Study
両立支援プランの具体例

● 両立支援プランの具体例とそのポイントを示す．あくまで参考であり，運用する際には会社や労働者の実態に合ったプランを作成する．

両立支援プラン				
従業員氏名	○○　○○		生年月日	1978年1月1日
所　属	総務部総務課		性別	男
治療・投薬等の状況，今後の予定	● 2019年6月17日に手術，6月24日に退院，7月8日に職場復帰（予定）． ● 2019年7月22日より7月24日まで再度入院とし，薬物療法を開始する．以後6ヵ月程度薬物療法を行い，その間は2週間おきに通院が必要である． ● その後2年6ヵ月は3ヵ月おき，さらにその後2年は6ヵ月おきに通院が必要である． ● 術後の症状として疲れやすさや下痢，薬物療法の副作用として免疫力の低下や食欲不振等の症状が予想される．			
期　間	勤務時間	就業上の措置・治療への配慮等		（参考）治療等の予定
1，2ヵ月目	10：00 〜 15：00 （1時間休憩）	● 短時間勤務，時差出勤とする． ● 通院が必要な場合は時間単位の有給休暇を取得． ● 残業・深夜勤務・出張禁止． ● 重い物の持ち運びや立ち仕事は禁止．		● 2週間に1回通院を行い検査．3週目からは薬物療法．（症状：疲れやすさ，免疫力の低下，下痢，食欲不振）
3〜6ヵ月目	10：00 〜 16：00 （1時間休憩）	● 短時間勤務，時差出勤とする． ● 通院時には時間単位の有給休暇を取得． ● 残業・深夜勤務・出張禁止． ● 重い物の持ち運びや立ち仕事は禁止．		● 2週間に1回通院を行い検査．薬物療法．（症状：疲れやすさ，免疫力の低下，下痢，食欲不振）
7ヵ月目〜	9：00 〜 17：30 （1時間休憩）	● 通常勤務に復帰． ● 通院時には時間単位の有給休暇を取得． ● 残業は1日当たり1時間まで可． ● 深夜勤務・遠隔地出張禁止．		● 術後3年間は3ヵ月に1回，その後2年間は6ヵ月に1回通院を行う．（症状：疲れやすさ，下痢）
業務内容	● 業務内容の変更なし． ● 必要に応じて課長補佐の仕事の一部を同僚に委託する．			
その他就業上の配慮事項	● 座席はトイレの近くとし，トイレのために仕事中に頻繁に離席をすることを認める． ● 暑い時期はこまめな水分補給が望ましく，また術後の症状や副作用により疲れやすくなることが見こまれるため，体調に応じて適時休憩室での休憩を認める．			
その他	● 職場復帰後は，2週間ごとに産業医・本人・人事労務担当で面談を行い，必要に応じてプランの見直しを行う．また，治療終了時にも面談を行いプランの見直しを行う．（初回面談予定日：2019年7月8日14〜15時） ● 本人においては，通院・服薬を継続し，自己中断をしないこと．また，体調の変化に留意し，体調不良の訴えは上司に伝達のこと． ● 上司においては，本人からの訴えや労働者の体調等について気になる点があれば速やかに人事労務担当まで連絡のこと．			

《補足吹き出し》
- 主治医意見書をもとに，就業上の配慮に関する情報に限定して記載する．
- 就業上の措置および治療への配慮の具体的内容，実施時期・期間について記載する．実施期間については，1週間や数ヵ月，半年など個々に適切な期間を設定する．
- プランの見直しをする時期と方法を記載する．
- 上司や同僚へ情報を開示する場合には，共有する情報の範囲や対象者などについて記載することが想定される．

詳細 事業場における治療と仕事の両立支援のためのガイドライン（平成28年2月23日基発0223第5号，最終改正平成31年3月28日基発0328第31号）

● 労働者本人や関係者（産業医，上司，人事労務担当者）との話し合いをふまえて両立支援プランを作成したことがわかるよう，本人や関係者の署名欄を設けることが望ましい．

一時的な負担に理解を得る
周囲の労働者との情報共有

● 両立支援を行うことで，周囲の同僚や上司にも一時的に負担がかかる可能性がある．
● そのため，負担がかかる周囲の労働者には，必要な情報を提供・共有し，理解を得るように努めることが望ましい．
● 両立支援を受ける労働者には，情報共有の目的と必要性について説明し，事前に同意を得る．

情報共有により得られる周囲の理解

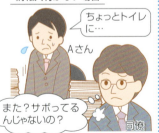
情報共有がない場合

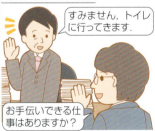
情報共有がある場合

業務に関わらない詳細な病状についてまでは共有する必要はありません．また，個人情報となりますので，情報共有の可否および共有する情報の範囲については事前に本人と相談し，同意を得ておきましょう．

人事労務担当者

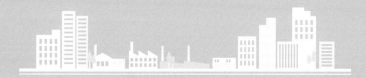

外部機関

Occupational Health * An illustrated Reference Guide

Index

〈監修〉

職場の健康に関わる外部機関 .... 294　立石 清一郎

外部機関

職場の健康に関わる外部機関

監修 立石 清一郎

外部機関総論

公営・民営の機関がある
職場の健康に関わる外部機関

- 事業主（会社）の産業保健活動を支援する外部機関には，様々な公営・民営の機関がある．
- 本章では，その中でも代表的な機関について解説していく．

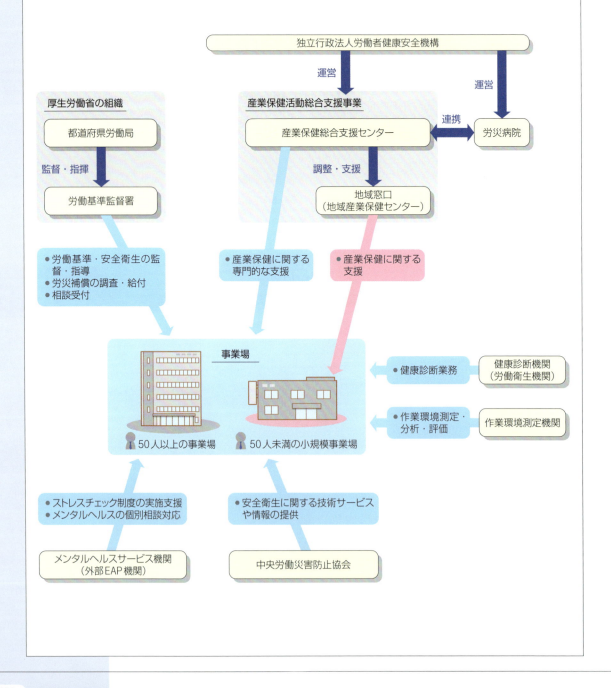

労働基準監督署

労働行政の第一線機関
労働基準監督署（労基署）とは

- 労働基準監督署（労基署）は，厚生労働省が管轄する労働行政の第一線機関である．
- 全国に321署（および4支署）あり，各都道府県労働局の傘下にある．
- 労働基準・安全衛生・労災補償に関する法律に基づく業務を行っている．

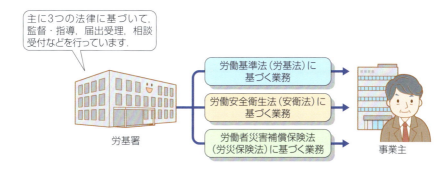

主に3つの法律に基づいて，監督・指導，届出受理，相談受付などを行っています．

監督・指導，相談受付など
労基署の具体的な業務

- 労基署の主な業務は以下の通りである．

労基法関係	相談・申告の受付	●事業者や労働者からの法定労働条件に関する相談を受け付ける． ●労働者から，勤務先が労基法に違反している事実についての行政指導を求める申告を受け付ける．
	監督・指導 （臨検監督）	●労基法などの法律に基づいて，事業場に立ち入って労働条件を調査し，法違反などが認められた場合は，是正指導や行政処分を行う．
	捜査・送検 （司法警察事務）	●事業者などによる重大・悪質な事案については，労基法などの違反事件として，任意捜査や捜索・差押え，逮捕などの強制捜査を行い，検察庁に送検する．
	届出・報告の受理	●事業者からの各種届出・報告（時間外労働・休日労働に関する協定届[p.21]，就業規則[変更]届など）を受理する．
安衛法関係	相談・申告の受付	●事業者や労働者からの安全衛生に関する相談を受け付ける． ●労働者から，勤務先が安衛法に違反している事実についての行政指導を求める申告を受け付ける．
	監督・指導 （臨検監督）	●事業場に立ち入り，職場での健康診断の実施状況や有害な化学物質の取扱いに関する措置（保護具の着用など）などを確認する．
	捜査・送検 （司法警察事務）	●事業者などによる重大・悪質な事案については安衛法の違反事件として，任意捜査や捜索・差押え，逮捕などの強制捜査を行い，検察庁に送検する．
	届出・報告の受理	●事業者からの各種届出・報告（労働者死傷病報告[p.181]，各種健康診断結果報告書[p.189]など）を受理する．
	検査・審査	●事業者がクレーンなどの特定の機械を設置する際の検査や，建設工事に関する計画届の審査などを行う．
	使用停止命令	●安衛法に定められた措置について法違反があった場合や労働者に急迫した危険があった場合に，事業者などに対して作業の停止や建設物等の使用停止などを命じることができる．
労災保険法関係	保険給付の請求の受付	●業務上や通勤によって負傷した労働者や遺族から，保険給付の請求を受け付ける．
	保険給付の支給の決定	●労災保険法に基づき，労働者の業務上または通勤による負傷などに対して，必要な調査を行ったうえで，保険給付を行う．
	報告の受理	●受給者からの報告（傷病の状態等に関する報告，労災年金の定期報告など）を受理する．

各種法令に基づく
労基署による届出の受理

- 労基署は各種法令に基づき，次のような事項について，会社からの届出・報告を受理する．

届出事項の例

労基法関係
- 時間外労働・休日労働に関する協定届（36〔サブロク〕協定届）[p.21]
- 各種変形労働時間制に関する協定届
- 就業規則（変更）届
- 適用事業報告

安衛法関係
- 労働者死傷病報告 [p.181]
- 各種健康診断結果報告書 [p.189]
- ストレスチェックの結果報告書 [p.241]
- 総括安全衛生管理者・安全管理者・衛生管理者・産業医選任報告 [p.78など]

労災保険法・労働保険の保険料の徴収等に関する法律関係
- 各種労災保険給付関係請求書 [p.179, 180]
- 労働保険関係成立届
- 労働保険概算・増加概算・確定保険料申告書

窓口または郵送，電子申請により届出

事業主

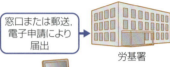
労基署

労働条件・安全衛生・労災保険に関する相談
労基署による相談受付

- 労基署では，事業主や労働者からの，労働条件・安全衛生・労災保険に関する相談を受け付けている．
- 労基署が閉庁している平日夜間や休日は，「労働条件相談ほっとライン」（厚生労働省委託事業）にて電話相談が可能である．

相談内容の例

	事業主からの相談受付の例	労働者からの相談受付の例
労基法関係	・採用時に明示すべき条件とは． ・最低賃金について． ・労働者を解雇できない場合とは．　など	・賃金の未払いについて． ・突然解雇された場合について．　など
安衛法関係	・健康診断の費用の取扱いについて． ・安全衛生教育に要する時間の取扱いについて． ・労働災害（労災）が発生した場合の手続きや提出する報告書について．　など	・講習や免許などの資格の取得方法について． ・免許などの再交付について．　など
労災保険法関係	・労災保険の加入方法について． ・労災保険の特別加入について．　など	・労災隠しに関する相談． ・労災保険給付の内容について．　など

労基署で受け付ける相談は，原則として労働基準関係法令に関する内容に限られています．労働基準関係法令以外の相談（減給された，職場内でのいじめ・嫌がらせを受けたなど）については，都道府県労働局や労基署に設置されている「総合労働相談コーナー」で受け付けています．

社会保険労務士

産業保健活動総合支援事業

事業場の産業保健活動を総合的に支援する
産業保健活動総合支援事業とは

- 労働者の健康管理や作業環境管理，作業管理などを含めた総合的な労働衛生管理の進め方についての相談を受けるなど，事業場の産業保健活動を総合的に支援する事業である．
- 独立行政法人労働者健康安全機構が実施主体となり，産業保健総合支援センター，地域窓口（地域産業保健センター）においてサービスが提供される．

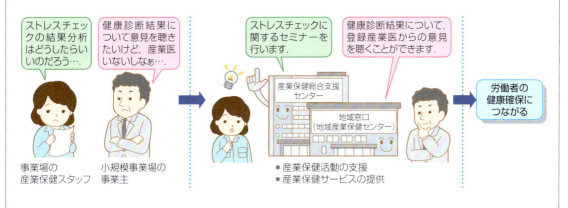

一元化された支援・サービスの提供
産業保健活動総合支援事業の実施体制

- 産業保健活動総合支援事業の実施体制は次の図の通りである．
- 産業保健総合支援センターは，都道府県ごとに設置され，事業を統括し，事業主，産業保健スタッフを支援する．
- 地域窓口（地域産業保健センター）は，おおむね労基署の管轄区域ごとに設置され，小規模事業場を支援する．

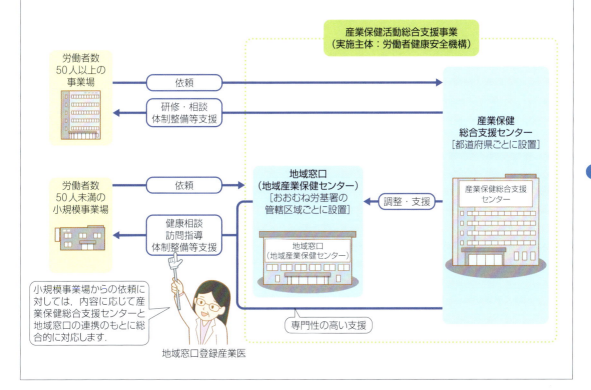

産業保健関係者を支援する
産業保健総合支援センターの業務

- 産業保健総合支援センターには，産業保健相談員，メンタルヘルス対策促進員，両立支援促進員などが整備され，事業場の産業保健スタッフ（産業医，産業看護職など），事業主，人事労務担当者などを支援している．
- 具体的には，次のようなサービスが原則として無料で提供される．

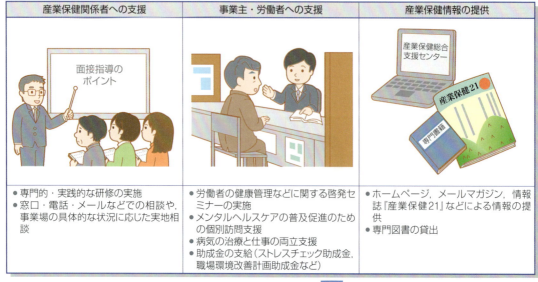

産業保健関係者への支援	事業主・労働者への支援	産業保健情報の提供
●専門的・実践的な研修の実施 ●窓口・電話・メールなどでの相談や，事業場の具体的な状況に応じた実地相談	●労働者の健康管理などに関する啓発セミナーの実施 ●メンタルヘルスケアの普及促進のための個別訪問支援 ●病気の治療と仕事の両立支援 ●助成金の支給（ストレスチェック助成金，職場環境改善計画助成金など）	●ホームページ，メールマガジン，情報誌『産業保健21』などによる情報の提供 ●専門図書の貸出

詳細 独立行政法人労働者健康安全機構ホームページ https://www.johas.go.jp/（2019年11月閲覧）

小規模事業場を支援する
地域窓口（地域産業保健センター）の業務

- 地域窓口（地域産業保健センター）は，産業医の選任義務のない労働者数50人未満の小規模事業場の事業主や労働者を対象にサービスを提供している．
- 登録産業医，登録保健師などが整備され，安衛法で定められた保健指導などの産業保健サービスが，原則として無料で提供される．なお，サービスの利用には事前の申し込みが必要で，利用回数には制限がある．

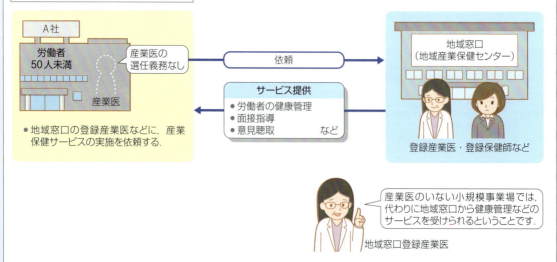

■各分野の専門スタッフが対応
産業保健総合支援センター・地域窓口（地域産業保健センター）による相談受付

- 産業保健総合支援センターや地域窓口（地域産業保健センター）では，各事業場の産業保健スタッフなどからの相談を受け付けている．
- 相談内容の分野とその具体的事例は次の通りである．

担当分野	具体的事例
産業医学関連	・健康診断後の就業上の措置 ・長時間労働者の面接指導 ・職場巡視の方法
労働衛生工学関連	・職場の有害因子のリスク評価 ・作業環境の改善方法
メンタルヘルス関連	・職場のメンタルヘルスケアの進め方 ・職場復帰の進め方
法律関連	・安衛法，労基法などの適用・解釈
カウンセリング関連	・職場におけるカウンセリングの進め方
保健指導関連	・勤務形態などに配慮した生活指導の方法

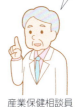
相談は，窓口だけでなく，電話やメールでも受け付けています．
産業保健相談員

詳細 独立行政法人労働者健康安全機構ホームページ
https://www.johas.go.jp/sangyouhoken/tabid/649/Default.aspx（2019年11月閲覧）

Supplement

WEBサイト一覧

- 職場の健康に関わる情報は，外部機関からだけでなく，インターネットの活用によっても収集できる．
- 下記に代表的なWEBサイトを紹介する．

サイト名	具体的内容	URL
電子政府の総合窓口 （e-Gov）	・行政手続情報案内 ・法令検索 ・パブリックコメント情報案内　　など	https://www.e-gov.go.jp/
職場のあんぜんサイト	・労働災害事例 ・職場におけるリスクアセスメント実施支援システム ・職場で使用される化学物質に関する情報　　など	http://anzeninfo.mhlw.go.jp/
中央労働災害防止協会 安全衛生情報センター ホームページ	・法令・通達，労働災害事例，健康づくり，快適職場づくりなどの安全衛生情報の提供　　など	http://www.jaish.gr.jp/
医師のための 就業判定支援NAVI	・労働者の健康診断の結果に基づき，医師がより適切な就業判定を行うために参考となる情報　　など	http://ohtc.med.uoeh-u.ac.jp/syugyohantei/
働く人のメンタルヘルス・ ポータルサイト 『こころの耳』	・メンタルヘルスに関する基礎知識や事業場の取り組み事例 ・専門の相談機関や医療機関などの情報　　など	http://kokoro.mhlw.go.jp/
厚生労働省法令等 データベースサービス	・厚生労働省所管の法律，政令，省令，告示，訓令，通知，公示の検索　　など	https://www.mhlw.go.jp/hourei/

メンタルヘルスサービス機関（外部EAP機関）

メンタルヘルスサービス機関（外部EAP機関）とは
事業場外資源によるメンタルヘルスケア

- EAP（従業員支援プログラム）とは「Employee Assistance Program」の略で，メンタルヘルスを通して，職場内または個人の問題を抱える従業員を支援するプログラムを指す．
- 近年，ストレスチェック制度の義務化などによりメンタルヘルスサービスの需要が高まっているが，事業場内の産業保健スタッフだけで対応するのは困難な場合がある．
- そのため，事業場外資源であるメンタルヘルスサービス機関（外部EAP機関）と事業場内のスタッフが連携できる体制を構築することが重要である〔p.207〕．

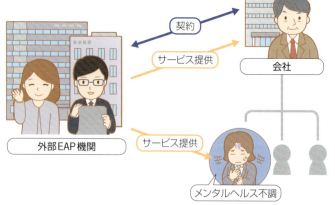

※EAPはもともと米国で発展したもので，職場での生産性の維持・向上を目的として，社員の個人的問題の解決を専門的にサポートするサービスを意味したが，日本では，産業保健としてのメンタルヘルスケアを会社と連携して行うという意味合いが強い．

外部EAP機関のサービス
提供内容は様々

- 外部EAP機関の代表的なサービスとしては，労働者からの個別相談受付，ストレスチェックの実施，職場復帰支援が挙げられる．

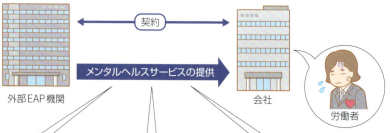

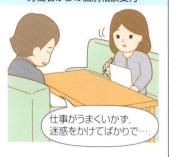

- 心理職や精神保健福祉士などによる相談，心理カウンセリング

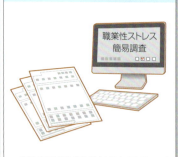

- 会社の委託に基づくストレスチェックの実施，職場環境改善のための助言

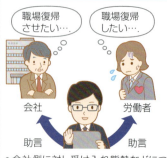

- 会社側に対し受け入れ態勢などについて助言，本人に対し職場復帰に向けて指導・助言

※外部EAP機関が提供するメンタルヘルスサービスの内容は，各機関によって様々である．

会社のニーズや予算に応じ，ある程度サービス内容をアレンジできることが外部EAP機関の特徴です．

心理士

その他の外部機関

労災防止を促進
中央労働災害防止協会（中災防）

- 中央労働災害防止協会（中災防，JISHA*）は，事業主の自主的な労働災害防止活動を促進するために，労働災害防止団体法に基づき1964（昭和39）年に設立された団体である．
- 中災防は，事業場の安全衛生水準の向上を支援するために，安全衛生に関する技術サービスや情報の提供，研修・セミナーを実施している．
- 中災防は，地域における拠点として地区安全衛生サービスセンターを設置している他に，安全衛生教育センター（東京・大阪）や労働衛生調査分析センター（東京）などを設置している．

*「Japan Industrial Safety and Health Association」の略．

| 役割 | 事業主の自主的な労働災害防止活動を支援して，安全衛生の向上を図る． |

● 地区安全衛生サービスセンター

● 安全衛生教育センター

● 労働衛生調査分析センター

具体的な業務内容

企業の指導者・安全衛生スタッフの養成
- 分野別・受講対象者層別の安全衛生に関するセミナー・研修会の開催
- 安全衛生教育の指導者養成のための講座の実施（安全衛生教育センター）
など

安全衛生に関する技術支援
- 専門家による安全衛生管理状況の診断・改善指導，作業環境測定，有害物質の分析などの技術サービス提供
- リスクアセスメントや労働安全衛生マネジメントシステム（OSHMS）に関する各種研修会開催や認定業務の実施
など

安全衛生情報の提供
- ホームページや定期刊行物（『安全と健康』など）による最新情報の提供
- 『労働衛生のしおり』や安全衛生に関するテキスト・読み物などの図書やポスターの販売
など

その他
- ストレスチェックや生活習慣についての質問項目によるアンケートの実施とアドバイス（ヘルスアドバイスサービス）
など

勤労者医療の中心的役割を担う
労災病院

- 労災病院は，独立行政法人労働者健康安全機構が管轄する病院であり，全国に32ヵ所ある（総合せき損センターおよび吉備高原医療リハビリテーションセンターを含む）．
- 職業病や作業関連疾患に対する予防・治療・リハビリテーションなどの高度・専門的な医療を提供するとともに，各地域の労災指定医療機関や産業医などを支援している．
- また，労災病院では，職業病や作業関連疾患の各分野について専門センターを併設している他，アスベスト疾患センターを設置する病院もある．

労災病院は職業病や作業関連疾患に対する臨床経験が豊富であり，予防から治療，リハビリテーション，職場復帰に至る一貫した医療を提供しています．

健康診断業務を受託する
健康診断機関（労働衛生機関）

- 健康診断機関（労働衛生機関）は，健康診断業務を実施する外部機関の総称である．
- 事業者には一般／特殊健康診断〔p.194，196〕の実施責任があるが，事業者自身が実際に健康診断を行うのは難しいため，健康診断を実施している健康診断機関に委託する必要がある．
- 健康診断機関は一般／特殊健康診断以外にも，人間ドックを実施している機関や，健康診断結果をふまえた保健指導・事後措置に対応できる機関がある．

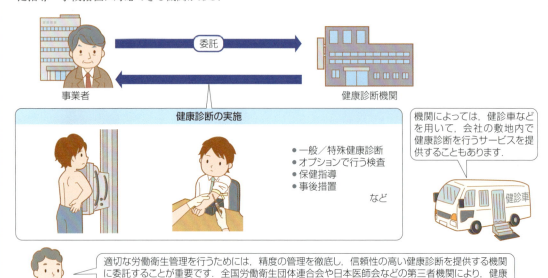

適切な労働衛生管理を行うためには，精度の管理を徹底し，信頼性の高い健康診断を提供する機関に委託することが重要です．全国労働衛生団体連合会や日本医師会などの第三者機関により，健康診断の精度について認定を受けている健康診断機関もあるため，参考にするとよいでしょう．

作業環境測定を受託する
作業環境測定機関

- 作業環境測定機関とは，事業者などの求めに応じて事業場の作業環境測定を行う機関であり，厚生労働大臣または都道府県労働局長により作業環境測定名簿に登録を受けている．
- 事業者には，有害な業務を行う屋内作業場などについて作業環境測定の実施が義務づけられているが，これらの作業場のうち法令で定める「指定作業場」では，測定を事業者の雇用する作業環境測定士に実施させるか，作業環境測定機関に委託しなければならない（作業環境測定法3）．義
- 作業環境測定機関は，第1種作業環境測定士が所属することや作業環境測定に使用する特定の機器や設備を有することなどの条件を満たしている（同法施行規則54）．

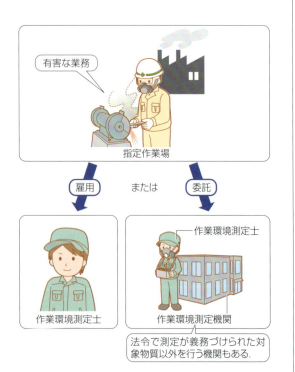

和文索引

あ

アウトカムによる評価	63
悪玉コレステロール	50
足場の組立て等作業主任者	98
アスペルガー症候群	**58**, 283
アブセンティーイズム	40
新たな技術，商品又は役務の研究開発の業務	158, 159
安衛則→労働安全衛生規則	
安衛法→労働安全衛生法	
安衛令→労働安全衛生法施行令	
安全	4, 6
安全委員会	100, **104**, 105
──の設置義務	104
安全衛生	6
安全衛生委員会	100, **105**
安全衛生管理スタッフ	17
安全衛生管理体制	23, **70**, 72, 74, 182
安全衛生教育	72, **73**, **108**, 182
──の委託	110
──の業務性	110
安全衛生教育センター	301
安全衛生教育等推進要綱	109
安全衛生業務従事者に対する能力向上教育	108, **109**
安全衛生推進者等	12, 17, 74, **87**, 99
──の資格要件	88
──の氏名の周知	89
──の職務	89
──の選任義務	88
──の選任時期	89
安全衛生セミナー	109
安全管理者	17, 74, **85**, 99
──の資格要件	86
──の選任義務	86
安全教育	108
安全推進者	74, **90**, 99
安全朝礼	108, **109**
安全データシート（SDS）	113, 116
安全当番制度	182
安全に係る技術的事項	86
安全配慮義務	25
──の履行	26

い

委員会	100

育休→育児休業	
育児・介護休業法	27, 223, 247, 255
育児休業	255
育児休業，介護休業等育児又は家族介護を行う労働者の福祉に関する法律→育児・介護休業法	
育児休業給付金	258, **259**
育児時間	254
育児と仕事の両立支援	255
医師からの意見聴取（健康診断）	191
医師からの意見聴取（ストレスチェック）	236
医師からの意見聴取（長時間労働）	167
医師のための就業判定支援NAVI	299
石綿	121
石綿健康診断	186, **197**
石綿作業主任者	98
石綿障害予防規則	24, 114, 147
遺族厚生年金	30
遺族（補償）給付	31, **179**, 180
一次予防	4, **10**, 41, 205
一連続作業時間	147, **150**
一酸化炭素	53, 129, 130, 132
一般健康診断	185, 186, 193, **194**
一般事業主行動計画	247
胃内視鏡検査	201
医薬品副作用被害救済制度	265
医療アシスタンスサービス	262
医療通訳サービス	262
医療費	39
医療保険	30, 178
医療保険（海外派遣）	**263**, 269
インスリン	51
飲料水	127
飲料水の管理	130

う

うつ病	55, 283
運動器症候群	54
運動実践担当者	14, 201
運動指導	201
運動指導担当者	14, 201

え

エイジマネジメント	277
衛生	6

衛生委員会	100, **101**, 105, 208, 228
──の委員	102
──の記録・保存	102
──の設置義務	101
──の調査審議事項	103
衛生管理者	12, 17, 74, **80**, 99, 207
──の資格要件	80
──の職務	84
──の選任義務	81
──の選任時期	83
──の選任報告	83
衛生管理者免許	82
衛生教育	108
衛生工学	6
衛生工学衛生管理者免許	82
衛生推進者→安全衛生推進者等	
衛生に係る技術的事項	84
栄養指導	201
営利法人	32
エックス線作業主任者	98

お

黄熱ワクチン	264
大掃除	130, 132
屋内禁煙	**138**, 141
悪阻	252
オプションで行う検査	193, **201**, 275
温度	**129**, 130

か

海外安全ホームページ	266
海外医療搬送サービス	262
海外出張者の健康管理	263
海外派遣労働者	260
──の健康管理のながれ	261
──の健康診断	186, 194, 195, **262**, 268
──の選定	261
海外邦人医療基金	266
海外療養費制度	**263**, 269
海外旅行傷害保険	**263**, 269
海外旅行と病気.org	266
解雇	20
介護（補償）給付	**179**, 180
概日リズム睡眠・覚醒障害	56
会社	32
快適な職場環境の形成	114, **134**
外部EAP機関	**294**, **300**
外部資源	42

かかりつけ医	267
学習障害（LD）	**58**, 283
拡大読書器	282
家事使用人	5
過重労働	156
過重労働対策	**156**, **157**
──に関する告示・通達	157
──に関する法律	157
過重労働による健康障害防止のための総合対策	157
ガス溶接作業主任者	98
型枠支保工の組立て等作業主任者	98
学校心理士	15
過程による評価	63
家内労働者	5
加熱式たばこ	136
紙巻たばこ	136
過眠症	56
仮眠設備	132
加齢に伴う機能の低下	271
過労死	156
過労自殺	156
過労死等防止対策推進法（過労死防止法）	157
過労死ライン	156
がん	286
肝炎ウイルス検診	201
感覚過敏	283
眼科検診	201
換気	132
環境型セクハラ	221
がん検診	201
看護休暇	256
看護師	12, **14**
間接差別	285
乾燥設備作業主任者	98
ガンマ線透過写真撮影作業主任者	98
管理監督者	205, **206**
管理区分	121
管理濃度	121
管理不良者	63

き

機械換気設備	127
企業	32
危険再認識教育	109
危険性又は有害性等の調査	107, 112

危険有害業務	151, 253
危険有害業務従事者に対する教育	109
危険予知活動	182
気積	132
喫煙	136
――による健康障害	53
喫煙専用室	141
喫煙目的施設	138
義務	36
逆不適応	268
救急用具	132
休業中のケア	214
休業（補償）給付	31, 179, 180
休憩	20, 21, 147, 150
休憩設備	132
休憩に関する措置（妊婦）	250
休日	20, 21
休日労働	158
――の削減	159
求職者給付	31
給食従業員の検便	186, 194, 195
給水	127, 130, 132
急性腰痛	151
休息	150
休養室	132
教育訓練給付	31
狂犬病ワクチン	264
共済組合	30
強制労働の禁止	20
業務起因性	170
業務災害	170
――の種類	171
――の認定要件	171
業務上の疾病	171, 172
業務上の事由	170
業務遂行性	170
居室	127
許容濃度	121
気流	129, 130, 132
禁煙	138
禁煙支援	141
緊急時電離放射線健康診断	186, 197
均等待遇の原則	20
勤務間インターバル	163
勤労者	33

く

空間投資	43, 44
空間分煙	138
空気環境測定	142
空気環境の調整	129
空気調和設備	127
くるみん	247
グレア	273

け

軽易業務転換（妊婦）	20, 253
経営責任	45
計画的付与制度	161
頸肩腕症候群	151
血圧	51
血糖値	51
現金給付	179
健康	2, 4
健康管理	7, 8, 23, 153, 271, 275
健康管理時間	159
健康管理手帳	196
健康管理に係る措置（過重労働対策）	163
健康教育	108, 109
健康教育（海外派遣）	266
健康教育（高年齢労働者）	275
健康経営	38
――の実践	60
――の組織体制	61
――の対象となる健康問題	47
――の投資収益	42
――の取り組み事例	64
――のフレームワーク	60
健康経営アドバイザー	43
健康経営エキスパートアドバイザー	43
健康経営オフィス	45
健康経営銘柄	66
健康経営優良法人	66
健康診査（妊産婦）	249
健康診断	184, 275
――の委託	188
――の事後措置	191, 198
――の実施頻度	187
――の実務	188
――の種類	186
――の診断項目	195
――の相談窓口	192
――の費用	188
――の法令根拠	185
――の目的	184

健康診断（海外派遣）	194, 195, 262, 268
健康診断機関	294, 302
健康診断結果の受領	188
健康診断結果の通知	189
健康診断結果の報告	189
健康診断結果の保存	190
健康心理士	15
健康増進	10
健康増進法	114, 137
健康投資	41
健康の定義	2
健康配慮義務	25
健康保険	30, 31, 178, 259
健康保険（海外派遣）	263, 269
健康保持増進措置を行うスタッフ	12, 14
言語障害	282
検診	201
健診→健康診断	
健診車	302
建設業における安全衛生管理体制	73
建築物衛生法	114, 124
建築物環境衛生管理技術者	125
建築物環境衛生管理基準	124, 125, 126, 130
建築物等の鉄骨の組立て等作業主任者	98
建築物における衛生的環境の確保に関する法律→建築物衛生法	
現物給付	179

こ

高圧室内作業主任者	98
更衣設備	132
工学	6
高額療養費	31
高気圧業務健康診断	186, 197
高気圧作業安全衛生規則	24, 147
後期高齢者医療制度	30
鋼橋架設等作業主任者	98
公共職業安定所（ハローワーク）	277, 285
高血圧	51, 252
高血糖	51
公示	19
高次脳機能障害	283
高ストレス者	233
厚生年金保険	30

厚生労働省検疫所（FORTH）	266
構造による評価	63
高度プロフェッショナル	159
坑内業務	253
公認心理師	15
高年齢者雇用安定法	28, 270
高年齢者雇用状況報告	277
高年齢者等の雇用の安定等に関する法律→高年齢者雇用安定法	
高年齢労働者	270
――の健康管理	270
――の特徴	270
高年齢労働者に配慮した作業負担管理状況チェックリスト	271
公民権行使の保障	20
公務員	5
合理的配慮	281, 285
――の具体例	282
高齢・障害・求職者雇用支援機構	285
コーピングスキル	56
告示	19
国民医療費	39
国民健康保険	30, 178, 259
国民年金	30, 259
心とからだの健康づくり運動	14
心の健康	204
心の健康づくり計画	208
心の健康づくり専門スタッフ	12, 16, 207
心の健康問題により休業した労働者の職場復帰支援の手引き	212
こころの耳	299
呼出煙	136
個人事業主	5, 33
個人情報	29, 192
――の取扱い（健康診断）	192
個人情報の保護に関する法律（個人情報保護法）	29
個人保護具の適正な使用	147, 152
子育てサポート企業	247
骨粗しょう症	54
骨粗しょう症検診	201
子の看護休暇	256
個別管理方式	127
雇用継続給付	31
雇用契約	33
雇用者	33
雇用の分野における男女の均等な機会及び待遇の確保等に関する法律→男女雇用機会均等法	

雇用保険	30, **31**, 259
コラボヘルス	61, **65**
根幹資源	42
コンクリート橋架設等作業主任者	98
コンクリート造の工作物の解体等作業主任者	98
コンクリート破砕器作業主任者	98
コントロール・バンディング	**113**, 115

さ

災害性腰痛	151
災害補償	20
採光	**127**, 132
最高健康責任者（CHO）	61
採石のための掘削作業主任者	98
在宅勤務	288
裁量労働制	162
作環法→作業環境測定法	
作業環境	112
作業環境管理	7, 8, 23, **112**, 146, 153, 271, 272
――に関わる法令	114
作業環境測定	113, **114**, **115**, 116, 153
――が必要な作業場	117
――の委託	117
――の記録	123
――の結果の評価	121
作業環境測定機関	117, **118**, 294, **302**
作業環境測定基準	114, 119
作業環境測定結果報告書	121
作業環境測定後の措置	122
作業環境測定士	12, **17**, 118
作業環境測定法	**27**, 114
作業環境評価基準	114, 121
作業管理	7, 8, 23, **146**, 153, 271, 274
――の具体的手法	148
――の実践	154
作業強度	147
作業空間	**147**, 148
作業時間の適正化	**147**, **150**
作業姿勢	135, 147, **149**, 274
作業主任者	12, 17, 74, **97**, 99, 147
――の資格要件	98
――の氏名と職務の周知	99
――の職務	98
――の選任義務	97
作業内容変更時教育	109

作業方法の改善	**147**, **148**
作業面	148
雑用水	127
雑用水の管理	130
サブロク協定	**21**, 158
サラリーマン	33
サルコペニア	54
参加型職場環境改善	243
産休→産前・産後休業	
産業医	12, **13**, 17, 74, **91**, 99, 207
――の意見・勧告	94, **95**
――の業務内容などの周知	93
――の資格要件	92
――の職務	95
――の選任	92
――の選任時期	93
――の選任報告	93
――への情報提供	93, 166, 167
産業医学	6
産業衛生	6
産業衛生専門医制度	96
産業栄養指導担当者	14, 201
産業カウンセラー	12, **15**
産業看護師	12, **14**
産業看護職	12
産業歯科医	12, **13**
産業保健	6
産業保健活動総合支援事業	294, **297**
産業保健看護専門家	14
産業保健師	12, **14**
産業保健指導担当者	**14**, 201
産業保健スタッフ	12
産業保健総合支援センター	192, 207, 294, **297**
――の業務	298
三次予防	4, **10**, 205
産前・産後休業	**20**, 254
酸素欠乏危険作業主任者	98
酸素欠乏症等防止規則	**24**, 114, 147
サンプリング（作業環境測定）	120
残留塩素	130

し

痔	252
四アルキル鉛健康診断	186, **197**
四アルキル鉛中毒予防規則	147
四アルキル鉛等作業主任者	98
歯科医師による健康診断	186

視覚障害	282
時間外労働	158
――の削減	159
――の上限規制	158
時間外労働等改善助成金	163
時間単位の有給休暇制度	288
時間投資	43, **44**
時間分煙	138
敷地内禁煙	138
事業者	33
事業所	35
事業場	**35**, 74
事業場外資源によるケア	205, **207**
事業場内産業保健スタッフ等によるケア	205, **207**
事業場内メンタルヘルス推進担当者	12, **16**, 207
事業場における治療と仕事の両立支援のためのガイドライン	287
事業場における労働者の健康保持増進のための指針	201
事業主	33
事業主の証明（労災保険給付）	181
事後措置（健康診断）	**191**, **198**
事後措置（長時間労働）	167, 168
事後対応	4
仕事のコントロール	240
仕事のストレス判定図	**238**, 240
仕事のストレス要因	230
仕事の量的負担	240
時差出勤	288
自殺	156
時差通勤	250
脂質異常症	50
歯周疾患検診	201
次世代育成支援対策推進法	247
自然人	32
肢体不自由	282
時短勤務→短時間勤務	
室	127
室温	132
湿球黒球温度	273
実施事務従事者（ストレスチェック）	229
実施者（ストレスチェック）	229
指定作業場	**117**, 118
指定たばこ	136
私的時間	150
指導勧奨による特殊健康診断	186
自動車運転業務	150
シニア産業カウンセラー	15

自発休息	150
自発的健康診断	187
自閉症	**58**, 283
自閉スペクトラム症（ASD）	**58**, 283
司法警察事務	295
事務所	**117**, 124
――の環境管理	114, **124**
――の環境管理の例	128
事務所衛生基準規則（事務所則）	24, 114, 124, **126**, 132
社員	33
社会復帰支援	10
社会保険	30
社会保険料の免除	258, **259**
視野狭窄	282
弱視	282
若年性認知症	55, **57**
社内講習会	108, **109**
地山の掘削作業主任者	98
周囲のサポート	230
従業員	33
従業員参加型職場環境改善	243
従業員支援プログラム（EAP）	207, **300**
就業規則	20, **35**
就業区分	191, **199**
就業上の措置（ストレスチェック）	236
就業制限（妊産婦）	20, **253**, 256
終日禁煙	138
就職促進給付	31
集団分析	232, **237**
――結果の活用	240
――結果の共有範囲	239
――結果の事業者への提供	239
しゅうぽつセンター	285
就労移行支援事業	285
就労定着支援事業	285
出産育児一時金	31, 258, **259**
出産手当金	31, 258, **259**
受動喫煙	136
受動喫煙対策	114, **136**
――の実施内容	140
――の進め方	139
――の評価	142
受動喫煙防止措置に関する事項の明示	143
受動喫煙防止対策助成金	143
受動喫煙防止対策に係る相談支援	143
受動喫煙防止対策に関する測定機器貸出	143

授乳室	257	職場適応援助者	284	ストレスチェック	226	選任	71
守秘義務	193	職場における健康	3	──結果の通知	231	全面禁煙	138
主流煙	136	職場のあんぜんサイト	299	──結果の報告	241	洗面設備	132
巡回健診	188	職場の健康	3	──結果の保存	241	全盲	282
障害厚生年金	30	職場の支援判定図	238	──結果の利用	232		
障害者雇用	278	職場復帰後のフォローアップ	217	──制度担当者	229	**そ**	
──の現状	278	職場復帰支援	210, **212**, 276	──の外部委託	243		
障害者雇用状況報告	284	職場復帰支援のながれ	213	──の実施	230	騒音	121, 132
障害者雇用促進法	**28**, 278	職場復帰支援プラン		──の実施時期	229	総括安全衛生管理者	
障害者雇用対策	278		213, **215**, **216**, 289	──の実施体制	229		12, 17, 74, **76**, 99
障害者雇用調整金	280	職場復帰支援プログラム	213	──の受検勧奨	232	──の資格要件	77
障害者雇用納付金制度	280	職場復帰の可否の判断	215	──の対象者	229	──の職務	79
障害者雇用率制度	279	職場復帰の決定	217	──のながれ	227	──の選任義務	76
障害者差別解消法	285	助成金（受動喫煙対策）	143	──の方針の表明	228	──の選任時期	77
障害者就業・生活支援センター	285	助成金（障害者雇用）	280	──の目的	226	──の選任報告	78
障害者職業生活相談員	284	除染等電離放射線健康診断		ストレッサー	56	総括管理	7, **9**
障害者トライアル雇用	285		186, **197**	座り姿勢	149	早期治療	10
障害者の雇用の促進等に関する		ジョブコーチ	284			早期発見	10
法律→障害者雇用促進法		心筋梗塞	52	**せ**		総合労働相談コーナー	296
障害手当金	30	人口推移	39			葬祭料・葬祭給付	**179**, 180
障害（補償）給付	31, **179**, 180	人財	41	生活習慣	48	早産	252
障害を理由とする差別の解消の		心疾患	286	生活習慣病	48	造船業における安全衛生管理体制	
推進に関する法律→障害者差別		人事労務管理	13	生活の質（QOL）	10		73
解消法		人事労務担当者	12, **13**, 207	成果による評価	63	相対湿度	**127**, 129, 130, 132
常時〇人以上の労働者を使用する		心身のストレス反応	230	正規労働者	34	ソーシャルスキル	15
事業場	34	身体障害者	279	生産年齢人口	39	ソジハラ	221
常時〇人以上の労働者を使用する		人的資源	42	正社員	34		
使用者	34	振動	132	精神障害	156, **204**, 283	**た**	
少子高齢化	**39**, 270	じん肺	26	──の認定基準	172		
常時雇用する労働者	**34**, 279	じん肺健康診断	186, **197**	精神障害者	279	タール	53
常時使用する労働者	34	じん肺法	26	清掃	130	第1管理区分	**121**, 122
上司の支援	240	深夜業	187	性的指向・性自認に関する		第2管理区分	**121**, 122
使用者	33	心理士	12, **15**	ハラスメント	221	第3管理区分	**121**, 122, 123, 256
照度	132	心理相談員	12, **16**	生理学	6	第一種圧力容器取扱作業主任者	
傷病休暇	288	心理相談担当者	14, 201	政令	19		98
傷病手当金	31	心理的な負担の程度を把握する		世界の医療事情	266	第一種衛生管理者免許	82
傷病（補償）年金	**179**, 180	ための検査→ストレスチェック		セクシュアルハラスメント（セクハラ）		第一種作業環境測定士	118
情報機器作業	**135**, 150	心理的負荷による精神障害の認定			218, **221**	第一種施設	138
──に係る健康診断	135	基準について	157, **172**	──の法的責任	222	対価型セクハラ	221
照明	132			絶対湿度	127	大庄ほか事件	59
省令	19	**す**		切迫早産	252	第二種衛生管理者免許	82
条例	19			切迫流産	252	第二種作業環境測定士	118
職業性疾病	**171**, 172	水質検査	130	セルフケア	205, 206, **237**	第二種施設	138
職業性ストレス簡易調査票	**230**, 244	ずい道等の掘削等作業主任者	98	船員	5	竹屋ほか事件	59
職業性腰痛	151	ずい道等の覆工作業主任者	98	船員保険	30	立ち作業	150
嘱託	71	髄膜炎菌ワクチン	264	前屈	149	立ち姿勢	149
職長等教育	109	睡眠障害	55, **56**	前傾姿勢	149	ダニ媒介脳炎ワクチン	264
職場環境改善のためのヒント集	240	睡眠設備	132	専属	71	たばこ	53, 136
職場環境改善（メンタルヘルスケア）		スクリーニング検査	10	善玉コレステロール	50	試し出勤	**216**, 288
	209	ストラクチャーによる評価	63	船内荷役作業主任者	98	単位作業場所	119
職場巡視	95, **154**			専任	71	短時間勤務	256, **288**

短時間労働者	34
短時間労働者の雇用管理の改善等に関する法律→パートタイム労働法	
男女雇用機会均等法	27, 222, 223, 247, 249
男女同一賃金の原則	20
団体長期障害所得補償保険	288

ち

地域産業保健センター（地域窓口）	192, 207, 294, 297
──の業務	298
地域障害者職業センター	285
地区安全衛生サービスセンター	301
知的障害	282
知的障害者	279
知的障害者判定機関	279
注意欠陥多動性障害	58, 283
注意欠如・多動症（ADHD）	58, 283
中央管理方式	127
中央労働災害防止協会	294, 299, 301
中間搾取の排除	20
中腰	149
中性脂肪	50
聴覚障害	282
長時間労働	156
──の現状	156
長時間労働者に対する面接指導	164
──のながれ	165
長時間労働者への通知	166
腸チフスワクチン	264
直接差別	285
貯水槽の清掃	130
治療と仕事の両立支援	277, 286
──の具体例	290
──の進め方	289
──のながれ	287

つ

通勤	175
通勤緩和措置（妊婦）	250
通勤訓練	216
通勤災害	170
──の認定要件	175
通常の労働者	34
通達	19

通知	19
つわり	252

て

定期健康診断	186, 194, 195
定期巡視	84, 95
データヘルス	65
適応障害	55, 56
適用特例	28
デザイン（作業環境測定）	119
テレワーク	162
電子政府の総合窓口	299
点字入力用キーボード	282
店社安全衛生管理者	73
電通事件	59
電離放射線	197
電離放射線健康診断	186, 197
電離放射線障害防止規則	24, 114, 147

と

統括安全衛生責任者	73, 76
統括管理	76
統合失調症	55, 283
糖尿病	51
──の合併症	52
──の分類	52
糖尿病神経障害	52
糖尿病腎症	52
糖尿病網膜症	52
動脈硬化	49
動脈硬化性疾患	50
同僚の支援	240
トータル・ヘルスプロモーション・プラン（THP）	14, 193, 201
特異的予防	10
特殊健康診断	185, 186, 193, 196
特定屋外喫煙場所	138
特定化学物質	121
特定化学物質健康診断	186, 197
特定化学物質作業主任者	98
特定化学物質障害予防規則	24, 114, 147, 256
特定業務従事者の健康診断	186, 194, 195
特定健康診査	193, 200
特定建築物	125
特定施設	138
特定保健指導	200

特定保健指導（二次健康診断）	195
特別安全衛生改善計画	181
特別加入	263
特別教育	108, 109
特例子会社	280
渡航者医療センター	266
都道府県労働局	192, 294
土止め支保工作業主任者	98
トリグリセライド	50
努力義務	36

な

内臓脂肪型肥満	48
内部資源	42
内部障害	282
なかぽつセンター	285
鉛業務	121
鉛健康診断	186, 197
鉛作業主任者	98
鉛中毒予防規則	24, 114, 147, 256
難聴	282
難病に起因する障害	283

に

ニコチン	53
二酸化炭素	129, 130, 132
二次健康診断	195
二次ハラスメント	224
二次予防	4, 10, 205
日常生活動作（ADL）	10
日本健康会議	66
日本渡航医学会	266
日本脳炎ワクチン	264
人間工学	6
人間ドック	201, 275
妊娠悪阻	252
妊娠高血圧症候群	252
妊娠・出産・育児に関する健康管理	246
妊娠・出産と仕事の両立支援	249
妊娠中または出産後の症状などに対応する措置	252
妊娠の申出	248
妊娠浮腫	252
認知症	57
認定医療心理士	15
認定産業医制度	96
認定心理士	15

妊婦健康診査	249
妊婦貧血	252

ね

ねずみ等の防除	130
年金	30
年次有給休暇→有給休暇	
燃焼器具	132
年少人口	39

の

脳血管疾患	173, 286
脳血管疾患及び虚血性心疾患等の認定基準について	157, 173
脳梗塞	52
脳・心臓疾患	156
──の認定基準	173, 174
脳ドック	201, 275
能力向上教育	108, 109
能力向上教育に準じた教育	109
ノー残業デー	159

は

パートタイム労働法	29, 247
はい作業主任者	98
排水設備	132
排水設備の掃除	130
ハイリスクアプローチ	64
派遣法→労働者派遣法	
派遣労働者	28
──の健康診断	186
ハザード	107
破傷風ワクチン	264
パタニティハラスメント（パタハラ）	222
発達障害	55, 58, 283
──への対応	59
パパ休暇	255
パパ・ママ育休プラス	255
葉巻	136
ハラスメント	218
──の解決	225
──の防止	224
ハローワーク（公共職業安定所）	277, 285
パワーハラスメント（パワハラ）	218, 219
──対策の法制化	220
──の判断基準	219

ひ

非営利法人	32
皮下脂肪型肥満	48
被雇用者	33
非災害性腰痛	151
非正規社員	34
非正規労働者	34
ひねり姿勢	149
被服乾燥設備	132
肥満	48
ヒヤリ・ハット	109, 182
病気休暇	288
標準報酬月額	259
標準報酬日額	259
ビル管理士	125
ビル管理法→建築物衛生法	
ビルメンテナンス会社	125
貧血	252

ふ

復職支援→職場復帰支援	
腹部超音波検査	201
副流煙	136
婦人科検診	201
不眠症	56
浮遊粉じん	129, 130, 132
プラチナくるみん	247
フルタイム労働者	34
プレス機械作業主任者	98
プレゼンティーイズム	40
フレックスタイム制	20, **21**, 162
プロセスによる評価	63
分煙	138
粉じん	121
粉じん障害防止規則	**24**, 114, 147
分析（作業環境測定）	120

へ

閉塞性動脈硬化症	52
ヘルシーカンパニー	45
ヘルプマーク	283
変形労働時間制	162
便所	132
便秘	252

ほ

ボイラー取扱作業主任者	98
防音材	272
報奨金（障害者雇用）	280
法人	32
法定休日	21
法定雇用率	279
法定労働時間	21
法律	19
ホームドクター	267
保険（海外派遣）	262
保健師	12, **14**, 207
保健指導	191, 201, 275
母健連絡カード	**250**, 251
保護具の適正な使用	147, **152**
母子保健法	247, 249
母性健康管理	246
——制度の周知・啓発	258
——の環境整備	257
母性健康管理指導事項連絡カード	**250**, 251
ポピュレーションアプローチ	64
ポリオワクチン	264
ホルムアルデヒド	129, 130, 132
ホワイト500	66

ま

麻しん・風しんワクチン	264
マタニティ制服	257
マタニティハラスメント（マタハラ）	218, **222**
——の法的責任	223
マツダ事件	59
慢性疾患	261
慢性閉塞性肺疾患（COPD）	54
慢性腰痛	151

む

無期契約労働者	34

め

メイコウアドヴァンス事件	59
命令	19
メタボ健診	200
メタボリックシンドローム	49
面接指導（ストレスチェック）	232, **233**, 234, 235
面接指導（長時間労働）	164
——の勧奨	166
——の対象者	164
——のながれ	165
メンタルヘルス	204
メンタルヘルスケア	201, **204**, 268, 276
——の教育研修・情報提供	209
——の進め方	208
——の留意事項	211
メンタルヘルスサービス機関	294, **300**
メンタルヘルス指針	204
メンタルヘルス不調	**55**, 172, 204
——への気づきと対応	210

も

模擬出勤	216
木材加工用機械作業主任者	98
木造建築物の組立て等作業主任者	98
モデル様式（作業環境測定）	121
元方安全衛生管理者	73

や

雇入れ計画（障害者雇用）	279
雇入時教育	108, **109**
雇入時の健康診断	186, **194**, 195

ゆ

有期契約労働者	34
有給休暇	20, **160**
——の時間単位付与	288
——の時季指定義務	160
——の取得促進	161
——の付与日数	160
——を与える時季	160
有機溶剤	121
有機溶剤作業主任者	98
有機溶剤中毒予防規則	**24**, 114, 147, 256
有機溶剤等健康診断	186, **197**
有所見率	185

よ

容積絶対湿度	127
腰痛	149, **151**, 252
要配慮個人情報	29
横浜南労基署長事件	174
予防	4
予防医学	10
予防接種	264
予防接種健康被害救済制度	265

ら

ラインによるケア	205, **206**

り

利益投資	43, **44**
リスクアセスメント	**107**, 112, 113, 115, 116, 182
リハビリテーション	10
流産	252
量-コントロール判定図	238
療養の給付	31
療養（補償）給付	31, **179**, 180
両立支援	249, 255, 256, **286**
——の具体例	290
——の進め方	289
——のながれ	287
両立支援プラン	289, **292**
林業架線作業主任者	98
臨検監督	295
臨時の健康診断	186
臨床心理士	15
臨床発達心理士	15

る

ルクス	127

れ

例示疾病	**171**, 172

ろ

ろう	282
労基署→労働基準監督署	
労基法→労働基準法	
労契法→労働契約法	

労災	170
——の現状	170
——の再発防止	182
——の認定	170
——の防止策	176
——発生時の対応	176
労災隠し	182
労災指定病院	**177**, 179
労災病院	294, **301**
労災保険	30, 31, **178**
——の特別加入	263
労災保険給付	178
——の種類	179
——の請求	179, 180
労災保険法	157, **170**
労使委員会	159
労使協定	**21**, 35
労組法→労働組合法	
労働安全	6
労働安全衛生規則	**24**, 114, 147
労働安全衛生法	22, 114, 124, 137, 147, 157, 247
——に基づく命令	24
労働安全衛生法関係手数料令	24
労働安全衛生法施行令	**24**, 114
労働安全衛生マネジメントシステム	72, **106**
労働安全コンサルタント	17
労働衛生	6
労働衛生機関	294, **302**
労働衛生教育	7, **9**, 108
労働衛生コンサルタント	12, **17**
労働衛生調査分析センター	301
労働衛生の3管理（5管理）	7
労働衛生保護具	152
労働基準監督官	20, 23
労働基準監督署	177, 192, 294, **295**
——への届出	296
労働基準法	**20**, 22, 157, 247, 253
労働協約	35
労働組合法	35
労働契約法	25
労働災害→労災	
労働災害再発防止対策書	182
労働時間	20, **21**
——の算定・把握	165
——の制限（妊産婦）	253
——の適正化	147, **150**
労働時間等設定改善指針	157, **162**
労働時間等設定改善法	157
労働時間等の設定の改善	162
労働時間等の設定の改善に関する特別措置法→労働時間等設定改善法	
労働時間等見直しガイドライン→労働時間等設定改善指針	
労働施策総合推進法	220
労働者	33
労働者健康安全機構	294, 297
労働者災害補償保険→労災保険	
労働者死傷病報告	181
労働者の心の健康の保持増進のための指針	204
労働者の心身の状態に関する情報の適正な取扱いのために事業者が講ずべき措置に関する指針	29
労働者の心身の状態に関する情報の取扱規程	192
労働者派遣事業の適正な運営の確保及び派遣労働者の保護等に関する法律（労働者派遣法）	28
労働条件相談ほっとライン	296
労働生理学	6
老年人口	39
労務管理	13
労務担当者	12, **13**, 207
老齢厚生年金	30
ロービジョン	282
ロコモティブシンドローム（ロコモ）	54

わ

ワークシェアリング	162

数字・欧文索引

数字

1型糖尿病	52
2型糖尿病	52
3管理	7
4S活動	182
4つのケア	205
5管理	7
36協定	**21**, 158

A

absenteeism	40
ADHD（注意欠如・多動症）	**58**, 283
ADL（日常生活動作）	10
ASD（自閉スペクトラム症）	**58**, 283
A型肝炎ワクチン	264

B

B型肝炎ワクチン	264

C

CHO（最高健康責任者）	61
COPD（慢性閉塞性肺疾患）	54

E

EAP（従業員支援プログラム）	207, **300**
e-Gov	299

F

FORTH	266

H

HDLコレステロール	50

I

ISO 45001	107

J

JISHA	301

K

KY活動	182

L

LD（学習障害）	**58**, 283
LDLコレステロール	50
lux（lx）	127

O

OHSAS 18001	107
OSHMS→労働安全衛生マネジメントシステム	

P

PDCAサイクル	62, 106
ppm	127
presenteeism	40

Q

QOL（生活の質）	10

S

SDS（安全データシート）	113, **116**
SOGIハラ	221

T

THP（トータル・ヘルスプロモーション・プラン）	14, 193, **201**

V

VDT作業	**135**, 150
VDT症候群	151

W

WBGT	273

企　画
- 岡庭　豊

編集・原案制作
- 医療情報科学研究所
- メディックメディア編集部

原案制作
- 村田　ゆかり
- 中　流光
- 柴田　香菜美

　　　　　　　ほか

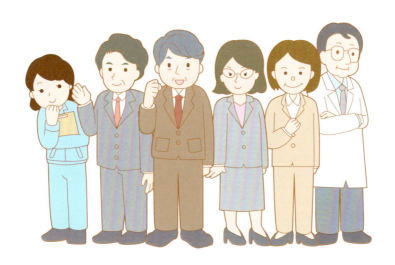

「あなたの声」お聞かせください！ 読者アンケート

書籍に関するご意見・ご感想を,
はがきまたはQRコード（webフォーム）から
お送りください.

お問い合わせはこちら

https://medicmedia.com/inquiry/

書籍の内容に関するお問い合わせは
上記のURLにアクセス, 専用フォームから送信してください.

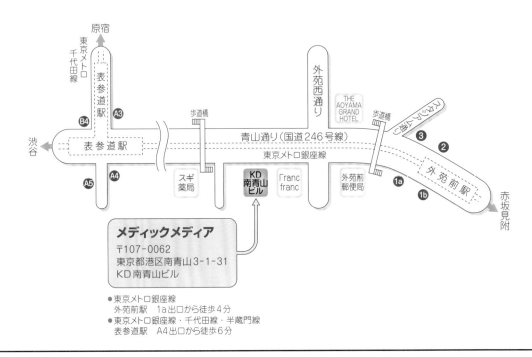

メディックメディア
〒107-0062
東京都港区南青山3-1-31
KD南青山ビル

- 東京メトロ銀座線
  外苑前駅　1a出口から徒歩4分
- 東京メトロ銀座線・千代田線・半蔵門線
  表参道駅　A4出口から徒歩6分

- 落丁・乱丁はお取替えいたしますので, 小社営業部までご連絡ください.
  eigyo@medicmedia.com
- 書籍の内容に関するお問い合わせは,「書籍名」「版数」「該当ページ」を明記のうえ, 下記からご連絡ください.
  https://www.medicmedia.com/contact/
- 本書の一部あるいは全部を, 無断で複製, 転載すること, インターネットで掲載することは, 著作者および出版社の権利の侵害となります. あらかじめ小社に許諾をお求めください.
- 本書を無断で複写する行為 (コピー, スキャンなど) は,「私的使用のための複製」など著作権法上の限られた例外を除き, 禁じられています. また, 複写物やスキャンデータを他者へ譲渡・販売することも違法となります.
- 個人が営利目的ではなく「本書を活用した学習法の推奨」を目的として本書の一部を撮影し, 動画投稿サイトなどに収録・掲載する場合に限り, 事前の申請なく, これを許可いたします. 詳細については必ず小社ホームページでご確認ください.
  https://medicmedia.com/guideline/

職場の健康がみえる
産業保健の基礎と健康経営　第1版

2019年　12月24日　第1版第1刷　発行
2025年　 1月27日　第1版第3刷　発行

編　集	医療情報科学研究所
発行者	岡庭　豊
発行所	株式会社　メディックメディア

〒107-0062　東京都港区南青山3-1-31
　　　　　　　　　　　　　KD南青山ビル
（営業）　TEL　03-3746-0284
　　　　　FAX　03-5772-8875
（編集）　TEL　03-3746-0282
　　　　　FAX　03-5772-8873
https://medicmedia.com/

印　刷　　大日本印刷株式会社

Printed in Japan　 © 2019 MEDIC MEDIA
ISBN978-4-89632-782-3

本書で用いる主な法令

法令名（正式名称）	本書で用いる略称
育児休業，介護休業等育児又は家族介護を行う労働者の福祉に関する法律	育児・介護休業法
会社法	―
過労死等防止対策推進法	過労死防止法
健康増進法	―
健康保険法	―
建築物における衛生的環境の確保に関する法律	建築物衛生法
厚生年金保険法	―
高年齢者等の雇用の安定等に関する法律	高年齢者雇用安定法
高齢者の医療の確保に関する法律	高齢者医療確保法
国民健康保険法	―
個人情報の保護に関する法律	個人情報保護法
雇用保険法	―
雇用の分野における男女の均等な機会及び待遇の確保等に関する法律	男女雇用機会均等法
作業環境測定法	作環法
作業環境測定法施行令	作環令
作業環境測定法施行規則	作環則
次世代育成支援対策推進法	―
障害者の雇用の促進等に関する法律	障害者雇用促進法
障害を理由とする差別の解消の推進に関する法律	障害者差別解消法
職業安定法	―
じん肺法	―
短時間労働者の雇用管理の改善等に関する法律	パートタイム労働法
発達障害者支援法	―
母子保健法	―
民　法	―
労働安全衛生法	安衛法
労働安全衛生法施行令	安衛令
労働安全衛生法関係手数料令	―
労働安全衛生規則	安衛則
石綿障害予防規則	石綿則
高気圧作業安全衛生規則	高圧則
酸素欠乏症等防止規則	酸欠則
四アルキル鉛中毒予防規則	四アルキル鉛則
事務所衛生基準規則	事務所則
電離放射線障害防止規則	電離則
特定化学物質障害予防規則	特化則
鉛中毒予防規則	鉛　則
東日本大震災により生じた放射性物質により汚染された土壌等を除染するための業務等に係る電離放射線障害防止規則	除染電離則
粉じん障害防止規則	粉じん則
ボイラー及び圧力容器安全規則	ボイラー則
有機溶剤中毒予防規則	有機則
労働基準法	労基法
労働基準法施行規則	労基則
労働組合法	労組法
労働契約法	労契法
労働時間等の設定の改善に関する特別措置法	労働時間等設定改善法
労働施策の総合的な推進並びに労働者の雇用の安定及び職業生活の充実等に関する法律	労働施策総合推進法
労働者災害補償保険法	労災保険法
労働者派遣事業の適正な運営の確保及び派遣労働者の保護等に関する法律	労働者派遣法